Grant

解剖学操作指南

第17版

〔美〕阿朗·德东（Alan Detton） 主编

欧阳钧　主译

U0239852

北京科学技术出版社

著作权合同登记号　图字：01-2022-3796

图书在版编目（CIP）数据

Grant 解剖学操作指南 : 第 17 版 /（美）阿朗・德东（Alan Detton）主编 ; 欧阳钧主译 . — 北京 : 北京科学技术出版社，2023.1

书名原文：Grant's Dissector, 17e

ISBN 978-7-5714-2474-9

Ⅰ . ①G… Ⅱ . ①阿… ②欧… Ⅲ . ①人体解剖学－指南 Ⅳ . ① R322-62

中国版本图书馆 CIP 数据核字（2022）第 126175 号

注　意

　　本书提供了正确的适应证、不良反应和用药方法，但这些都有改变的可能。强烈希望读者参阅本书提及药物的生产厂家所提供的产品信息。作者、编辑、出版人、发行商不对任何错误或忽略负责，不对应用本书中的信息后可能造成的任何结果负责，也不会对出版物内容进行明确或不明确的承诺。作者、编辑、出版人、发行商对与本出版物相关的人身或财产伤害不承担任何责任。

责任编辑：杨　帆
责任校对：贾　荣
责任印制：吕　越
图文制作：北京永诚天地艺术设计有限公司
出 版 人：曾庆宇
出版发行：北京科学技术出版社
社　　址：北京西直门南大街 16 号
邮政编码：100035
电　　话：0086-10-66135495（总编室）
　　　　　0086-10-66113227（发行部）
网　　址：www.bkydw.cn
印　　刷：北京捷迅佳彩印刷有限公司
开　　本：720 mm×1020 mm　1/16
字　　数：500 千字
印　　张：22.25
版　　次：2023 年 1 月第 1 版
印　　次：2023 年 1 月第 1 次印刷
ISBN 978-7-5714-2474-9

定　　价：198.00 元

《Grant 解剖学操作指南》旨在提供丰富而详细的解剖学知识和操作指南，帮助学生在进行人体解剖的过程中观察和辨认重要结构的毗邻关系。第 17 版《Grant 解剖学操作指南》既延续以往版本作为局部解剖学指南的优秀传统，也强调当今大体解剖的精简内容。课程系统在不断改革，此版内容的修订旨在增加《Grant 解剖学操作指南》对不同解剖需求的适应性，同时保持适当的深度。

单元编排

第 17 版修订了结构编排方式，将每一章分为若干单元，首先是醒目的标题和简短的总结，然后是 3 个重点内容：解剖概述、解剖指导和解剖回顾。

解剖概述

临床联系

本书每章的开头部分都有一个新增加的临床联系的总结表，这个表旨在为对临床应用解剖学知识感兴趣的学生提供一个简要的参考资料，这是临床大体解剖学教学的一个关键组成部分。在每章的临床联系总结表中，提醒学生们在遗体捐献者体内可能会见到的解剖变异、临床疾病、病理过程或内植物。

骨骼解剖与表面解剖

解剖概述介绍了在解剖课程中要完成的学习内容，包括相关局部的骨骼解剖学和表面解剖学。从骨骼特征开始解剖，是为了加强理解其解剖学意义，并为后续在标本上触诊体表标志，学习表面解剖奠定基础。与临床检查相似，在解剖过程中对骨骼和体表标志的正确认识，对理解深层解剖起着关键作用。

解剖指导

插图的参考文献

第 17 版的一个主要变化是书中的插图在解剖指南中的使用方式。以前的版本和其他图谱中的插图涉及的解剖术语，是突出显示并单独列出的。尽管许多解剖术语通过被引用得到了重点关注，但其他解剖术语经常被忽略。为了简化文本，所有的解剖概述和解剖操作顺序都以图片参考文献开始，图中包含后续指南中的解剖术语。这种简化的方法旨在帮助学生理解多种结构之间的关系，减少反复查看图片的次数，最大限度地关联所有粗体术语和图片。

皮肤剥离

第 17 版的一个重大修订是皮肤剥离的解剖顺序。学生们现在可以选择完全去除皮肤，或者将其翻开到感兴趣部位的外围，同时也可以调整皮肤剥离的厚度。为了明确应采用何种技术，概述部分介绍了皮肤剥离和皮肤翻开的定义，以及全部和部分皮肤剥离技术所对应的新图片。此外，在每个与皮肤剥离相关的解剖顺序的介绍中，更新了图片的颜色，以清楚显示必须的和可选择的切口线。

解剖回顾

标本护理

正文的概述首先描述了学生的第一位"患者"，并在标本护理部分提出爱护遗体捐献者身体的责任。每一次解剖结束后的解剖回顾中都包括给学生的一个实验室任务清单，并提醒学生在整个解剖过程中适当爱护和维护标本。列出的任务也强调了解剖的重要特征，并鼓励学生通过复习进行信息的整合。

肌总结表

第 17 版保留了第 16 版解剖回顾中增加的 33 个肌总结表并对其进行了准确性修订。肌总结表介绍了每个解剖单元中重要肌的名称、附着点、作用和神经支配等简要信息。肌总结表为学生们提供了重要的复习机会，同时使指南中解剖步骤更易于实施，目的性更强。

主要特点

图标

除了尽量使指南和插图中的术语相关联外，还特别注意到保持全部图标的一致性。在第 17 版中使用了关键缩写来减少图中的文字。"动脉""静脉"和"神经"的单数和复数分别缩写为 a.、aa.、v.、vv.、n. 和 nn.。除此以外，从图标中删除了肌名或肌的缩写，以减少冗余，提高图标的清晰度，并增加整个文本的一致性。在概述里增加了一个文中插图的缩写和线条使用简表以供参考。

新插图

为清楚阐述指南描述的意图，并帮助学生学习正确的切口和解剖顺序，增加了一些新的插图，也替换了一些旧的插图。对于复杂的解剖操作（如骨盆半切和开颅），特别增加了新的多视角插图。在原有插图的基础上，总共修订、修改、更新和增加了 76 幅插图。

致 谢

第 17 版《Grant 解剖学操作指南》能够出版完全有赖于一群卓越编者的支持和帮助。在撰写本书的过程中，我意识到完成一项任务是一回事，而尝试不走老路，并努力提高工作水平则是另外一种完全不同的体验。

首先也是最重要的，我需要向那些在前几版《Grant 解剖学操作指南》编撰过程中做出重大贡献的作者们表示感谢。现在，我能更充分地理解 Patrick Tank 博士和以前的同事作为本书作者所付出的努力，也比以往任何时候都更欣赏我有幸参与的这一系列工作。在我为 Grant 品牌工作的过程中，我要特别感谢解剖学领域的许多同事和导师对我的支持，他们真的很了不起，希望有一天我也能成为像他们一样的导师。在此，我要特别感谢 Anne M. R. Agur 博士和 Arthur（Art）F. Dalley 博士给予我温暖的支持、建议和帮助。他们对我的积极影响超出想象。他们如何与世界分享他们对解剖学的热爱和激情给我留下了深刻的印象。我要感谢 William（Bill）Schwartz 博士，他对每一章所做的详细注解和反馈使得本书内容更为准确。他对细节的关注和对要点的确认使本书的内容更具条理性，他在解剖学领域的专业背景是值得赞誉的。此外，我要再次感谢 Sherry A. Downie 博士在以往各版本中所做的重要贡献和对最新版本的支持和指导。

我要对 Wolters Kluwer 团队表达诚挚的感谢，感谢他们如此信任我，让我有机会参与本作品的编写。谢谢 Crystal Taylor 在本书的编写过程中不断接受我的想法和建议。在我第二次成为作者编写此书的过程中，得到了 Greg Nicholl 广泛而有益的帮助，对此我无论怎样感谢都不为过，对于他一直以来给予的耐心和建设性意见，我都未能充分表达感激之情，希望今后能在其他项目上与他合作。Jennifer Clements 是本书卓越的美术指导，Rob Duckwall 是我们的医学插图画家，在本书的创作过程中，他们的工作非常出色，也获得了认可和极大的赞赏。最后，感谢加州大学旧金山分校、加州大学圣地亚哥分校和哥伦比亚大学的学生和同事们，他们是我坚强的后盾。

阿朗·德东
（Alan Detton）

第 1 章

图 1.1　修订自 Gest TR. Lippincott Atlas of Anatomy. 2nd ed. Philadelphia, PA: Wolters Kluwer; 2020.

图 B1.1　修订自 Moore KL, Agur AMR, Dalley AF. Essential Clinical Anatomy. 6th ed. Philadelphia, PA: Wolters Kluwer; 2019.

第 2 章

图 2.9　修订自 Agur AMR, Dalley AF. Grant's Atlas of Anatomy. 15th ed. Philadelphia, PA: Wolters Kluwer; 2021.

图 2.14　修订自 Agur AMR, Dalley AF. Grant's Atlas of Anatomy. 15th ed. Philadelphia, PA: Wolters Kluwer; 2021.

图 2.23　修订自 Agur AMR, Dalley AF. Grant's Atlas of Anatomy. 15th ed. Philadelphia, PA: Wolters Kluwer; 2021.

图 2.26　修订自 Agur AMR, Dalley AF. Grant's Atlas of Anatomy. 15th ed. Philadelphia, PA: Wolters Kluwer; 2021.

图 2.27　修订自 Agur AMR, Dalley AF. Grant's Atlas of Anatomy. 15th ed. Philadelphia, PA: Wolters Kluwer; 2021.

图 2.28　修订自 Agur AMR, Dalley AF. Grant's Atlas of Anatomy. 15th ed. Philadelphia, PA: Wolters Kluwer; 2021.

图 2.29　修订自 Agur AMR, Dalley AF. Grant's Atlas of Anatomy. 15th ed. Philadelphia, PA: Wolters Kluwer; 2021.

图 2.41　修订自 Agur AMR, Dalley AF. Grant's Atlas of Anatomy. 15th ed. Philadelphia, PA: Wolters Kluwer; 2021.

图 2.42　修订自 Agur AMR, Dalley AF. Grant's Atlas of Anatomy. 15th ed. Philadelphia, PA: Wolters Kluwer; 2021.

图 2.43　修订自 Agur AMR, Dalley AF. Grant's Atlas of Anatomy. 15th ed. Philadelphia, PA: Wolters Kluwer; 2021.

图 2.46　修订自 Agur AMR, Dalley AF. Grant's Atlas of Anatomy. 15th ed. Philadelphia, PA: Wolters Kluwer; 2021.

图 2.47　修订自 Agur AMR, Dalley AF. Grant's Atlas of Anatomy. 15th ed. Philadelphia, PA: Wolters Kluwer; 2021.

图 2.48　修订自 Agur AMR, Dalley AF. Grant's Atlas of Anatomy. 15th ed. Philadelphia, PA: Wolters Kluwer; 2021.

图 2.49　修订自 Agur AMR, Dalley AF. Grant's Atlas of Anatomy. 15th ed. Philadelphia, PA: Wolters Kluwer; 2021.

第 3 章

图 3.7　修订自 Moore KL, Agur AMR, Dalley AF. Essential Clinical Anatomy. 6th ed. Philadelphia, PA: Wolters Kluwer; 2019.

图 3.8　修订自 Moore KL, Agur AMR, Dalley AF. Essential Clinical Anatomy. 6th ed. Philadelphia, PA: Wolters Kluwer; 2019.

图 3.9　修订自 Moore KL, Agur AMR, Dalley AF. Essential Clinical Anatomy. 6th ed. Philadelphia, PA: Wolters Kluwer; 2019.

图 3.11　修订自 Gest TR. Lippincott Atlas of Anatomy. 2nd ed. Philadelphia, PA: Wolters Kluwer; 2020.

图 3.12　修订自 Gest TR. Lippincott Atlas of Anatomy. 2nd ed. Philadelphia, PA: Wolters Kluwer; 2020.

图 3.15　修订自 Gest TR. Lippincott Atlas of Anatomy. 2nd ed. Philadelphia, PA: Wolters Kluwer; 2020.

图 3.16　修订自 Gest TR. Lippincott Atlas of Anatomy. 2nd ed. Philadelphia, PA: Wolters Kluwer; 2020.

图 3.17B　修订自 Agur AMR, Dalley AF. Grant's Atlas of Anatomy. 15th ed. Philadelphia, PA: Wolters Kluwer; 2021.

图 3.18　修订自 Gest TR. Lippincott Atlas of Anatomy. 2nd ed. Philadelphia, PA: Wolters Kluwer; 2020.

图 3.19　修订自 Gest TR. Lippincott Atlas of Anatomy. 2nd ed. Philadelphia, PA: Wolters Kluwer; 2020.

图 3.24　修订自 Agur AMR, Dalley AF. Grant's Atlas of Anatomy. 15th ed. Philadelphia, PA: Wolters Kluwer; 2021.

图 3.25　修订自 Moore KL, Agur AMR, Dalley AF. Essential Clinical Anatomy. 6th ed. Philadelphia, PA: Wolters Kluwer; 2019.

图 3.26　修订自 Moore KL, Agur AMR, Dalley AF. Essential Clinical Anatomy. 6th ed. Philadelphia, PA: Wolters Kluwer; 2019.

图 3.27　修订自 Gest TR. Lippincott Atlas of Anatomy. 2nd ed. Philadelphia, PA: Wolters Kluwer; 2020.

图 3.28　修订自 Gest TR. Lippincott Atlas of Anatomy. 2nd ed. Philadelphia, PA: Wolters Kluwer; 2020.

第 4 章

图 4.17　修订自 Gest TR. Lippincott Atlas of Anatomy. 2nd ed. Philadelphia, PA: Wolters Kluwer; 2020.

图 4.18　修订自 Gest TR. Lippincott Atlas of Anatomy. 2nd ed. Philadelphia, PA: Wolters Kluwer; 2020.

图 4.19　修订自 Agur AMR, Dalley AF. Grant's Atlas of Anatomy. 15th ed. Philadelphia, PA: Wolters Kluwer; 2021.

图 4.27　修订自 Agur AMR, Dalley AF. Grant's Atlas of Anatomy. 15th ed. Philadelphia, PA: Wolters Kluwer; 2021.

图 4.28　修订自 Gest TR. Lippincott Atlas of Anatomy. 2nd ed. Philadelphia, PA: Wolters Kluwer; 2020.

图 4.29　修订自 Gest TR. Lippincott Atlas of Anatomy. 2nd ed. Philadelphia, PA: Wolters Kluwer; 2020.

图 4.31　修订自 Gest TR. Lippincott Atlas of Anatomy. 2nd ed. Philadelphia, PA: Wolters Kluwer; 2020.

图 4.32A　修订自 Gest TR. Lippincott Atlas of Anatomy. 2nd ed. Philadelphia, PA: Wolters Kluwer; 2020.

图 4.33　修订自 Gest TR. Lippincott Atlas of Anatomy. 2nd ed. Philadelphia, PA: Wolters Kluwer; 2020.

图 4.46　修订自 Agur AMR, Dalley AF. Grant's Atlas of Anatomy. 15th ed. Philadelphia, PA: Wolters Kluwer; 2021.

图 4.47　修订自 Agur AMR, Dalley AF. Grant's Atlas of Anatomy. 15th ed. Philadelphia, PA: Wolters Kluwer; 2021.

第 5 章

图 5.2　修订自 Gest TR. Lippincott Atlas of Anatomy. 2nd ed. Philadelphia, PA: Wolters Kluwer; 2020.

图 5.7　修订自 Gest TR. Lippincott Atlas of Anatomy. 2nd ed. Philadelphia, PA: Wolters Kluwer; 2020.

图 5.21　修订自 Gest TR. Lippincott Atlas of Anatomy. 2nd ed. Philadelphia, PA: Wolters Kluwer; 2020.

图 5.22　修订自 Gest TR. Lippincott Atlas of Anatomy. 2nd ed. Philadelphia, PA: Wolters Kluwer; 2020.

图 5.23　修订自 Gest TR. Lippincott Atlas of Anatomy. 2nd ed. Philadelphia, PA: Wolters Kluwer; 2020.

图 5.28　修订自 Gest TR. Lippincott Atlas of Anatomy. 2nd ed. Philadelphia, PA: Wolters Kluwer; 2020.

图 5.33　修订自 Moore KL, Agur AMR, Dalley AF. Essential Clinical Anatomy. 6th ed. Philadelphia, PA: Wolters Kluwer; 2019.

图 5.39　修订自 Moore KL, Agur AMR, Dalley AF. Essential Clinical Anatomy. 6th ed. Philadelphia, PA: Wolters Kluwer; 2019.

图 5.40　修订自 Moore KL, Agur AMR, Dalley AF. Essential Clinical Anatomy. 6th ed. Philadelphia, PA: Wolters Kluwer; 2019.

图 5.42　修订自 Moore KL, Agur AMR, Dalley AF. Essential Clinical Anatomy. 6th ed. Philadelphia, PA: Wolters Kluwer; 2019.

图 5.46　修订自 Moore KL, Agur AMR, Dalley AF. Essential Clinical Anatomy. 6th ed. Philadelphia, PA: Wolters Kluwer; 2019.

第 6 章

图 6.14　修订自 Gest TR. Lippincott Atlas of Anatomy. 2nd ed. Philadelphia, PA: Wolters Kluwer; 2020.

图 6.19　修订自 Gest TR. Lippincott Atlas of Anatomy. 2nd ed. Philadelphia, PA: Wolters Kluwer; 2020.

图 6.22　修订自 Gest TR. Lippincott Atlas of Anatomy. 2nd ed. Philadelphia, PA: Wolters Kluwer; 2020.

图 6.30　修订自 Gest TR. Lippincott Atlas of Anatomy. 2nd ed. Philadelphia, PA: Wolters Kluwer; 2020.

图 6.31　修订自 Gest TR. Lippincott Atlas of Anatomy. 2nd ed. Philadelphia, PA: Wolters Kluwer; 2020.

图 6.32　修订自 Gest TR. Lippincott Atlas of Anatomy. 2nd ed. Philadelphia, PA: Wolters Kluwer; 2020.

图 6.33　修订自 Gest TR. Lippincott Atlas of Anatomy. 2nd ed. Philadelphia, PA: Wolters Kluwer; 2020.

第 7 章

图 7.2　修订自 Gest TR. Lippincott Atlas of Anatomy. 2nd ed. Philadelphia, PA: Wolters Kluwer; 2020.

图 7.12　修订自 Gest TR. Lippincott Atlas of Anatomy. 2nd ed. Philadelphia, PA: Wolters Kluwer; 2020.

图 7.13　修订自 Moore KL, Agur AMR, Dalley AF. Essential Clinical Anatomy. 6th ed. Philadelphia, PA: Wolters Kluwer; 2019.

图 7.14　修订自 Gest TR. Lippincott Atlas of Anatomy. 2nd ed. Philadelphia, PA: Wolters Kluwer; 2020.

图 7.16　修订自 Agur AMR, Dalley AF. Grant's Atlas of Anatomy. 15th ed. Philadelphia, PA: Wolters Kluwer; 2021.

图 7.17　修订自 Agur AMR, Dalley AF. Grant's Atlas of Anatomy. 15th ed. Philadelphia, PA: Wolters Kluwer; 2021.

图 7.21　修订自 Gest TR. Lippincott Atlas of Anatomy. 2nd ed. Philadelphia, PA: Wolters Kluwer; 2020.

图 7.25　修订自 Gest TR. Lippincott Atlas of Anatomy. 2nd ed. Philadelphia, PA: Wolters Kluwer; 2020.

图 7.38　修订自 Moore KL, Agur AMR, Dalley AF. Essential Clinical Anatomy. 6th ed. Philadelphia, PA: Wolters Kluwer; 2019.

图 7.69　修订自 Agur AMR, Dalley AF. Grant's Atlas of Anatomy. 15th ed. Philadelphia, PA: Wolters Kluwer; 2021.

你的第一位"患者"

解剖人体标本是一生中难得的经历。我们无法完全理解遗体捐献者的个体动机，但大多数人都会尝试想象他们做出这个决定的情境。这份给予你的礼物是无价之宝，你只能通过好好爱护和使用这个身体来作为回报。标本需要得到与患者一样的尊重。建议在开始解剖之前，花一点时间思考遗体捐献者的生命，遗体捐献者为你的教育提供了不可思议的礼物，在解剖过程中你希望给予遗体捐献者怎样的关怀与尊重？

标本保护

进入实验室后，你会发现人体标本已经被使用强力固定液进行了防腐处理后浸入防腐液或置于尸袋中以保持湿润。标本干燥会使学习和操作变得非常困难，因为一旦标本的某个部分变干，就无法完全恢复原样。因此，在整个操作过程中，你需要只暴露正在操作的部分，并周期性地湿润所有暴露的部分。在每一次操作课结束后，应将湿润液喷洒于包裹布和标本上，并按照实验室的规定包裹好标本。

解剖器械

一般而言，实验室会为你提供一些大型解剖器械（锤子、凿子、锯子等），但是你也需要购买一些个人使用的解剖器械。装备良好的解剖者需要拥有以下这些器械（图 0.1）。

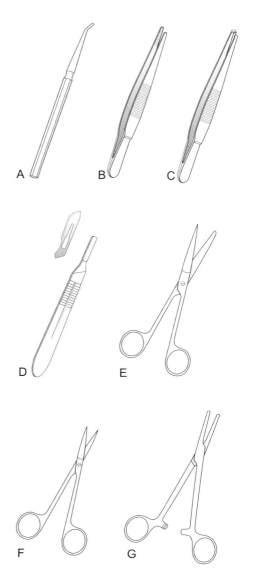

图 0.1　解剖器械。A. 探针；B. 平镊；C. 组织（鼠齿）镊；D. 解剖刀柄和刀片；E. 大钝头剪；F. 小尖头剪；G. 止血钳

- **探针**—非常好用的钝性解剖工具，与手指一起用于探查新的解剖部位。探针也可用于撕开结缔组织，以让解剖者在损伤神经和血管前能够先感受到它们。通过训练，探针可作为主要的解剖工具分离和修洁精细结构。

- **镊子**—在用探针进行钝性解剖时，可用镊子提起和固定血管、神经和其他结构。需要准备 2 把镊子。一把镊子的尖端为钝圆形，持物面为波纹状。另一把为有齿镊（又称为组织镊或鼠齿镊），用于固定组织。

- **解剖刀**—主要的皮肤剥离工具。解剖刀不建议用于一般的解剖，因为它会损伤不易感受到的微小结构。解剖刀柄应该是金属的（不要塑料的），刀片长度应该为 3.5 ~ 4 cm。靠近刀尖部位的刀刃必须外凸。持刀的方法类似于握笔，必须始终使用锋利的刀片以最大限度地提高解剖效率。因此，刀片准备应非常充分。为避免受伤，第一次装卸刀片时需要寻求帮助。

- **解剖剪**—用于切断、钝性解剖和横断。推荐两种剪刀：一把大而重的解剖剪（大约 15 cm 长）和一把小的尖头剪用于解剖精细结构。

- **止血钳**—强力的固定工具，在剥离皮肤时非常有用。止血钳的优点是能够牢固地抓住光滑的表面，如皮肤，以帮助翻开或清除组织。然而，止血钳也有两个弱点：第一，可能钳碎精细结构；第二，不像镊子一样可以快速复位，因此操作缓慢。将拇指和环指放入指环握住止血钳和剪刀才能对其进行精确的控制。

解剖术语

　　本操作指南不断重复使用一些解剖术语。在解剖操作前，先学习这些术语的意义。

- **解剖**—切断。在本操作指南中，解剖的意思就是分开或离断。本指南推荐的解剖方式为钝性解剖。解剖刀仅用于皮肤切开或作为离断非常坚韧的结缔组织的最后手段。

- **钝性解剖**—用手指、探针或剪刀分开（不是切断）结缔组织以分离结构。

- **解剖剪技术**—以闭合的剪刀插入结缔组织，然后打开剪刀以刀背分开结缔组织进行钝性解剖的一种方法。解剖剪技术是一种解剖血管和神经的非常有效的方法，如图 0.2 所示。

- **锐性解剖**—用解剖刀或解剖剪的刀刃进行解剖。解剖刀或解剖剪只能与镊子配合使用。

- **修洁**—以钝性解剖（推荐）或锐性解剖清除脂肪和结缔组织，显露解剖结构的表面以供学习。通过钝性解剖将要清除的筋膜和结缔组织从要解剖的结构上分离后，通过锐性解剖进行清除。

  - **修洁肌表面**—清除全部脂肪和结缔组织使肌束明显可见，以了解肌力的方向。
  - **修洁肌缘**—通过钝性解剖确定肌缘，即分离连接肌和周围结构的疏松结缔组织。
  - **修洁神经**—使用探针（或解剖剪技术）剥离神经周围的结缔组织，以观察其毗邻关系和分支情况。
  - **修洁血管**—使用探针（或解剖剪技术）剥离血管表面或其分支周围的脂肪和结缔组织，以显露其毗邻关系。

- **确认**—用钝性分离的方法显露一个结构以更好地说明其毗邻关系。确认一个结构通常是用探针钝性分离该结构周围的疏松结缔组织。

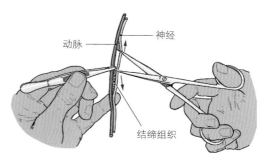

图 0.2　通过解剖剪技术钝性解剖分离结构

- **牵拉**—将结构拉向一侧以观察更深处的其他结构。牵拉是暂时的移位，并不损害被牵拉的结构。
- **横断**—将一个结构在横断面上分为两部分，如横断肌腹或横断肌腱。
- **翻开**—从切缘折回来，如翻开横断的肌以观察其下面的结构。翻开的组织应该仍附着在标本上。
- **剥离静脉**—清除解剖区内的静脉及其属支，以清楚显示动脉及其相关结构。可以用探针来进行静脉的钝性解剖剥离，也可以使用解剖剪来进行静脉的钝性或锐性解剖剥离。

解剖学姿势

解剖学家按照如图 0.3 所示的解剖学姿势来描述身体结构的位置和关系。解剖学姿势是

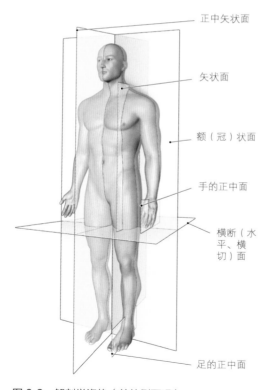

指身体直立，面和足朝前，上肢位于身体两侧，手掌朝前。在解剖过程中，无论人体标本是**仰卧**还是**俯卧**在解剖台上，我们都是按照身体的解剖学姿势来描述结构的。在解剖一个结构时，需要注意其位置、与其他结构的关系、大小和形状、功能、血供和神经支配。

学会按照一定的次序和逻辑方式向你的实验室伙伴准确地描述每一个重要结构，一定要基于解剖学姿势来描述结构。

解剖平面

当身体处于解剖学姿势时，解剖学家用在身体内相交的 3 个平面作为结构的位置或运动的参考标志（图 0.3）。除**正中矢状面**外，解剖平面存在于与原始参考点平行的任何水平面。对解剖平面的清楚认识将有助于你理解断层解剖学和影像诊断学。本操作指南中的横断面是身体不同部位的轴向视图的下面观。

- **矢状面**垂直于身体，将身体分为左右两半。通常矢状面以一个特定的参考点来帮助医生确定与该参考点相关的结构，如经锁骨中点的矢状面。
- **正中矢状面**在身体中线上，沿垂直轴将身体分为左右"相等"的两半。**内侧**是用来描述靠近正中平面的结构的术语，而**外侧**是用来描述远离正中平面的结构的术语。
- **额（冠）状面**垂直于身体，且与正中矢状面成直角，将身体分为**前／腹侧**（平面前方的身体）和**后／背侧**（平面后方的身体）两部分。
- **横断（水平、横切）面**水平穿过身体，与额状面和矢状面呈直角，将身体分为**上**（平面以上的身体）和**下**（平面以下的身体）两部分。

重要的是要注意手和足有其独特的正中平面作为手指和足趾运动的参考。手的正中平面穿过第 3 掌骨，而足的正中平面穿过第 2 跖骨。

正中矢状面

矢状面

额（冠）状面

手的正中面

横断（水平、横切）面

足的正中面

图 0.3 解剖学姿势（前外侧面观）

解剖学变异

所有人的身体具有相同的基本结构，但是正如没有两个身体在外表上是完全相同的一样，没有两个身体的内部是完全相同的。小的变异（如大小、颜色、血管走行的变异）通常可见于全身的各个部位，且非常常见。解剖过程中应当重点学习正常的解剖而不是解剖变异，除非有特别的教学要求。每次上解剖课时，花些时间观察一些邻近标本的解剖，这样你就能学习到一些解剖变异，同时也为标本考试做好了准备。

在开始解剖之前，学习课本中关于**关系和比较的术语、方位术语和运动术语**。这些术语是解剖学语言的重要组成部分，如果不掌握和使用这些术语，就不可能理解解剖学的描述。

日常的解剖程序

为了最有效地从解剖中学习，建议你建立一套解剖的常规方法。以下是一些建议。

- **实验前预习**。了解解剖任务，熟悉新的解剖词汇、解剖的结构和解剖入路。在你真正解剖的时候，你必须用心地寻找结构，而少量的提前准备可以加快实验进程，也可以让实验更有效率。
- **观看 Grant 解剖学相关操作视频**。可以提前观看，也可以在实验室观看，从视觉上了解在解剖中使用的技术和解剖步骤。
- **触摸骨性标志**，并利用它们寻找软组织结构。
- **去除脂肪、结缔组织和小静脉**以清楚显露更重要结构的细节。
- 解剖课后和下一次解剖课前**要复习所有的解剖内容**。为了帮助你做到这一点，本书每一章都包含了复习的练习题。
- **在进行下一步解剖前一定要完成现在的操作**，因为大多数的解剖都是前一次解剖的延续。

实验室安全

遵守实验室的规定，实验室的规定包含以下内容。

- 进入实验室必须穿**白大衣**。基于卫生的原因，这件白大衣不可以穿出实验室，离开实验室前必须脱掉白大衣。
- **实验室内严禁穿凉鞋、拖鞋或露足趾的鞋**，因为掉落的解剖刀、解剖工具或其他实验室设备会损伤你的脚。
- 必须戴**丁腈手套或乳胶手套**，避免直接接触人体组织和固定液。
- 在使用骨锯时必须戴**护目镜**或眼镜，以保护眼睛免受弹射伤。

皮肤剥离

皮肤剥离是解剖程序中的一个关键步骤。在开始学习一个新的区域之前，必须决定是翻开皮肤还是剥离皮肤。在你考虑使用哪一种操作方法时，需要注意的是皮肤是不透水的。因此，在标本上保留一部分皮肤和脂肪的优点是，通过防止干燥可以增加操作时间。在剥离皮肤时，必须小心而准确地剥离以避免损伤其皮下。可以采用以下方法来实施与皮肤切口相关的解剖操作。

- **翻开皮肤**。做连续切口，保留一部分皮肤不切开，这部分皮肤通常位于解剖部位的外侧，通过保留皮肤与皮下组织的连接建立一个可翻开的平面。将连接组织的这个平面作为"铰链"，在解剖过程中可以向外翻开皮肤，也可以将皮肤放回原来的解剖学位置以防止显露的结构变得干燥。
- **剥离皮肤**。做连续切口，切除解剖区域的全部皮肤。完全切除皮肤可以充分显露皮下的结构，但需要注意防止显露的结构变得干燥。可以采用与翻开皮肤类似的方法，简单地用完全切除的皮肤覆盖原处以防止显露的结构变得干燥。

除了确定皮肤应当剥离还是翻开以外，还应该注意用下列哪一种方法剥离皮肤。

- **半厚法**。仅切除表皮和真皮，保留完整的浅筋膜，以便确认和分离浅静脉和皮神经（图0.4A）。半厚法的优点是增加了某些结构的可见性；然而，它需要花更多的时间，对一些课时少的解剖课程而言，这是潜在的限制。
- **全厚法**。如图0.4B所示，将表皮、真皮和皮下组织作为一整块同时剥离。课时较少且实验室空间有限时，全厚法可能是首选方案，这种方法可使解剖台上的标本流出的油、脂肪和液体减少，可以保持实验室的整洁。

通常，将半厚法和全厚法混合使用是最佳方案，可以加快身体某些部位的解剖速度。对于本书介绍的解剖操作，所有与皮肤剥离有关的部分都是采用半厚法，所有描述为翻开皮肤的部分都是采用全厚法。

皮肤下层紧邻不同厚度的皮下组织（也称为浅筋膜）。皮下组织包含脂肪、皮神经和浅血管。皮肤的厚度因身体部位不同而存在差异。例如，手背的皮肤相对较薄，而手掌的皮肤则相对较厚。一般情况下，皮肤切口不应深入到皮下组织；因此，对局部皮肤厚度的了解是很重要的。

开始剥离皮肤时，按照本书的指导，沿着推荐的切口线做合适深度（半厚法或全厚法）的切口。在切开皮肤后，用带齿的镊子或止血钳在两条切口线的交叉处固定皮肤。当皮瓣被提起后，就要拉紧皮肤，并将手术刀的刀片指向皮肤面，切断下面绷紧的胶原纤维。避免将手术刀指向身体面，因为刀片很容易破坏皮下组织、肌和神经血管结构。为稳定你持手术刀的手，将手放在标本上，像握铅笔一样拿手术刀，并做短（5～10 cm）的弧线运动（图0.5）。为防止意外发生，操作时不要与实验室同伴太靠近，在用手术刀做新切口时，可用解剖器械固定皮肤。

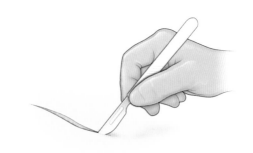

图 0.5　手术刀解剖技术。手置于标本上以保持稳定

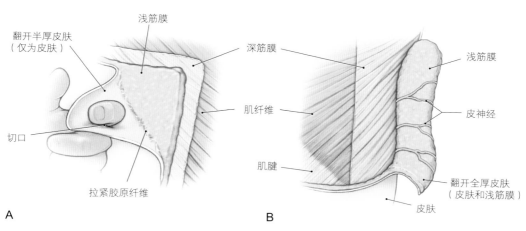

A

B

图 0.4　A. 翻开半厚皮肤的扣眼技术；B. 翻开全厚皮肤

插图

在不同的解剖章节中有大量的插图来帮助你学习解剖操作。每个部位的插图可指导你从剥离皮肤开始，经过不同的组织层次直到深面的器官或关节。由于许多教学步骤在性质上是相似的，因此在插图中使用了标准化的标记方式，如下面的缩写和线条。**表 0.1** 是插图中常用的缩写和线条，在开始解剖操作前，可花一些时间来学习这个表格，并根据需要在整个解剖课程中随时回顾。

表 0.1　插图中常用的缩写和线条	
解剖结构或参照	缩写和图例
动脉的单数和复数	a. 和 aa.
静脉的单数和复数	v. 和 vv.
神经的单数和复数	n. 和 nn.
肌的单数和复数	m. 和 mm.
脑神经	CN（后面是罗马数字）
参考线	-------------------
切口线和顺序	
可选的切口线或翻开线	-------------------
以前的切口线	——————
境界或边界线	

第 1 章

背部

背部位于躯干后面，从颅底延伸至尾骨尖。背部在维持姿势、稳定上肢和上肢运动、保护内脏及神经血管结构等方面具有重要作用。背部包括皮肤、皮下组织、筋膜、结缔组织、3 层骨骼肌、脊柱、脊髓和脊膜，以及节段性的神经血管结构。

脊柱由 33 块椎骨组成：7 块颈椎（C）、12 块胸椎（T）、5 块腰椎（L）、5 块骶椎（S）和 4 块尾椎（Co）。每个部位的椎骨自上而下编号。上方 24 块椎骨（颈椎、胸椎和腰椎）构成的脊柱可以灵活运动。下方的椎骨（骶骨和尾骨）融合在一起，为骨盆提供了有力的支撑，将力传递到下肢，也从下肢向上传递力。

临床联系

在解剖过程中，你可能会见到遗体捐献者的解剖变异、临床疾病、病理过程或内植物。下列临床相关性问题会在本章中详细描述。

背部

1. 脊柱过度弯曲（后凸、前凸和侧凸）参见**胸椎**。
2. 椎间盘突出参见**颈椎和腰椎**。
3. 背部的三角参见**大菱形肌和小菱形肌**。
4. 腰椎穿刺和硬膜外麻醉参见**椎板切除术**。
5. 椎静脉丛参见**脊膜**。

背部皮肤和浅筋膜

解剖概述

背部的皮肤、皮下组织和深层肌接受来自脊神经背（后）主支的节段性支配。除了枕下神经（C_1）、枕大神经（C_2）和臀区的臀部皮神经外，大多数脊神经背主支都是以相应的椎体水平来命名的。

解剖顺序如下：先学习脊柱的骨骼解剖和背部的表面解剖；背部、颈后部和上肢近端后面的皮肤可以剥离也可以翻开；用全厚法或半厚法切除或者翻开皮下组织；然后学习枕部的神经血管结构。

骨骼解剖

在骨架或单块骨上辨认下列骨性特征。

脊柱和肩胛骨

1. 参见图 1.1。

2. 在**枕骨**上辨认**枕外隆凸**。

3. 辨认从枕外隆凸向外走行的**上项线**并观察与它平行的下方的**下项线**。

4. 在**颞骨**上辨认下方的乳突和后方的**外耳道**。

5. 辨认颈椎的棘突并观察其末端的**分叉**。

6. 辨认隆椎，其棘突在颈部最突出，**隆椎的棘突**与颈部其他椎体的棘突不同，末端不分叉。

7. 辨认并观察胸椎棘突，其特点是长而倾斜、指向后下方，并与邻近的下方的棘突重叠。

8. 辨认并观察腰椎棘突，其特点是宽而短、不与邻近椎骨的棘突重叠。

9. 在**肩胛骨**上辨认**肩胛冈**，肩胛冈是肩胛骨后面最大的骨嵴。

10. 在肩胛冈的外侧辨认**肩峰**，肩峰是肩胛骨最外侧的部分。

11. 肩胛骨的形状为三角形，**上角**、肩峰和**下角**构成三角形的 3 个点，**内侧（脊柱）缘**和**外侧（腋）缘**构成三角形的两条边。

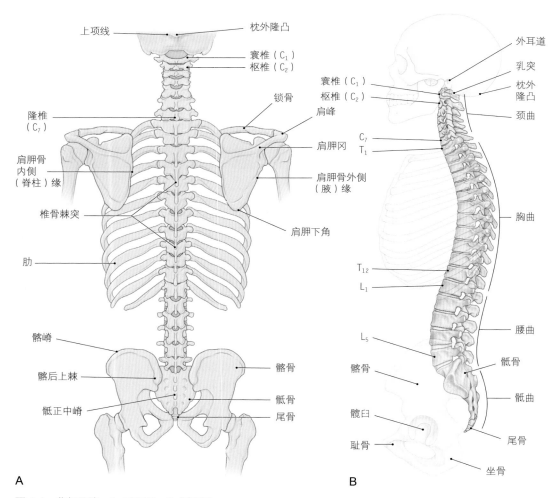

图 1.1 背部骨骼。A. 后面观；B. 侧面观

胸椎

1. 参见图 1.2。

2. 在**胸椎**上辨认构成**椎体**的大骨块。

3. 辨认椎弓根，即由椎体两侧弓形伸向后方的短骨突。

4. 辨认横突和横突上的横突肋凹。

5. 观察胸椎与肋相关节的独有特征。在骨架上确认第 1、10、11 和 12 肋的肋头与一个椎体相关节，其余的肋头则是与两个相邻椎骨和其间的椎间盘所构成的**半关节面**（**上肋凹和下肋凹**）相关节。

6. 观察肋结节与同序数的胸椎横突肋凹相关节（即第 5 肋结节与 T₅ 横突肋凹相关节）。

7. 辨认上、下关节突及相应的关节面。*注意胸椎的关节面呈冠状位，这使得侧弯和旋转运动限制着前后方向的屈伸运动。*

8. 辨认一块椎骨的**椎下切迹**和下方相邻椎体

*的**椎上切迹**，并观察它们是如何形成**椎间孔**的。注意 1 条发自脊髓的脊神经从椎管内穿出椎间孔。*

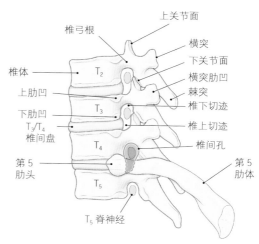

图 1.2　胸椎（侧面观）

颈椎和腰椎

1. 参见图 1.3。

2. 在一套离体的**颈椎**标本上观察其与胸椎的不同。颈椎椎体较小，椎孔较大，棘突短且末端分叉，没有肋附着的横突肋凹。

3. 辨认横突和**横突孔**。*注意颈椎两侧的横突孔内有椎动脉穿行，C₇ 没有横突孔。*

4. 辨认颈椎的**上关节突**和**下关节突**，以及相应的**上关节面**和**下关节面**。*注意颈椎的关节面呈水平位，在维持较大的屈伸运动的同时增加了旋转运动的范围。*

5. 在一套离体的**腰椎**标本上观察其与胸椎的不同。腰椎椎体较大，棘突宽且指向后方，没有肋附着的横突肋凹。

6. 从上面观辨认**椎弓**，椎弓由两侧的**椎弓根**和**椎板**构成，与椎体后面围成**椎孔**。

7. 辨认腰椎上较大的上关节突和下关节突，以及相应的上关节面和下关节面。*注意腰椎的关节面偏矢状位，允许较大范围的前后屈伸运动，同时限制旋转和侧弯的幅度。*

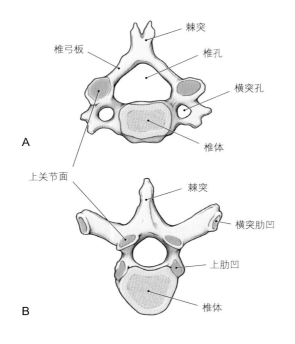

A

B

C

图 1.3　A. 颈椎（C_4）；B. 胸椎（T_6）；C. 腰椎（L_4）。上面观

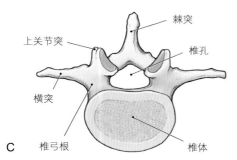

临床联系

椎间盘突出

　　椎间盘由外周的纤维环和中央的髓核构成。纤维环是一组呈同心圆样排列的坚韧纤维软骨。髓核是凝胶状物质，具有吸收和振动的作用。当中央的髓核突入或突出外层的纤维环进入周围间隙时形成椎间盘突出。髓核通常从后外方突出，从后纵韧带旁突入椎管或椎间孔。椎间盘突出会压迫脊髓或脊神经导致感觉障碍和（或）运动障碍，并在受压神经结构所支配的部位产生疼痛。椎间盘突出可继发于创伤，也可因骨退变或不良姿势所致。

骶骨和髂骨

1. 参见图 1.4。
2. 辨认**骶骨**并观察，骶骨由 5 块骶椎融合而成，没有单独的棘突和横突。
3. 在骶骨后面辨认**骶正中嵴**，骶正中嵴由上方 3 块或 4 块骶椎退化的棘突融合而成。
4. 辨认**骶前孔和骶后孔**，由于骶骨的侧面与髋骨的髂骨相关节，骶神经的前支和后支分别从骶前孔和骶后孔离开骶管。
5. 在骶骨的后下方辨认**骶管裂孔**，这是椎管末端下方的开口，是由于第 4 骶椎和第 5 骶椎的椎板没有对合所致。
6. 在骶骨下方辨认**尾骨**，尾骨是一小块三角形的骨，由退化的 4 块尾椎融合而成。
7. 尾椎缺乏典型的椎骨形态，仅有椎体。
8. 参见图 1.1。
9. 辨认**髋骨**。成人的髋骨是由 3 块骨在**髋臼**处融合而成，髋臼是髋骨外侧面中部的半球形深窝。
10. 辨认构成髋骨的 3 块骨：**髂骨**位于最上方；**坐骨**位于最下方；耻骨突向前方，在中线处指向对侧髋骨。
11. 在**髂骨**上辨认**髂嵴**，髂嵴是沿髂骨上方

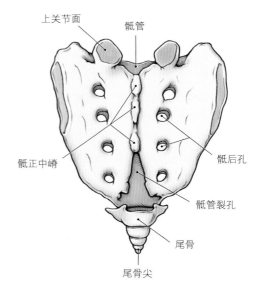

图 1.4　骶骨和尾骨（后面观）

从**髂前上棘（ASIS）**伸展至**髂后上棘（PSIS）**的大骨嵴。

表面解剖

背部的表面解剖可以在活体或标本上学习。由于防腐过程对标本组织的固定，在一些软组织固定较好的标本上可能难以辨认骨性标志。

背部

1. 参见图 1.5。

2. 标本呈俯卧位，在头后方触诊**枕外隆凸**。

3. 在外耳后方触诊位于颅底的**乳突**，以及附着于乳突的胸锁乳突肌（位于颈部前外侧部）。

4. 沿后正中线向下尝试触诊**颈椎棘突**。由于体型和颈曲程度的差异，除颈根部的**隆椎（C₇）**外，其他颈椎棘突可能不容易触诊。

5. 从隆椎开始向外侧触诊以辨认斜方肌的上缘，然后移向下外侧至斜方肌的附着点**肩**胛骨的肩峰和锁骨的外侧（肩峰）端。

6. 从肩峰向后内侧触诊，由**肩胛冈**到**肩胛骨的内侧（脊柱）缘**。*注意肩胛冈内侧大约对应 T₃ 椎体水平*。

7. 从肩胛骨的内侧缘触诊位于 T₇ 水平的**肩胛骨下角**。

8. 在胸部正中线，触诊**胸椎棘突**。

9. 继续向下触诊腰部，辨认脊柱两侧两块大的**竖脊肌**。

10. 沿竖脊肌外缘向下触诊并辨认**髂嵴**。在 L₄ 椎体水平观察髂前上棘。

11. 沿髂嵴向后、向内触诊并辨认 **PSIS**。观察 PSIS 大约位于 L₂ 椎体水平，即骶骨的**骶正中嵴**旁。

12. 沿髂嵴向外侧至躯干侧面触诊并辨认**背阔肌的外侧缘**。

13. 沿背阔肌的外侧缘向上至腋窝，观察其构成的**腋后襞**。

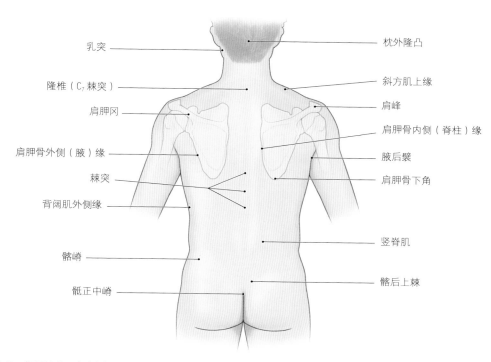

乳突　　　枕外隆凸

隆椎（C₇ 棘突）　　　斜方肌上缘

肩胛冈　　　肩峰

　　　肩胛骨内侧（脊柱）缘

肩胛骨外侧（腋）缘　　　腋后襞

棘突　　　肩胛骨下角

背阔肌外侧缘

　　　竖脊肌

髂嵴

骶正中嵴　　　髂后上棘

图 1.5　背部的表面解剖（后面观）

解剖指导

背部皮肤切口

解剖说明：在做皮肤切口前要确定使用全厚法还是半厚法，然后翻开或者剥离解剖部位的皮肤。可参见**概述**中**皮肤剥离**的描述。

1. 参见图 1.6。
2. 用手术刀从枕外隆凸（X）至尾骨尖（S）沿正中线切开皮肤。*注意这个部位的皮肤大约 6 mm 厚，因此只需要将手术刀的刀刃边缘刺透表皮。*
3. 为确认皮肤厚度，先沿正中线做一个小切口，用镊子或止血钳拉开切口两侧皮肤，以观察皮肤切缘。在深度适宜的切口内你可以看到下面的脂肪组织。
4. 自骶正中嵴（S）下方沿髂嵴的弓形曲

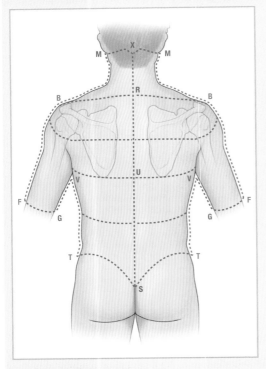

图 1.6 背部皮肤切口（后面观）

线向外上方至腋中线（T）做切口。
5. 从枕外隆凸（X）向外至乳突（M）做横向浅切口。在枕部，必须选择全厚法或半厚法剥离皮肤，因为此区有重要的神经血管结构走行，小心不要切断它们。
6. 在肩胛骨上方从正中线（R）向肩峰（B）做横向切口。
7. 在肩胛骨下角水平，从正中线（U）向腋中线（V）做横向切口。
8. 为方便剥离皮肤，在第 6 步和第 7 步皮肤切口的上方和下方，以 8 cm 为间距做几个平行的横切口。
9. 在上肢内侧面从腋窝至臂中段（G）做垂直切口。
10. 从臂内侧面（G）开始沿臂后面向外侧面（F）做一浅切口。

解剖说明：如果选择翻开皮肤，请跳过 11～13 步的操作。

11. 从乳突（M）开始沿斜方肌上缘在颈外侧面向下做一浅切口，切至斜方肌的肩峰（B）附着点。
12. 沿肩部外侧面自肩峰（B）向臂外侧中点（F）延长皮肤切口，至大约臂中段与水平切口相交处。
13. 沿躯干外侧面从腋窝（V）沿腋中线向下做垂直切口至髋部（T）。
14. 自背部中线开始，从内向外用止血钳或扣眼技术翻开皮肤。可以在任何部位将皮肤切成小块以方便剥离。*注意即使采用全厚法剥离皮肤，最好也以半厚法开始，直到肉眼见到下面覆盖肌的深筋膜从而确认翻开皮肤的适当深度。*
15. 在枕部，无论是采用全厚法还是半厚法剥离皮肤，切口都要尽可能浅，以避免损伤下面的神经血管结构。

16. 在颈后部，无论是向外侧翻开，还是去除浅筋膜，最外侧都不要超过斜方肌上缘，也不要进入深筋膜，因为此区的神经走行表浅，易于切断。

17. 如果是翻开皮肤，利用外侧面没有切断的皮肤作为"铰链"，保留皮肤连于背部的外侧面。

18. 如果是剥离皮肤，一旦切开外侧的切口，即可将剥离的皮肤置入组织收集箱内。

背部浅筋膜

1. 参见图 1.7。

2. **枕动脉**和**枕大神经（C$_2$）**位于颅底的浅筋膜内。*注意此区的浅静脉可以作为辨认枕动脉位置的参考，但是没有必要保留它们。*

3. 观察枕大神经在**枕外隆凸**外下方 3 cm 左右处穿出**斜方肌**。

4. 观察枕大神经在走行至头后部皮肤的行程中通常跨过枕动脉。

5. 枕大神经是 C$_2$ 脊神经的后（背）支，用钝性分离法分离枕大神经。*注意此区*的深筋膜非常致密且坚韧，可能不容易找到枕大神经。

6. 在颈后部观察**脊神经后主支的皮支**穿过斜方肌进入浅筋膜。为节约时间，不必刻意显露脊神经后支的后皮支。

7. 沿皮肤切口切开并翻起背部的浅筋膜。从内向外去除浅筋膜并将其置入组织收集箱。*注意采用全厚法翻开或切除皮肤时，这个步骤已经完成。*

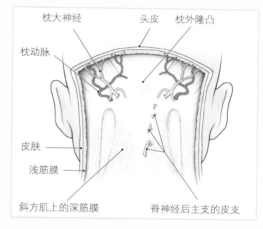

图 1.7　枕部的浅层解剖（后面观）

解剖回顾

1. 复习背部表面解剖的主要解剖标志。

2. 复习颈椎、胸椎和腰椎的解剖学特点，注意各段椎体的相似点与差异。

3. 复习包括枕大神经（C$_2$）在内的脊神经后（背）支的神经支配方式。

4. 学习图表，熟悉节段性支配的概念。

5. 用全厚法或半厚法剥离皮肤后，请将翻开的皮肤恢复至解剖学位置。

背部浅层肌

解剖概述

背部有 3 层肌：背浅肌、背中间肌和背深肌。这 3 层肌都附着于构成躯干中轴的脊柱上。脊柱具有支撑体重、传递运动产生的力及为脊髓和神经根提供骨性保护等功能。

背浅肌有斜方肌、背阔肌、大菱形肌、小菱形肌和肩胛提肌。与背部皮肤和深层肌不同，背浅肌受脊神经腹主支支配并通过附着于肩胛骨影响上肢的运动和稳定。

解剖顺序如下：修洁斜方肌浅面和边缘；查看并翻开斜方肌；修洁并翻开背阔肌；辨认大菱形肌、小菱形肌和肩胛提肌；两侧的背浅肌都要解剖。

解剖指导

解剖说明： 如果可能的话，请在肩部下方放一块砖来降低该部位的张力，以辅助解剖背浅肌。按照下列指南进行双侧的解剖。

斜方肌

1. 参见图 1.8。
2. 修洁**斜方肌**后表面的脂肪和结缔组织。斜方肌是一块大的菱形背浅肌。确认斜方肌的外下缘，但此时不要解剖其上外侧缘。
3. 复习斜方肌的附着点和作用（**表 1.1**）。

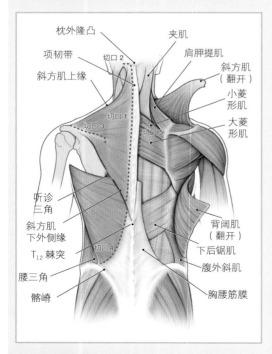

图 1.8 背浅肌（后面观）

4. 翻起斜方肌前，钝性分离其下外侧缘深面（肩胛骨下角内侧），轻轻撕开斜方肌与背深肌之间的结缔组织并尽可能向上分离。*注意在分离斜方肌深面筋膜时要非常谨慎，因为用力过度很容易破坏斜方肌。*
5. 使用锐性解剖法从下方的棘突上离断斜方肌，并将切口向上沿至项韧带和枕外隆凸水平（**切口 1**）。
6. 在斜方肌上端做一个横切口（2.5 cm），将其从上项线离断，不要破坏枕大神经和枕动脉（**切口 2**）。横切口不要超过斜方肌的外上缘。
7. 在尽可能靠近外侧附着点肩胛冈和肩峰处切断斜方肌（**切口 3**）。
8. 保留斜方肌在锁骨上和颈筋膜上的附着点，小心地向外上方翻开斜方肌。
9. 在斜方肌深面辨认**脊副神经**（CN XI，支配运动）与 C_3 和 C_4 **脊神经前支的分支**（支配本体感觉）所形成的神经丛。*注意在这一解剖步骤中可能无法区分神经丛内的神经来源。*
10. 观察**颈横动脉上支**与其同名静脉在斜方肌深面与神经丛伴行。
11. 切除颈横静脉以使解剖区域更清楚。
12. 观察脊副神经向上穿过颈后三角。此时不要尝试追踪该神经进入颈后三角，这部分是颈部解剖的内容。

背阔肌

1. 参见图 1.8。
2. 修洁背阔肌表面和边缘，背阔肌是斜方肌下方的一块宽阔扁肌。

3. 复习背阔肌的附着点和作用（**表 1.1**）。

4. 胸背神经和动脉在靠近肱骨外侧附着点的前面穿入背阔肌。此时不要分离背阔肌外侧附着点、胸背神经和动脉，这部分将在上肢解剖时操作。

5. 从内侧翻开背阔肌之前，先从其上缘（肩胛骨下角内侧）向深面钝性分离，打开背阔肌与深层肌之间的疏松结缔组织平面。

6. 提起背阔肌，插入剪刀并切断其内侧附着点至胸背筋膜（**切口 4**），不要沿着腰椎棘突的附着点剪开，这样会损伤深面的结构。

7. 向外翻开背阔肌，尽量不要触及其肋骨或肩胛骨下角的附着点。*注意属于背中间肌的下后锯肌常常在不经意间与背阔肌一起被翻起。*

大菱形肌和小菱形肌

1. 参见图 1.8。

2. 在肩胛骨内侧修洁下方**大菱形肌**和上方**小菱形肌**的表面和边缘。

3. 复习大、小菱形肌的附着点和作用（**表 1.1**）。

4. 以肩胛骨的外侧附着点为参照，钝性分离大、小菱形肌。观察小菱形肌附着于肩胛冈的高度，大菱形肌通常附着于肩胛冈下的肩胛骨内侧（脊柱）缘。

5. 在翻开菱形肌前，从大菱形肌下缘深面钝性分离，使之与深层肌分离。

6. 用剪刀沿大菱形肌在棘突上的内侧附着点从下向上剪开，再沿小菱形肌的内侧附着点棘突和项韧带剪开小菱形肌（**切**

口 5）。

7. 向外侧翻开大、小菱形肌。*注意属于背中间肌的上后锯肌常常在不经意间与菱形肌一起被翻起。*

8. 在两块菱形肌的深面，靠近肩胛骨内侧缘的外侧附着点附近，钝性分离**肩胛背神经**和**肩胛背动脉**。*注意肩胛背动脉可直接发自锁骨下动脉或者颈横动脉，在这种情况下肩胛背动脉被称为颈横动脉深支。*

临床联系

背部的三角

听诊三角以背阔肌为下界，斜方肌为上界，大菱形肌和肩胛骨为外侧界。听诊三角大致位于第 6 肋间隙，由于没有肌覆盖，该区域特别适合听诊（可以听到来自胸腔脏器的声音，特别是肺）。

腰三角以背阔肌为内侧界，腹外斜肌为外侧界，髂嵴为下界。腰三角的底是腹内斜肌。由于存在类似于听诊三角的肌间隙，偶尔在腰三角可发生腰疝。

肩胛提肌

1. 参见图 1.8。

2. 辨认小菱形肌上方的**肩胛提肌**。*注意在这个解剖步骤中，肩胛提肌只能在其外侧附着点（肩胛骨上角）附近被看到。*

3. 修洁肩胛提肌下方的表面和边缘，不要解剖其在上 4 个颈椎横突的附着点。

4. 观察肩胛背神经和动脉在到达菱形肌之前支配肩胛提肌并向前（深面）进入肩胛提肌的下端。

5. 复习肩胛提肌的附着点和作用（**表 1.1**）。

解剖回顾

1. 复习与背阔肌相关的听诊三角和腰三角的境界，以及它们的临床意义。

2. 复习**表 1.1** 中背浅肌的附着点、作用和神经支配。

3. 复习肩胛骨和胸壁之间发生的运动。

4. 将背浅肌和任何翻开的皮肤恢复到正确的

表 1.1　背浅肌

名称	内侧附着点	外侧附着点	作用	神经支配
斜方肌	上项线、枕外隆凸、项韧带和 $C_7 \sim T_{12}$ 棘突	锁骨外侧 1/3、肩峰和肩胛冈	旋转肩胛骨以使关节盂向上倾斜，上提（上部纤维）、内牵（中部纤维）和降低（下部纤维）肩胛骨	运动：脊副神经（CN XI） 本体感觉：$C_3 \sim C_4$
背阔肌	$T_7 \sim L_5$ 棘突、胸腰筋膜、骶骨、髂嵴和第 10 ~ 12 肋	肱骨结节间沟底	后伸、外展和内旋肱骨	胸背神经（中肩胛下神经）
肩胛提肌	$C_1 \sim C_4$ 横突	肩胛骨上角	上提和旋转肩胛骨以使关节盂向下倾斜	肩胛背神经
大菱形肌	$T_2 \sim T_5$ 棘突	肩胛冈以下的肩胛骨内侧缘	内牵和旋转肩胛骨以使关节盂向下倾斜	
小菱形肌	项韧带和 $C_7 \sim T_1$ 棘突	肩胛冈下的肩胛骨内侧缘		

注：C—颈椎；CN—脑神经；L—腰椎；T—胸椎。

解剖学位置。

5. 在插图上观察颈横动脉的起点和肩胛背动脉的起点。

背中间肌和背深肌

解剖概述

背中间肌有上后锯肌、下后锯肌，它们是附着于棘突和肋骨的薄肌。背中间肌的作用是辅助呼吸肌，由肋间神经支配。

背深肌有头夹肌、颈夹肌、竖脊肌和横突棘肌。背深肌作用于脊柱，使邻近节段的椎体间产生旋转和侧弯运动，还具有后伸和稳定脊柱的作用，由脊神经后支支配。

解剖顺序如下：学习并翻开颈后部的背深肌（头夹肌和颈夹肌）；解剖竖脊肌并辨认其各个组成部分；修洁和辨认头半棘肌、颈半棘肌和横突棘肌的多裂肌。

解剖指导

解剖说明：按照下列指南进行双侧的解剖。

上后锯肌

1. 参见图 1.9。
2. 在菱形肌深面辨认**上后锯肌**。*注意如果你没有看到上后锯肌，它有可能附着在翻起的菱形肌深面。*

3. 修洁上后锯肌表面和边缘。
4. 复习上后锯肌的附着点和作用（**表 1.2**）。
5. 用剪刀沿项韧带和 $C_7 \sim T_3$ 棘突剪断上后锯肌内侧附着点（**切口 1**）。
6. 向外侧翻开上后锯肌，保留其在第 2 ~ 5 肋上缘肋角外侧的附着点完整。

下后锯肌

1. 参见图 1.9。
2. 在背阔肌深面辨认**下后锯肌**。*注意如果*

你没有看到下后锯肌，它有可能附着在翻起的背阔肌深面。

3. 继续从背阔肌在肋骨上的附着点向外侧翻开，使下后锯肌清晰可见。

4. 修洁下后锯肌的表面和边缘。

5. 复习下后锯肌的附着点和作用（**表 1.2**）。

6. 用剪刀沿 T_{11}～L_2 棘突剪断下后锯肌内侧附着点（**切口 2**），并向外侧翻开，保留肋角外侧的附着点完整。

夹肌

1. 参见图 1.9。

2. 辨认并修洁上后锯肌深面的**夹肌**表面。观察夹肌的纤维走行，从下向上斜跨颈部。

3. 辨认根据上方附着点不同而命名的两部分夹肌——**头夹肌**和**颈夹肌**。*注意在这*

个解剖步骤中，这两部分夹肌并不容易辨别。

4. 复习头夹肌和颈夹肌的附着点和作用（**表 1.2**）。

5. 用锐性解剖法离断位于项韧带和 C_7～T_6 棘突上的两部分夹肌的下方附着点（**切口 3**）。

6. 向外侧翻开夹肌，保留上方的附着点。

竖脊肌

1. 参见图 1.9。

2. 在中线的任一侧辨认大块的肌群（**竖脊肌**），竖脊肌位于该部位封套筋膜（**胸腰筋膜**）的深面。

3. 用剪刀从胸中段（T_6）向下至骶骨（S_2）小心剪开胸腰筋膜后面（**切口 4**）。

4. 观察胸腰筋膜在胸段很薄，但是在腰骶段很厚。

5. 从竖脊肌后面钝性分离并翻开胸腰筋膜。

6. 辨认竖脊肌最内侧部分的**棘肌**、竖脊肌中间部的**最长肌**和竖脊肌外侧部的**髂肋肌**。

7. 从胸中段开始钝性分离竖脊肌的各部分。

8. 在不撕裂组织的前提下，继续小心地尽可能向下分离竖脊肌的各部分。

9. 观察竖脊肌的各部分在骶骨水平和髂骨水平互相融合且不易分开。

10. 复习竖脊肌的附着点和作用（**表 1.2**）。

头半棘肌

1. 参见图 1.10。

2. 辨认并修洁**头半棘肌**，它是横突棘肌最浅层的肌，位于头夹肌和颈夹肌的深面。

3. 观察头半棘肌的纤维垂直走行，与脊柱平行。

4. 复习头半棘肌的附着点和作用（**表 1.2**）。

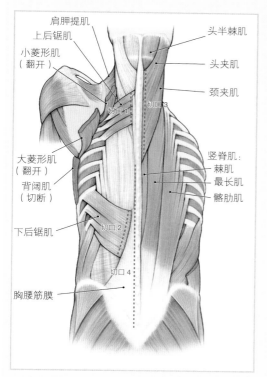

肩胛提肌
上后锯肌
小菱形肌（翻开）
头半棘肌
头夹肌
颈夹肌
切口 1
切口 3
大菱形肌（翻开）
背阔肌（切断）
竖脊肌：
棘肌
最长肌
髂肋肌
下后锯肌
切口 2
切口 4
胸腰筋膜

图 1.9　背深肌的中层（左）和浅层（右）（后面观）

5. 找到穿过头半棘肌的**枕大神经**。

6. 追踪从头半棘肌深面穿出的枕大神经，在神经穿过肌的部位用钝性分离法扩大穿行的通道。

7. 在靠近枕骨处离断头半棘肌并保留枕大神经（**切口 1**）。

8. 向下翻开头半棘肌并保留枕大神经。*注意为了顺利翻开，可能需要切开神经周围的肌。*

颈半棘肌

1. 参见图 1.10。

2. 在头半棘肌深面辨认**颈半棘肌**。

3. 确认颈半棘肌的上附着点是寰椎（C_1）棘突。*注意半棘肌还包括胸部的胸半棘肌，但是无须解剖。*

4. 修洁头半棘肌上端。

5. 复习颈半棘肌的附着点和作用（**表 1.2**）。

多裂肌

1. 参见图 1.10。

2. 仅在标本一侧的竖脊肌上，沿同侧腰椎棘突向下至大约 S_2 椎体水平的骶正中嵴做一垂直切口（**切口 2**）。

3. 从垂直切口的下端，自骶正中嵴至 PSIS 在竖脊肌上做一个斜向外上方的切口（**切口 3**），在竖脊肌腱的下方附着点处形成一个 "V" 形切口。

4. 从腰椎棘突和骶正中嵴上、下附着点离断**竖脊肌总腱**并向外上侧翻开。

5. 辨认并修洁竖脊肌深面的**多裂肌**。

6. 观察多裂肌在骶骨表面较宽厚，在腰部则变窄。*注意多裂肌由腰部、胸部和颈部 3 部分构成，向上止于 C_2 椎体水平。不要追踪腰部以上的部分。*

7. 复习多裂肌的附着点和作用（**表 1.2**）。

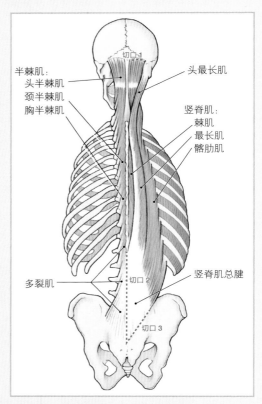

半棘肌：
头半棘肌
颈半棘肌
胸半棘肌

头最长肌

竖脊肌：
棘肌
最长肌
髂肋肌

多裂肌

切口 1

切口 2

竖脊肌总腱

切口 3

图 1.10   背深肌分为竖脊肌（右）和横突棘肌（左）（后面观）

解剖回顾

1. 参见**表 1.2**。

2. 复习背中间肌的位置和作用。

3. 复习背深肌的位置和作用（夹肌、竖脊肌和横突棘肌）。

4. 复习背深肌群的运动神经支配模式。

5. 将背中间肌和背深肌及任何翻开的组织恢复到正确的解剖学位置。

表 1.2　背中间肌和背深肌

背中间肌

名称	内侧附着点	外侧附着点	作用	神经支配
上后锯肌	$C_7 \sim T_3$ 棘突	第 2～5 肋上缘及相应肋角的外侧	上提第 2～5 肋	$T_2 \sim T_5$ 前支
下后锯肌	$T_{11} \sim L_2$ 棘突	第 9～12 肋下缘及相应肋角的外侧	降低第 9～12 肋	$T_9 \sim T_{12}$ 前支

背深肌

名称	下附着点	上附着点	作用	神经支配
头夹肌	项韧带、$C_7 \sim T_4$ 棘突	乳突、上项线外 1/3	单侧—向同侧侧弯和旋转头与颈	中位颈神经后支
颈夹肌	$T_3 \sim T_6$ 棘突	$C_1 \sim C_3$ 横突	双侧—后伸头和颈	
棘肌	骶正中嵴、骶骨后面、腰椎和下位胸椎棘突、髂嵴内侧部	胸椎和颈椎的棘突	单侧—向同侧侧弯脊柱	下位颈神经后支
最长肌		肋结节和肋角之间、胸椎和颈椎横突及乳突	双侧—后伸脊柱和头，稳定脊柱	
髂肋肌		下位肋角和颈椎横突		
头半棘肌	$C_7 \sim T_6/T_7$ 棘突、$C_4 \sim C_6$ 关节突	枕骨内侧上、下项线之间	单侧—后伸并向对侧外旋头 双侧—后伸头	脊神经后支
颈半棘肌	$T_1 \sim T_5/T_6$ 横突	$C_2 \sim C_5$ 棘突	单侧—后伸并向对侧外旋颈椎 双侧—后伸颈椎	
多裂肌	骶骨、髂骨、$T_1 \sim L_5$ 棘突和 $C_4 \sim C_7$ 关节突	$L_5 \sim C_2$ 棘突	后伸并向对侧旋转脊柱	

注：C—颈椎；L—腰椎；T—胸椎。

枕下区

解剖概述

枕下区位于颈后部的颅底，是背部的上方区域。此区称为枕下三角，包括 4 块小肌：头后大直肌、头后小直肌、头上斜肌和头下斜肌。这 4 块小肌由枕下神经（C_1）支配。

解剖顺序如下：复习枕下三角的骨骼；辨认围成枕下三角的肌；学习枕下区的内容（椎动脉和枕下神经）。

表面解剖

在骨架上辨认下列骨性特征。

枕下区

1. 参考图 1.1 和图 1.11。

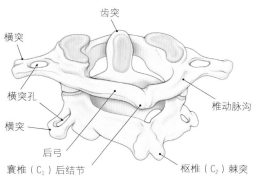

图 1.11　寰椎（C_1）和枢椎（C_2）（后面观）

2. 在颅骨后面辨认**枕外隆凸**和位于两侧的**上项线**和**下项线**。

3. 观察上、下项线之间肌附着区的关系，以及其与颅底和**枕骨大孔**之间的毗邻关系。

4. 观察**寰椎**（C_1）没有椎体，**枢椎**（C_2）有**齿突**，C_1 的椎体在发育过程中与 C_2 融合。

5. 在寰椎（C_1）上辨认**后弓**，以及大约位于后弓中点的**后结节**。与其他椎骨不同，寰椎没有棘突。

6. 在后弓上面辨认双侧的**椎动脉沟**，并观察其与位于**横突上**的**横突孔**之间的关系。

7. 在枢椎（C_2）上辨认末端分叉的**棘突**、**横突和横突孔**。

解剖指导

枕下肌

解剖说明：C_2 的棘突和枕外隆凸是解剖的重要标志，应作为枕下区的参考点。

1. 参见图 1.12。

2. 以颈半棘肌的上缘作为参考点辨认**枢椎**（C_2）**棘突**。

3. 以枢椎棘突为标志，辨认并修洁**头下斜肌**，这是枕下三角的下界。

4. 从浅面开始，钝性分离并追踪**头下斜肌**

下缘下方的枕大神经。*注意枕大神经在 C_1 和 C_2 椎骨之间发出。*

5. 以枢椎棘突为标志，辨认并修洁**头后大直肌**，这是枕下三角的内侧界。

6. 在头后大直肌的内侧，辨认并修洁**头后小直肌**。

7. 从枕骨开始，辨认并修洁**头上斜肌**，这是枕下三角的外侧界。

8. 复习枕下三角肌的附着点和作用（**表1.3**）。

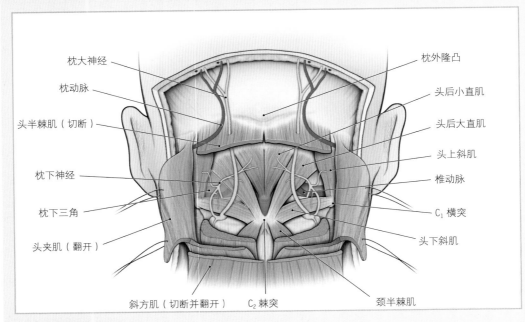

枕大神经
枕动脉
头半棘肌（切断）
枕下神经
枕下三角
头夹肌（翻开）

枕外隆凸
头后小直肌
头后大直肌
头上斜肌
椎动脉
C_1 横突
头下斜肌

斜方肌（切断并翻开）　　C_2 棘突　　颈半棘肌

图 1.12　枕下区（后面观）

枕下三角的内容物

1. 参见图 1.12。
2. 在一侧辨认并修洁**枕下三角的内容物：枕下神经和椎动脉**。去除枕下区的所有静脉。
3. 观察枕下神经（C_1 后支）从枕骨与寰椎（C_1 椎体）之间发出。*注意枕下神经是枕下区所有肌的运动支配神经，也是唯一不发出皮支的颈脊神经后支。*
4. 在枕下三角的深处，辨认并修洁 C_1 后弓上方的**椎动脉**水平部。在这个步骤中，不要向上或向下追踪椎动脉。使用插图来学习椎动脉从颈部入颅的路径。
5. 为看清椎动脉的路径，分别从下项线的附着点离断头上斜肌和头后大直肌并向外下方翻开。

解剖回顾

1. 复习**表 1.3** 中枕下肌的附着点和作用。
2. 复习椎动脉从胸部到大脑后方的路径及可能受压的部位。
3. 将翻开的枕下肌、颈肌和任何翻开的皮肤恢复到正确的解剖学位置。
4. 复习 C_1 和 C_2 的骨骼解剖。
5. 复习颅骨和 C_1（寰枕关节）及 C_1 和 C_2（寰枢关节）之间的运动。

椎管、脊髓和脊膜

解剖概述

椎管从颅底的枕骨大孔开始通过颈椎、胸椎和腰椎叠加的椎间孔并终止于骶管裂孔。椎管包围并保护脊髓及其被膜（脊膜）和血管。

脊髓在枕骨大孔水平连于颅内的脑干下端，在成人，末端位于第 1 腰椎和第 2 腰椎之间。脊髓发出的 31 对脊神经（8 对颈神经、12 对胸神经、5 对腰神经、5 对骶神经和 1 对尾神经）从邻近椎骨间的椎间孔穿出。脊髓有两个肉眼可见的膨大，它们与增加的大量神经阻滞有关：颈膨大对应 $C_4 \sim T_1$ 脊髓节段，主要支配上肢；腰膨大对应 $L_2 \sim S_3$ 脊髓节段，主要支配下肢，如图 1.13 所示。

解剖顺序如下：切除竖脊肌和横突棘肌显露椎板；从胸椎水平开始切开并去除椎板（椎板切除术）显露脊膜，然后向骶骨延伸；检查脊膜，然后打开脊膜显露脊髓。

表 1.3　枕下肌				
枕下肌群				
名称	内侧附着点	外侧附着点	作用	神经支配
头后大直肌	C_2（枢椎）棘突	颅骨的下项线外侧	后伸头并向同侧转头	枕下神经（C_1 后支）
头后小直肌	C_1（寰椎）后结节	颅骨的下项线内侧	后伸头	
头上斜肌	C_1（寰椎）横突（下附着点）	颅骨的上、下项线外侧之间（上附着点）	后伸头	
头下斜肌	C_2（枢椎）棘突	C_1（寰椎）横突	向同侧转头	

注：C—颈椎。

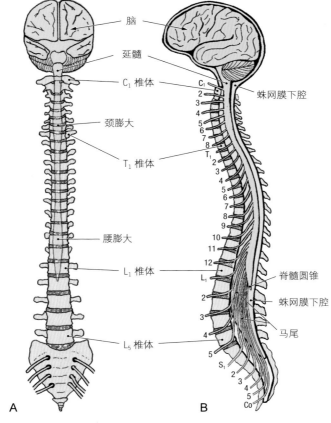

脑

延髓

C_1 椎体

蛛网膜下腔

颈膨大

T_1 椎体

腰膨大

L_1 椎体

脊髓圆锥

蛛网膜下腔

马尾

L_5 椎体

A   B

图 1.13   椎管内的脊髓。A. 前面观；B. 外侧面观

解剖指导

解剖说明： 按照下列指南进行双侧的解剖，在需要使用骨凿、骨锯和骨刀的所有步骤中要戴护目镜。

椎板切除术

1. 参见图 1.14。
2. 用手术刀在 $T_4 \sim S_3$ 水平切除两侧的竖脊肌和横突棘肌。为了方便切除，可在 T_4 水平用手术刀做一个水平切口。提起肌群的上缘将全部肌群翻向下方。在下翻的过程中从脊柱上离断肌并清晰地显露椎板。

3. 用骨凿刮干净椎板上残留的肌。
4. 从胸部开始行椎板切除术。在 $T_6 \sim T_{12}$ 的棘突两侧用骨凿或骨锯切开椎板。切口应开在椎板的外侧端，以更广泛地显露椎管。切骨器械应当与垂直面成 45°，以最大限度地暴露椎管。*注意不要切断横突而进入胸腔。*
5. 用手术刀切断 T_6 与 T_7 之间和 T_{12} 与 L_1 之间的**棘间韧带**。保留 T_7 和 T_{12} 节段之间的棘间韧带，一起切除这一整段椎板。
6. 用骨凿将棘突和椎板作为一整块撬开，

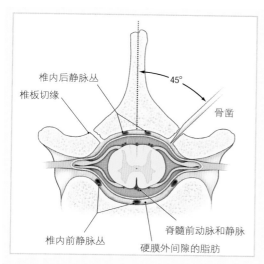

图 1.14　椎板切除术打开椎管（下面观）

注意不要损伤下面的结构。如果操作得当，硬脊膜和脊髓会留在椎管内且不会被损伤。

7. 在切除的棘突标本内面，辨认**黄韧带**。观察黄韧带和棘突间韧带连接邻近椎体的椎板和棘突，而**棘上韧带**连接自骶骨至 C₇ 水平的所有棘突。在 C₇ 棘上韧带扩展为项韧带并延伸至枕外隆凸。

8. 用骨凿扩大椎管，敲除初始切口上的锋利骨缘。

9. 继续向下对腰椎和 S₃ 水平的骶部进行椎板切除术。通过直接观察打开的椎管可以帮助你正确的切割。由于存在脊柱弯曲，下腰节段可以很深。由于椎管急剧向后（浅面）弯曲，下腰部和骶部的操作要特别小心。

10. 在骶骨后面做一个 "V" 形切口，V 字的下端止于 S₃ 水平。

11. 用骨凿将棘突和椎板作为一整块撬开，注意不要损伤下面的结构，将切除的棘突标本放入组织收集箱。

12. 完成椎板切除术后，你可以看到 T₆ ~ S₂ 节段的硬脊膜后面。

临床联系

腰椎穿刺和硬膜外麻醉

可以在成人的 L₁ ~ L₄ 或 L₄ ~ L₅ 间进行穿刺，并从蛛网膜下腔抽取脑脊液（CSF），这一过程被称为腰椎穿刺（图 1.15）。由于成人的脊髓以脊髓圆锥终止于 L₁/L₂ 椎间盘水平，在 L₂ 以下的马尾中，穿刺针几乎没有刺伤神经组织的危险，所以下腰椎水平的穿刺是相对安全的。在下腰部也可以安全地进行腰椎注射，即安全地将麻醉药注入硬膜外腔。硬膜外注射通过脊髓麻醉来阻滞分娩或外科手术所产生的疼痛。

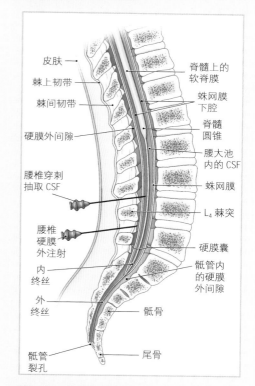

图 1.15　腰椎穿刺（正中矢状面观）

脊膜

1. 一旦椎板切除术完成后，**硬膜外间隙**就暴露出来。硬膜外间隙内有脂肪和静脉丛，由于标本的防腐处理可能很难对其进行辨认。使用钝性分离法去除硬膜外间隙的**硬膜外脂肪和椎内后静脉丛**。

2. 辨认最外层的**硬脊膜**。观察硬膜囊下端终止于 S_2 水平。

3. 在胸部，用镊子提起一层硬脊膜，用剪刀在后正中线剪开一个小口。用剪刀将切口向下扩展至 S_2 水平。在向下剪开的过程中要向外侧牵拉硬脊膜以避免损伤深面的蛛网膜。

4. 辨认中层的**蛛网膜**。蛛网膜与外层保护性的硬脊膜相比薄而脆弱。

5. 在后正中线切开蛛网膜并观察**蛛网膜下腔**。*注意在活体上蛛网膜下腔内有 CSF，但由于在防腐过程中 CSF 流失，因此在标本上没有 CSF。*

6. 参见图 1.16。

7. 翻开蛛网膜辨认脊髓，脊髓完全被内层的**软脊膜**包被。*注意软脊膜是最薄的脊膜，紧贴脊髓表面，不能解剖。*

8. 在下胸椎水平的脊髓上辨认**腰膨大**（$L_2 \sim S_3$ 节段的脊髓）发出支配下肢的神经。

9. 在 L_1 和 L_2 椎体之间的腰膨大下方辨认**脊髓圆锥**，脊髓圆锥是脊髓末端的标志。

10. 辨认脊髓圆锥周围的脊神经前后根在椎管下部聚集形成的**马尾**（硬膜囊内的神经组织聚集在一起像马的尾巴）。

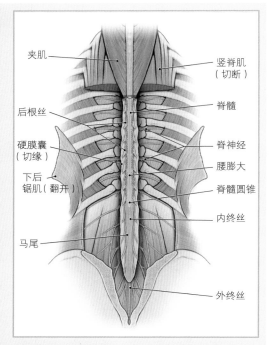

图 1.16 显露下椎管、脊髓和马尾（后面观）

夹肌 竖脊肌（切断） 后根丝 脊髓 硬膜囊（切缘） 脊神经 下后锯肌（翻开） 腰膨大 脊髓圆锥 内终丝 马尾 外终丝

11. 在马尾中央，辨认**内终丝**。它是软脊膜形成的一条纤弱细丝，起自脊髓圆锥末端，止于 S_2 骶骨水平。

12. 继续向下观察，内终丝被硬脊膜的下端包裹，并在 S_2 椎管水平延续为**外终丝**（**尾骨韧带**）。*注意外终丝穿过骶管裂孔后附着于尾骨。*

13. 参见图 1.17。

14. 软脊膜在脊髓两侧形成两条**齿状韧带**。*注意每侧的齿状韧带有 21 个齿，每个齿都附着于硬脊膜内面，从侧方固定脊髓。*

15. 用探针追踪脊神经的**前根**和**后根**穿过硬脊膜后进入**椎间孔**。观察后根位于齿状

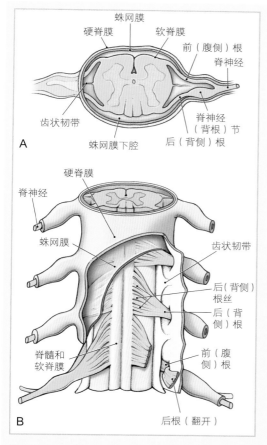

图 1.17　A. 脊髓横断面（下面观）；B. 脊膜与脊髓、脊神经、神经根和根丝的关系（后面观）

韧带后方，前根位于齿状韧带前方。

16. 向内侧追踪后根，观察后根是由后根丝融合而成。

17. 观察前根是由前根丝融合而成，在某种程度上脊髓的位置可能会限制观察。

18. 观察沿前后根走行的小血管。在不同的脊柱节段，小血管形成肋间后动脉、腰动脉或椎动脉的分支，经椎间孔进入椎管并营养脊髓。

19. 在胸段切除部分周围组织显露一条脊神经。在显露过程中为保护脊神经，可以在椎间孔内的神经组织后方放一个探针，然后取出所有探针上面的组织。

20. 抽出探针，用骨刀切除椎间孔的后壁并显露**脊神经（背根）节**。*注意脊神经节是脊神经感觉细胞体聚集的部位。*

21. 在脊神经节远端辨认脊神经，即后根与前根的融合部分。

22. 向脊神经远端追踪一小段距离，直至其**后支**和**前支**处。*注意后支支配背深肌及覆盖的皮肤，而前支支配躯干前外侧和四肢。*

解剖回顾

1. 复习脊神经的构成和分支。
2. 复习背深肌的神经支配模式并将其与背浅肌对比。
3. 复习脊髓的被膜和分段，在插图上学习脊髓的血供。
4. 查阅皮区图，并将皮神经支配模式与脊神经分段联系起来。

第 2 章

上肢

上肢从肩延伸到指尖，分为肩（肩带）、臂（上臂）、前臂（小臂）和手（前肢）4 个区域。上肢的结构是为活动而设计的。我们可以把手这个以抓握为基本功能的器官置于一个大空间的不同方向上。一些控制上肢的肌属于固有肌，起点和终点都位于上肢；还有一些是外源肌，起点位于胸部或背部，终止于上肢。

将人体标本置于俯卧位，从肩胛区开始解剖上肢。从肩胛区开始解剖可以减少身体翻转的次数，并能学习终止于上肢的背浅肌。

临床联系

在解剖过程中，你可能会见到遗体捐献者的解剖变异、临床疾病、病理过程或内植物。以下临床相关性问题会在本章中详细描述。

上肢

1. 肩袖撕裂参见**肩袖肌**。
2. 乳腺癌与乳腺象限参见**乳房**。
3. 神经损伤（胸长神经、胸背神经、腋神经的损伤）参见**臂丛**。
4. 肱动脉的变异和损伤参见**臂部的血管与神经**。
5. 神经损伤（桡神经、正中神经及尺神经的损伤）参见**前臂的血管和神经**。
6. 腕管综合征参见**腕管**。
7. 正中神经返支参见**鱼际肌**。
8. 肩关节损伤（脱位及分离）参见**肩关节**。

背部的皮肤和浅层肌

如果上肢是你的第 1 个解剖部位，则将人体标本置于俯卧位，按照第 1 章中的**背部皮肤**和浅筋膜及**背部浅层肌**的解剖进行操作。完成背部浅层肌的解剖后，将人体标本置于仰卧位，然后回到这一页。

肩部和臂后部

解剖概述

　　肩肌（肩胛肱骨部）有 6 块：三角肌、冈上肌、冈下肌、大圆肌、小圆肌和肩胛下肌，它们附着在肩胛骨和肱骨之间。肱三头肌位于臂后骨筋膜鞘内，穿过大、小圆肌的附着部位之间并形成间隙或孔，在这些间隙或孔内可以找到神经血管结构。肘肌是臂后骨筋膜鞘内的另一块肌。在解剖臂前骨筋膜鞘时会进一步检查臂部的筋膜、内容物和构成。

　　解剖顺序如下：学习肩胛骨和肱骨近端的骨骼解剖；对三角肌进行解剖，并在其近侧附着点部分离断，探查其神经和动脉的走行；解剖起于肩胛骨后面的 4 块肌（冈上肌、冈下肌、大圆肌、小圆肌），显露神经和血管；确认四边孔和三边孔的境界及结构；修洁并观察臂后骨筋膜鞘。

骨骼解剖

　　观察骨架或单块的肩胛骨和肱骨，辨认以下骨性结构。

肩胛骨后区

1. 参见图 2.1。
2. 在肩胛骨的后面找到**肩胛冈**，观察其分隔形成的**冈上窝**、**冈下窝**，以及其外侧末端的**肩峰**。
3. 沿着肩胛骨的上缘，在冈上窝的前面找到**肩胛上切迹**。
4. 在肩胛骨的外侧、肩峰下方找到由**关节盂**构成的盂肱关节的关节窝。
5. 在关节盂凹窝的上方和下方，分别找到**盂上结节和盂下结节**。*注意这些结节的粗糙区是上肢肌的附着部位。*

肱骨近端后面

1. 在肱骨内侧近端，辨认表面光滑的**肱骨头**，即球窝关节的"球"。

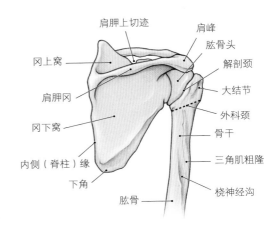

图 2.1　右肩关节（后面观）

2. 紧靠肱骨头下方，找到**解剖颈，解剖颈**斜行于肱骨较粗的骨骺部。
3. 在大结节和小结节下方，肱骨开始变细的部位辨认**肱骨外科颈**。
4. 辨认**肱骨干**及其外侧的**三角肌粗隆**。
5. 在肱骨干的后表面，找到斜行的**桡神经沟**。

表面解剖

　　可以在活体或人体标本上学习肩部的表面解剖。*注意防腐固定可使一些人体标本中的骨与固定充分的软组织难以区别。*

肩后部

1. 参见图 2.2。
2. 将人体标本置于俯卧位（脸朝下）。
3. 触及沿斜线走行的**肩胛冈**，观察其将肩胛区分为上（冈上窝）和下（冈下窝）两部分。
4. 沿肩胛冈向内侧探查**肩胛骨的内侧（脊柱）缘**。*注意肩胛冈内侧端大约位于 T_3 椎体水平。*
5. 沿肩胛骨的内侧缘向下至**肩胛骨下角**（T_7 椎体水平）。
6. 从下角向外沿背阔肌的走行方向，观察背

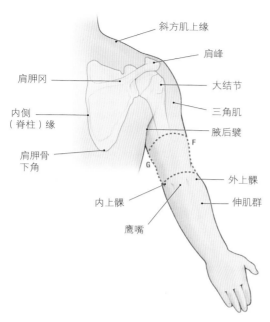

图 2.2　肩部的表面解剖（后面观）

斜方肌上缘

肩峰

肩胛冈

大结节

三角肌

内侧
（脊柱）缘

腋后襞

F

肩胛骨
下角

G

外上髁

内上髁

伸肌群

鹰嘴

阔肌形成**腋后襞**。*注意由于背阔肌、大圆肌和小圆肌均位于肩胛骨的外侧，因此肩胛骨的外侧（腋）缘不易被摸到。*

7. 回到肩胛冈，在外侧可触及肩胛骨的**肩峰**。观察肩峰是肩部一个可触及的骨性标志，它与**锁骨的外侧（肩峰）端**构成**肩锁关节**。

8. 在肩后区可触及**三角肌**的三角形轮廓，观察其在肩胛冈下方、肩峰和锁骨外侧端的附着点。

9. 辨认三角肌的下端并观察其附着于**肱骨的三角肌粗隆**。

10. 以三角肌为标志，触诊**臂前、后骨筋膜鞘的肌**。

解剖指导

臂后部皮肤切口

解剖说明： 在做皮肤切口之前，先决定采用全厚法还是半厚法，再翻开或剥离解剖区的皮肤。参见**概述**中**皮肤剥离**的描述。

1. 参见图 2.2。

2. 将人体标本置于俯卧位，上肢外展45°。如有空心砖，则将其置于胸部和肩部下，以便于解剖。

3. 用解剖刀沿着手臂内侧从手臂中点（G）到肱骨内上髁上方做皮肤切口。

4. 从内上髁附近垂直切口的末端开始，在肘关节后面向肢体外侧做一个浅切口，浅切口平行于手臂后面的切口（G至F）。

解剖说明： 如果是翻开皮肤，则跳过第5步。

5. 从手臂外侧中点（F）向肘后方的外上髁上方的水平切口做垂直切口。

6. 使用止血钳或扣眼技术，从内侧向外侧翻开后臂的皮肤。

7. 无论是用全厚法还是半厚法翻开皮肤和浅筋膜，都要显露臂后骨筋膜鞘内肌上覆盖的深筋膜。

8. 如果要翻开皮肤，可利用外侧未切断的皮肤作为"铰链"，使皮肤附着在臂外侧。

9. 如果要剥离皮肤，一旦到达外侧切口点，就要将离断的皮肤和皮下组织放入组织收集箱中。

肩后肌群

1. 参见图 2.3。

2. 向上翻开斜方肌，保留其在锁骨上的附着点，将该附着点作为在背部解剖过程

3. 修洁**三角肌**的表面和边缘。

4. 观察三角肌的附着点和作用（**表 2.1**）。

5. 用解剖刀沿肩胛冈下缘和肩峰将三角肌从近端附着点上离断，保留三角肌前方的锁骨附着点与外侧的肱骨三角肌粗隆附着点。

6. 向外翻开三角肌，不要撕断沿三角肌的深层走行的血管和神经分支。

7. 在三角肌深面靠近肱骨外科颈处找到**腋神经和旋肱后动、静脉**。*注意腋神经支配三角肌和小圆肌。*

8. 用钝性分离法修洁腋神经和旋肱后动、静脉，并在肱骨外科颈内侧后面追踪一段距离。

9. 追踪腋神经和旋肱后动、静脉至**四边孔**。

10. 观察**四边孔**上界为**小圆肌**，下界为**大圆肌**，内侧界为**肱三头肌长头**的外侧缘，外侧界为肱骨外科颈（此时看不到）。

11. 辨认并修洁**肱三头肌长头**的近端。观察肱三头肌长头经大圆肌后方、小圆肌前方附着于肩胛骨的盂下结节。

12. 修洁并确定**大圆肌**的边界。如果部分大圆肌被背阔肌覆盖，只需要松解背阔肌周围的结缔组织并轻轻向外侧拉开背阔肌。

13. 复习大圆肌的附着点和作用（**表 2.1**）。

肩袖肌

1. 参见图 2.3。

2. **肩袖肌有 4 块：冈上肌、冈下肌、小圆肌和肩胛下肌**。*注意肩胛下肌将在腋窝部分进行解剖。*

3. 沿肩胛骨的外侧缘找到并修洁**小圆肌**，尽量明确其上、下边界，而不是内、外侧边界。

4. 在冈下窝找到**冈下肌**，修洁其表面并确定其边缘。

5. 复习小圆肌和冈下肌的附着点和作用（**表 2.1**）。

6. 观察**三边孔**位于四边孔的内侧，上界为小圆肌的下缘，下界为大圆肌的上缘，外侧界为肱三头肌长头的内侧缘。

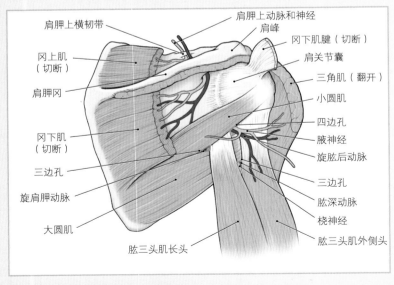

图 2.3 肩部的血管和神经（后面观）

肩胛上横韧带
肩胛上动脉和神经
肩峰
冈下肌腱（切断）
冈上肌（切断）
肩关节囊
肩胛冈
三角肌（翻开）
小圆肌
冈下肌（切断）
四边孔
腋神经
三边孔
旋肱后动脉
旋肩胛动脉
三边孔
大圆肌
肱深动脉
桡神经
肱三头肌长头
肱三头肌外侧头

7. 在三边孔内找到旋肩胛动、静脉，但在此时无须追踪。

8. 在冈上窝内找到并修洁**冈上肌**，确定其边缘。

9. 复习冈上肌的附着点和作用（**表 2.1**）。

肩袖撕裂

反复使用盂肱关节可引起反复发作的炎症，进而导致肩部疼痛，通常还会撕裂其中一块肩袖肌的肌腱附着点。最常见的撕裂是位于肩关节上方的冈上肌肌腱撕裂，不仅因为它可以协助臂外展这一常见的动作，还因为其肌腱位于关节的大块无血管区域。

10. 在肩胛骨上角外侧约 5 cm 处、肩胛上切迹内侧用解剖刀切断冈上肌。如果有单独的肩胛骨，可以把它放在人体标本的肩胛骨上来帮助你找到正确的切口位置。

11. 采用钝性分离法将冈上肌外侧部从冈上窝中游离并翻开。

肩胛上动脉和肩胛上神经

1. 参见图 2.3。

2. 在冈上窝内找到**肩胛上动脉**和**肩胛上神经**。

3. 沿动脉和神经向前追踪，观察它们与**肩胛上横韧带**的关系。观察肩胛上动脉跨过肩胛上横韧带上方，肩胛上神经从肩胛上横韧带下方穿过。这种关系可以用一种记忆法来记住：陆军（动脉）从桥上通过，海军（神经）从桥下通过，"桥"指肩胛上横韧带。

4. 在肩胛骨内侧缘外约 5 cm 处切断**冈下肌**。

5. 采用钝性分离法将冈下肌的外侧部分从冈下窝中游离并翻开。

6. 追踪**肩胛上动脉**和**肩胛上神经**，可见它

们沿肩胛冈与肩峰的深面进入冈下窝并支配冈下肌。

7. 观察肩胛上动脉向旋肩胛动脉发出分支，参与肩胛区域的侧支循环，成为肩胛动脉网的一部分。

臂后骨筋膜鞘

1. 参见图 2.4。

2. 将人体标本置于俯卧位并内旋其上肢，以便更好地显露臂后骨筋膜鞘。

3. 使用锐性分离法打开臂后骨筋膜鞘，从上方的小圆肌向下至尺骨鹰嘴纵向切开深（臂）筋膜。

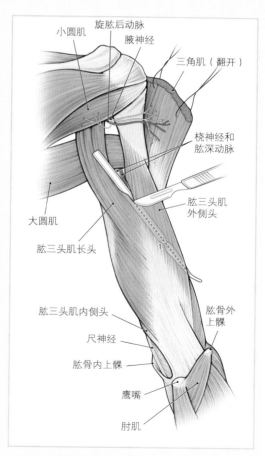

图 2.4　肩部及臂后骨筋膜鞘（后面观）

4. 沿臂筋膜切缘钝性分离并提起臂筋膜。

5. 在臂的侧缘，从内侧和外侧的肌间隔上离断臂筋膜，并将其放入组织收集箱中。

6. 找到**肱三头肌**并注意其 3 个头的排列。可见**肱三头肌长头的位置**比肱三头肌外**侧头和内侧头的位置**更表浅，内外侧头得名于与桡神经沟的位置关系。

7. 复习肱三头肌的附着点和作用（**表 2.1**）。

8. 在大圆肌穿过肱三头肌长头前面的下方将肱三头肌长头与外侧头钝性分离。

9. 观察位于四边孔下方的**三角间隙**，内侧为肱三头肌长头，外侧为肱三头肌外侧

头，上方为大圆肌下缘。

10. 扩大三角间隙，在间隙内找到**桡神经**和**肱深动脉**。

11. 在肱三头肌外侧头和肱骨之间沿桡神经的走行方向向远端插入一个探针。

12. 仅在一侧臂部用手术刀切开探针上方肱三头肌外侧头与肱三头肌长头的汇合处。

13. 将肱三头肌的两个头分开，钝性分离并修洁肱骨桡神经沟内的桡神经及肱深动脉。

解剖回顾

1. 复习**表 2.1** 中肩周肌的附着点和神经支配。

2. 列出每一块肩袖肌的单独作用及肩袖肌群的联合作用。

3. 复习颈横动脉、肩胛背动脉和肩胛上动脉的起源、行程与分布，以及它们在肩胛动脉吻合中的作用。

4. 复习肩胛上动脉和肩胛上神经与肩胛上横

韧带的关系。

5. 复习三边孔、四边孔和三角间隙的境界。

6. 将肩胛区和臂后部的肌恢复到正确的解剖学位置。

胸前区和上肢浅筋膜

解剖概述

胸前区覆盖了胸前壁和胸外侧壁的一部

表 2.1　肩部及臂后部肌

肩胛区

名称	内侧附着点	外侧附着点	作用	神经支配
三角肌	肩胛冈、肩峰及锁骨外 1/3 处	肱骨三角肌粗隆	内收、前屈、后伸肱骨	腋神经
冈上肌	肩胛骨的冈上窝	肱骨大结节的上部	内收肱骨	肩胛上神经
冈下肌	肩胛骨的冈下窝	肱骨大结节的中部	外旋肱骨	肩胛上神经
大圆肌	肩胛骨的下角	肱骨结节间沟的内侧骨面	内收和内旋肱骨	肩胛下神经
小圆肌	肩胛骨的外侧缘	肱骨大结节的下部	外旋肱骨	腋神经
肩胛下肌	肩胛下窝	肱骨小结节	内旋肱骨	肩胛下神经的上支、下支

臂后骨筋膜鞘

名称	内侧附着点	外侧附着点	作用	神经支配
肱三头肌	长头—肩胛骨的盂下结节 内侧头和外侧头—肱骨后面	尺骨鹰嘴	后伸前臂 长头—后伸和内收手臂	桡神经

分。乳房是胸前区的主要结构，乳房从胸骨外缘延伸至腋中线，从第 2 肋到第 6 肋。乳房位于胸肌筋膜（胸大肌深筋膜）前面，并借助乳房后间隙与下面的肌和筋膜分离。乳腺组织通过悬韧带附着于覆盖其表面的皮肤上，并穿过位于乳腺浅筋膜内的汗腺 – 乳腺小叶。

上肢的浅筋膜包含脂肪、淋巴管、浅静脉和皮神经。在活体上，可以在皮肤表面观察到浅静脉，其经常被用于静脉穿刺。在人体标本上浅静脉不明显。

解剖顺序如下：学习胸前区的骨骼解剖；从胸前区和上肢翻开或剥离皮肤；解剖女性人体标本的乳房；皮下组织要么切除，要么以全厚法或半厚法翻开；选择性地解剖浅静脉和皮神经。

骨骼解剖

在骨架或单块骨上辨认下列骨性特征。

肩胛骨和锁骨

1. 参见图 2.5。
2. 在锁骨上，辨认**内侧（胸骨）端**和**外侧（肩峰）端**。
3. 观察锁骨的外侧端与**肩胛骨的肩峰**相关节构成的外侧的**肩锁关节**。

4. 在肩胛骨的前面，辨认肩胛下窝的内侧界和外侧界分别为肩胛骨的**内侧（脊柱）缘**和**外侧（腋）缘**。
5. 辨认**喙突**。**喙突**是在**肩胛上切迹**外侧、关节盂内侧向前突出的"鸟嘴状"突起。

肱骨近端前面

1. 辨认肱骨近端内侧面的**肱骨头**，观察它与肩胛骨的关节盂相关节构成的肩关节。
2. 辨认肱骨近端外侧面上大的骨性突起——**大结节**。
3. 辨认前方的**小结节**，注意小结节与大结节之间有**结节间沟（二头肌沟）**。
4. 辨认肱骨干中部外侧的三角肌粗隆。

表面解剖

上肢和胸前区的表面解剖可以在活体或人体标本上学习。*注意防腐固定可使一些人体标本中的骨与固定充分的软组织难以区分。*

胸前区

1. 参见图 2.6。
2. 将人体标本置于仰卧位。
3. 从颈中线开始，触诊两侧**锁骨**胸骨端之间的**颈静脉切迹**。
4. 在胸壁前，辨认并触诊在**第 2 肋软骨**水平的**胸骨角**。
5. 沿胸骨向下在第 6 肋软骨水平触诊**剑胸结合**。
6. 向腋中线方向触诊双侧**肋缘**。
7. 辨认**乳头**，观察其被深色**乳晕**包围。乳头位于第 4 肋间隙的浅面。
8. 在女性标本上，在中线附近辨认位于左、右**乳房**之间的胸骨体前面的**乳沟**。
9. 从双侧乳头向腋窝触诊，尝试辨认**腋突（乳房尾叶）**的位置。需要注意的是，在高龄死者的人体标本上，由于乳房组织萎缩，很难辨认出乳房尾叶。

上肢

1. 参见图 2.6。
2. 沿着锁骨向外侧可以触诊到**肩峰**，并确认

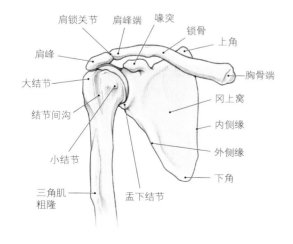

图 2.5　右肩关节（前面观）

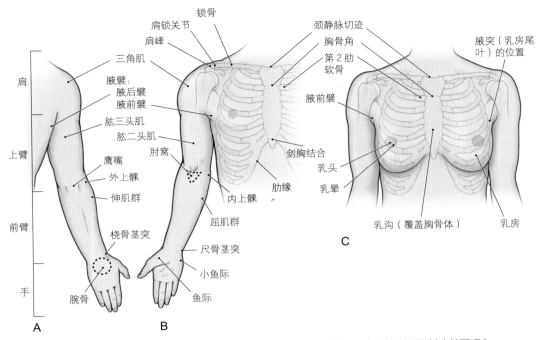

肩

上臂

前臂

手

锁骨
肩锁关节
肩峰
三角肌
腋襞：
　腋后襞
　腋前襞
肱三头肌
肱二头肌
肘窝
鹰嘴
外上髁
伸肌群
桡骨茎突
腕骨
A

内上髁
屈肌群
尺骨茎突
小鱼际
鱼际
B

颈静脉切迹
胸骨角
第 2 肋
软骨
腋前襞
剑胸结合
乳头
乳晕
肋缘

腋突（乳房尾
叶）的位置

乳沟（覆盖胸骨体）　　　　乳房
C

图 2.6　A.上肢的表面解剖（后面观）；B.上肢的表面解剖（前面观）；C.胸部的表面解剖（前面观）

肩锁关节的位置。

3. 沿着肩外侧触诊大块隆起的**三角肌**，并观察其附着于锁骨外侧 1/3 处和肩峰的下方。

4. 在腋窝，触诊**腋前襞**和**腋后襞**的游离缘。

5. 在上臂前部，触诊**肱二头肌**并沿着它向下触诊肘前方的**肘窝**。

6. 在肘窝内侧，触诊**内上髁**及相关的前臂前面的**屈肌群**。

7. 在肘窝外侧，触诊**外上髁**和前臂后面的**伸肌群**。

8. 在腕部，触诊外侧的**桡骨茎突**和后内侧靠近腕骨的**尺骨茎突**。

9. 在手掌，触诊拇指根部的**鱼际**和手内侧的**小鱼际**。

解剖指导

解剖说明：在切开皮肤之前，先决定采用全厚法或半厚法，再翻开或剥离解剖区的皮肤。

按如下顺序解剖男性双侧和女性单侧的胸前区，女性两侧乳房的解剖方法不同。

胸前区的皮肤切口

1. 参见图 2.7。

2. 从颈静脉切迹（A）到剑胸结合（C）做正中皮肤切口。

3. 提起一小部分皮肤，由于胸前区的皮肤比背部的皮肤薄，因此必须小心以避免损伤该区域的浅层结构。

4. 从颈静脉切迹（A）沿锁骨外侧到肩峰（B）做一皮肤切口。

5. 从剑胸结合（C）沿肋下缘（V）至腋中线做一皮肤切口。

6. 从胸骨柄的中间到腋中线做一横向皮肤

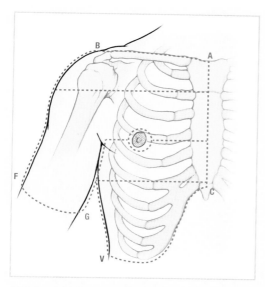

图 2.7　胸部皮肤切口（前面观）

切口（请绕过乳头）。因乳头是第 4 肋间隙的良好体表标志，故乳头应保持完整并与浅筋膜相连。

7. 从剑胸结合（C）至腋中线做一横向皮肤切口。

8. 在沿锁骨的切口和环绕乳头的切口之间做一个横向皮肤切口。

9. 从上臂内侧中点（G）开始向上至腋窝做一皮肤切口。

10. 从上臂内侧中点（G）绕上臂前面至上臂外侧中点（F）做一皮肤切口。

　　解剖说明： 如需要翻开皮肤，则跳过第 11 步和第 12 步。

11. 从肩峰（B）向下将切口延至上臂外侧中点（F）。*注意如果已经完成背部解剖，则已经做过这个切口。*

12. 从肋下缘（V）沿腋中线至腋窝做垂直切口。*注意如果已经完成背部解剖，则已经做过这个切口。*

13. 从胸部中间开始，用止血钳或扣眼技术从内侧向外侧翻开皮肤。为了便于剥离，在任何时候都可以将皮肤切成更小

的部分。*注意，即使要使用全厚法翻开皮肤，从半厚法开始也是有益的，可以看到覆盖该区肌的深筋膜后再确定翻开的深度。*

14. 如果是剥离皮肤，则沿腋中线及上臂外侧切除皮肤，将皮肤置于组织收集箱内。

15. 如果是翻开皮肤，就要努力将人体标本下面的背部皮肤复位，为从胸部和臂部翻开的部分皮肤提供稳定性。以皮肤的未切开部分作为"铰链"，使皮肤附着于背部的外侧。

乳房

　　解剖说明： 在高龄死者的人体标本上，很难解剖和鉴别所列出的结构。随着年龄的增长，腺叶会被脂肪所取代。剥离皮肤后，对侧乳房按如下顺序进行解剖。

1. 参见图 2.8。

2. 辨认**乳头**和**乳晕**。

3. 经乳头做旁矢状切口（从上向下），将乳房分成内、外两部分，切除内侧

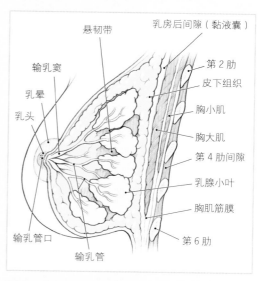

图 2.8　右侧乳房的矢状面（内侧面观）

部分。

4. 在乳房的切缘上用探针在乳头深面 3 cm 内解剖脂肪。找到并修洁乳头上 15～20 条**输乳管**中的 1 条。确认**输乳窦**，它是输乳管膨大的部分。

5. 追踪一条输乳管至乳头，试着找到它的开口。

6. 使用镊子柄或钝性器械轻轻地从悬韧带之间的几个腔室中取出脂肪，这些区域曾经被功能性腺叶组织占据。

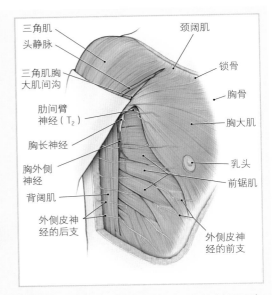

图 2.9　躯干和胸前区外侧皮神经的分布（前面观）

临床联系

乳腺癌与乳房象限

为了便于描述，临床医生将乳房以乳头为中心分为 4 个象限。外上象限含有大量的腺体组织，是乳腺癌发生的常见部位。乳腺组织的"腋尾"常从外上象限延伸到腋窝。

乳腺癌晚期，肿瘤可能侵袭胸大肌及其筋膜并与胸壁融合。在体检中，这种融合可以通过触诊发现。随着乳腺肿瘤的增大，它会牵拉悬韧带，导致覆盖在肿瘤上的皮肤出现凹陷，呈"橘皮样"。

7. 将手指插入乳房深面，在深筋膜浅面打开**乳房后间隙**。*注意正常的乳房可以很容易地与深面的胸肌筋膜分开。*

8. 用手术刀小心地从胸大肌的前表面摘除乳房。

胸前区浅筋膜

解剖说明：男性和女性人体标本都必须进行胸前区浅筋膜的解剖。

1. 参见图 2.9。

2. 辨认**颈阔肌**，这是一块薄而宽的表情肌，它从颈部向下延伸至上胸部的浅筋膜。

3. 将颈阔肌与浅筋膜分离，并将其从锁骨上方的解剖区向上翻起。

4. 辨认胸骨缘外侧肋间隙穿出的**前皮支**。

5. 如果采用半厚法剥离皮肤，则从内侧向外侧去除胸前区剩余的浅筋膜。

6. 触诊肋间隙，在腋中线附近辨认离开肋间隙进入浅筋膜的肋间神经**外侧皮支**。在切除浅筋膜时，从第 4、5 或 6 肋间隙找到一条外侧皮支。如果可能，可以短距离追踪**前支和后支**的路径。

7. 辨认从第 2 肋间隙发出的**肋间臂神经**，这是支配腋窝皮肤的较大的外侧皮神经。

8. 在三角肌内侧，辨认并修洁走行于三角肌和胸大肌之间的**三角肌胸大肌间沟**中的一小部分**头静脉**。

9. 在锁骨附近，观察头静脉潜入**三角肌胸大肌三角**内侧的**胸锁筋膜**深面，并与腋静脉汇合。此时不要向深处追踪解剖静脉。

10. 沿腋中线离断浅筋膜并将其置于组织收集箱中，保留所有已辨认的皮神经。

上臂和前臂的皮肤切口

解剖说明：在做皮肤切口之前，请注意，如果皮肤切口太深，上肢的浅静脉和皮神经很容易受损。因此，建议在肢体的外周和前表面采用半厚法进行皮肤剥离。

1. 参见图 2.10。
2. 环绕手腕做一个切口（E）。*注意手腕周围的皮肤很薄（2 mm）——不要切得太深。*
3. 在上肢前面，从上臂中点（G）到腕部（E）做一个纵向浅切口，注意肘窝的皮肤非常薄。
4. 在肘部远端环绕上肢做一个环形切口。
5. 从中线切口开始，用止血钳或扣眼技术翻开上肢皮肤。为了便于切除皮肤，在任何时候都可以将皮肤切成更小的部分。
6. 将从上臂和前臂剥离的皮肤放入组织收集箱中。
7. 由于翻开皮肤仍然附着的部分会阻碍对下面解剖结构的观察，所以建议将剥离的皮肤大块地保留下来，可以在解剖后用剥离的皮肤包裹肢体以防止人体标本干燥。

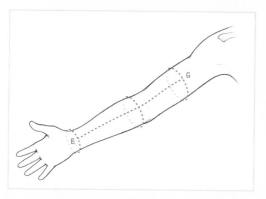

图 2.10　上肢皮肤切口（前面观）

上肢的浅静脉

1. 参见图 2.11。
2. 当人体标本处于仰卧位时，可旋转上肢或屈肘来增加上肢结构的可见性，可用

探针、镊子或解剖剪行钝性解剖来显示上臂和前臂的浅静脉。

3. 从前臂后面的腕部开始，显露**贵要静脉和头静脉**，但不必向远端追踪，因为手背的浅静脉可在解剖手时学习。
4. 用钝性解剖法向近端追踪头静脉和贵要静脉，将它们与周围的脂肪和结缔组织分离。*注意如果可能的话，将上肢外展45°，并让你的解剖同伴维持标本上肢外展的姿势。*
5. 显露的头静脉和贵要静脉在肘窝借**肘正**

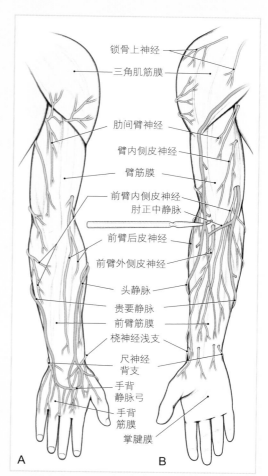

图 2.11　上肢的浅静脉和皮神经。A. 后面观；B. 前面观

中静脉交通。*注意这一区域的静脉形态变化很大，在观察不同的人体标本时，可以将其作为解剖变异的一个例子。*

6. 向近端追踪头静脉进入胸前区，走行于**三角肌胸大肌间沟**中。

7. 向近端追踪贵要静脉。在内上髁上方几厘米处，贵要静脉穿过深筋膜并与深静脉汇合。此时不要追踪它进入腋窝。

8. 用探针抬高浅静脉，注意有几条**穿静脉**穿过深筋膜，连接上肢的浅静脉和深静脉。

上肢的筋膜和皮神经

1. 参见图 2.11。

2. 熟悉**上臂和前臂皮神经**的走行和分布。

3. 在肱二头肌远端肌腱外侧的肱骨外上髁前方的浅筋膜内找到**前臂外侧皮神经**。

4. 修洁前臂外侧皮神经，观察其与肘窝附近浅筋膜内的头静脉、正中静脉的密切关系。

5. 在肱二头肌肌腱内侧，找到**前臂内侧皮神经**，注意它与贵要静脉的密切关系。

6. 在腕部附近，找到并修洁桡骨茎突附近 2~3 cm 处浅筋膜内的**桡神经浅支**。尽量不要破坏解剖学鼻烟窝内的邻近结构。

7. 在手腕的内侧，在尺骨茎突附近 2~3 cm 处的浅筋膜内找到并修洁**尺神经背支**。

8. 去除上臂和前臂剩余的浅筋膜，保留已解剖出来的浅静脉和神经。不要破坏覆盖在肌表面的深筋膜。将浅筋膜放入组织收集箱中。

9. 检查可见的上肢**深（封套）筋膜**，观察它从肩部延伸到腕部。*注意深筋膜从手一直延伸到指尖。*掌腱膜位于手的前（腹侧）面，手背筋膜位于手的后（背侧）面。

10. 辨认臂部的**臂筋膜**，观察它是如何分开并与内、外侧肌间隔相连，将臂部再划分为前部和后部的骨筋膜鞘。内、外侧肌间隔向深面附着于肱骨上。

11. 辨认位于前臂的**前臂筋膜**。前臂筋膜较臂筋膜更厚、更结实。

解剖回顾

1. 复习乳房的位置和分区。

2. 熟悉乳房的血供和淋巴引流。

3. 从远端到近端追踪上肢浅静脉的路径，注意静脉穿刺的重要位置。

4. 复习上肢皮神经的走行。

5. 复习并熟记各部分上肢深筋膜的名称。

6. 熟悉如何将翻开的皮肤恢复到解剖学位置。

胸前区的肌

解剖概述

在胸前区有 4 块肌：胸大肌、胸小肌、锁骨下肌和前锯肌。胸前区的肌属于上肢带肌，它们附着于躯干骨和附肢骨之间，参与上肢运动并提供稳定性。在翻开胸大肌后可以看到前锯肌。

解剖顺序如下：学习并翻开胸大肌；学习胸小肌和锁胸筋膜；找到锁骨下肌；翻开胸小肌；解剖胸肩峰动脉的分支。

解剖指导

胸大肌

1. 参见图 2.12。
2. 修洁**胸大肌**表面并清楚地确定其境界。胸大肌浅面和深面的深筋膜称为胸肌筋膜，它与腋筋膜相连形成腋窝的底部。
3. 辨认**胸大肌的锁骨头**沿锁骨附着，**胸大肌的胸肋头**沿胸骨体和肋软骨附着。观察这两个头的接合点位于胸锁关节处。
4. 复习胸大肌的附着点和作用（**表 2.2**）。
5. 辨认位于胸大肌锁骨头上缘和锁骨附近三角肌前缘之间的**三角肌胸大肌三角**。三角肌胸大肌三角的顶部缩窄形成**三角肌胸大肌间沟**，即胸大肌和三角肌之间的凹陷。
6. 用钝性解剖法从手臂到三角肌胸大肌三角追踪**头静脉**，头静脉在此处穿过深筋膜进入腋窝。
7. 修洁三角肌的前面，但在后续的解剖步骤中尽量保留头静脉。
8. 为翻开胸大肌，可以屈曲、内收上臂或在同侧肩下放置一块解剖垫，以放松胸大肌的胸骨头。
9. 从胸大肌下缘的深面钝性分离，在胸大肌及其周围的胸肌筋膜与下面的胸小肌及其周围的锁胸筋膜之间形成一个间隙。
10. 从肌下缘开始，将胸大肌的胸肋头从肋软骨和胸骨的附着处离断（**切口 1**）。
11. 从下往上操作，将手指插入锁骨头深面以触及潜入胸大肌深面的**胸内、外侧神经和血管**。*请注意，胸内侧神经和胸外侧神经是根据臂丛神经的来源而不是它们之间的相对解剖学位置来命名的。*
12. 尽可能靠近锁骨处离断胸大肌锁骨头（**切口 2**）。**胸外侧神经和胸肩峰动脉的胸肌支**从胸大肌锁骨头的深面进入胸大肌，如果不小心，很容易在切断胸大肌锁骨头时损伤胸肌支。
13. 轻柔地向外侧翻开胸大肌，让它附着在肱骨上，同时保留进入其深面的神经和血管。请勿完全翻开肌，否则会撕裂血管和神经。
14. 辨认紧贴胸大肌深面的**锁胸筋膜**。锁胸筋膜向上附着于锁骨，位于锁骨下肌和胸小肌的浅面和深面。锁胸筋膜向下与腋筋膜相延续。

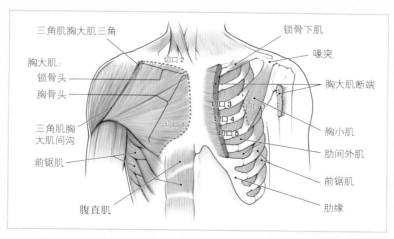

图 2.12　胸前区浅层（右）和深层（左）的解剖（前面观）

胸小肌和胸肩峰动脉

1. 参见图 2.12。

2. 辨认**胸小肌**。

3. 观察头静脉在胸小肌内侧由浅至深穿过肋喙膜（锁胸筋膜的一部分）。

4. 在**胸内侧神经**穿过胸小肌处找到它，并追踪至其穿入胸大肌深面。

5. 清洁胸小肌表面并确定其边缘，保留胸内侧神经。

6. 从锁骨上刮除剩下的胸大肌。

7. 在锁骨深面，辨认并修洁**锁骨下肌**的可见部分。

8. 复习胸小肌和锁骨下肌的附着点和作用（**表 2.2**）。

9. 用剪刀将胸小肌从第 3～5 肋的下部附着处离断（**切口 3**）。

10. 向上翻开胸小肌，保留胸小肌在肩胛骨喙突上的附着点。

11. 参见图 2.13。

12. 在翻开的胸小肌内侧，辨认**胸肩峰动脉**和**胸外侧神经**的分支。*注意这些神经血管结构也穿过肋喙膜*。

13. 找到并修洁胸肩峰动脉的**胸肌支**。胸肌支通常是胸肩峰动脉的最大分支，在胸大肌和胸小肌之间下行。

14. **三角肌支**在三角肌和胸大肌之间的三角肌胸大肌间沟内向外侧走行，并与头静脉伴行。

15. **肩峰支**在喙突上方向肩峰走行。

16. **锁骨支**向内侧走行，支配锁骨下肌和胸锁关节。

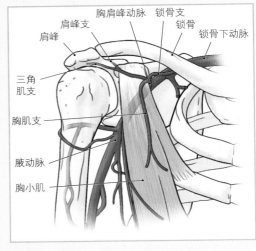

图 2.13 胸前区动脉的血供（前面观）

解剖回顾

1. 复习**表 2.2** 中胸大肌、胸小肌与锁骨下肌的附着点、作用和神经支配。

2. 复习锁胸筋膜和胸肌筋膜的层次与该区肌、血管和神经的关系，以及它们对腋窝底部的支撑作用。

3. 辨认胸肩峰动脉的分支及每条分支供应的结构。

4. 熟悉如何将胸肌恢复到正常的解剖学位置。

表 2.2 胸前区的肌				
名称	内侧附着点	外侧附着点	作用	神经支配
胸大肌	锁骨内侧、胸骨、第 1～7 肋软骨	结节间沟的外侧唇	内旋、屈曲、内收肱骨	胸内、外侧神经
胸小肌	第 3～5 肋	肩胛骨喙突	使肩胛骨向前倾斜和下压	胸内侧神经
锁骨下肌	第 1 肋	锁骨	降低锁骨和稳定胸锁关节	锁骨下神经

腋区

解剖概述

腋窝是胸肌、肩胛骨、上臂和胸壁之间的区域。由于腋窝的中心位置，腋窝是颈根、胸和上肢之间的血管和神经的重要通道。腋窝的内容物为腋鞘、臂丛、腋动静脉及其分支、淋巴结和淋巴管、部分肌以及大量脂肪和结缔组织（图 2.14）。

臂丛是支配上肢的神经网络，起源于脊髓 $C_5 \sim T_1$ 节段，最开始位于锁骨上，经过腋窝尖，然后向下外侧的腋窝底部走行，并在此发出终支。

此时只解剖臂丛的锁骨下部（束和支）。锁骨上部的解剖（根、干和股）将在颈部解剖时进行。

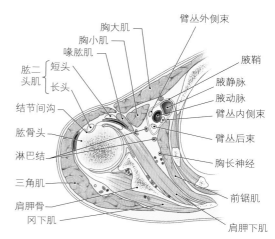

图 2.14　右肩和腋窝的横断面（下面观）

解剖顺序如下：切除腋静脉及其属支；解剖腋动脉的分支；解剖臂丛。

解剖指导

腋窝

1. 参见图 2.15。
2. 从**腋窝尖**上方开始，在标本上复习**腋窝的壁和境界**。
3. 腋窝尖的前面是锁骨，后面是肩胛骨上缘，内侧是第 1 肋。
4. **腋窝底**是皮肤和腋筋膜。
5. **腋窝前壁**是由腋前襞构成，包括胸大肌、部分胸小肌和锁胸筋膜。
6. **腋窝后壁**是由腋后襞构成，包括大圆肌、下方的背阔肌和肩胛骨前面的肩胛下肌。
7. **腋窝内侧壁**是由胸壁上部和前锯肌构成。
8. **腋窝外侧壁**是由肱骨的结节间沟构成。
9. 向外侧翻起胸大肌，向上方翻起胸小肌。
10. 外展上肢约 45°。

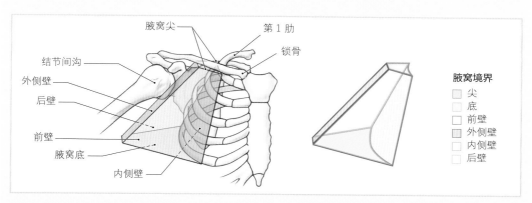

图 2.15　腋窝的壁及境界（前面观）

11. 腋窝内含有大量脂肪组织，它能保护此区域的内容物，同时允许上肢活动。

12. 在腋窝脂肪中辨认**腋鞘**，它是一薄层结缔组织，包绕着腋动静脉和构成臂丛的神经。腋鞘从第 1 肋外侧延伸到大圆肌的下缘。

13. 用剪刀或钝性解剖法打开腋鞘前面。

14. 找到**腋静脉**，它在大圆肌外侧附近由肱静脉和贵要静脉汇合形成。

15. 沿腋静脉向内侧追踪，直到第 1 肋外侧缘附近的头静脉汇入处。*注意在头静脉的汇入处内侧，腋静脉延续为锁骨下静脉。*

16. 为了清晰地显露腋窝内的动脉和神经，必须切除腋静脉。

17. 在头静脉汇入处外侧的第 1 肋外侧缘附近切断腋静脉，并将腋静脉向外侧翻开。

18. 向外侧翻开腋静脉时，用钝性解剖法将其与后方的结构（腋动脉和臂丛）分离，切断汇入腋静脉的小静脉属支。

19. 在大圆肌下缘附近切断腋静脉，将其从解剖区取出。

20. 在解剖过程中，继续切除腋窝内的静脉，同时保留伴随的动脉。

21. 切除区域内与静脉周围的所有淋巴结。

腋动脉

解剖说明： 腋动脉被臂丛包围，在解剖腋动脉及其分支的过程中需要牵拉并保留臂丛。

1. 参见图 2.16。

2. 在腋窝内找到**腋动脉**。腋动脉作为**锁骨下动脉**的延续，起始于第 1 肋的外侧缘，终止于大圆肌的下缘，并延续为**肱动脉**。

3. 以胸小肌为标志，辨认**腋动脉的 3 段**。

4. **腋动脉第 1 段**在第 1 肋外侧缘和胸小肌内侧缘之间。

5. **腋动脉第 2 段**位于胸小肌后面，**第 3 段**位于胸小肌外侧缘和大圆肌下缘之间。*注意腋动脉的分支类型可能与插图所示的有差异。如果你的标本上的腋动脉分支类型与插图所示的不同，要明白腋动脉的分支是根据它们的分布区域而不是它们的起点来命名的。*

6. 腋动脉第 1 段有 1 个分支：胸上动脉。辨认并修洁**胸上动脉**，它在腋窝尖附近发出，营养第 1~2 肋间隙。

7. 腋动脉第 2 段有 2 个分支：**胸肩峰动脉**和**胸外侧动脉**。辨认胸小肌内侧缘附近的胸肩峰动脉，并复习之前解剖的分支：胸肌支、肩峰支、三角肌支和锁骨支。

8. 辨认并修洁**胸外侧动脉**，它通常起于胸小肌外侧缘附近的腋动脉，也可能发自肩胛下动脉或胸肩峰动脉。胸外侧动脉营养胸肌、前锯肌、腋窝淋巴结和外侧胸壁。*注意女性的胸外侧动脉也营养乳房的外侧部分，又被称为乳腺外侧动脉。*

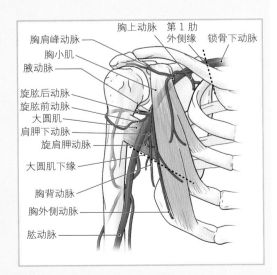

图 2.16　单独的腋动脉分支（前面观）

9. 腋动脉第 3 段有 3 个分支：**肩胛下动脉、旋肱后动脉和旋肱前动脉**。

10. 辨认并修洁腋动脉的最大分支**肩胛下动脉**。

11. 辨认肩胛下动脉的终支**旋肩胛动脉**（营养肩胛骨背面的肌）和**胸背动脉**（营养背阔肌）。*注意肩胛下动脉还发出几个未命名的肌支，这些肌支也可能起于胸外侧动脉。*

12. 辨认并修洁**旋肱前动脉**和**旋肱后动脉**，它们起自肩胛下动脉起点远端的腋动脉外侧面。旋肱动脉营养三角肌，并在肱骨外科颈周围吻合，这两条动脉也可起于短的总干。

13. **旋肱后动脉**是两条旋肱动脉中较粗大的一条。

14. 追踪旋肱后动脉至肱骨外科颈，观察其与腋神经伴行一起穿过四边孔。

15. 追踪一小段**旋肱前动脉**，观察这条血管在肱骨外科颈的浅面、肱二头肌长头的深面走行。

臂丛

解剖说明： 臂丛的分支类型因人而异，可利用神经的周围关系（它们的分布区域或离开腋窝的位置）进行辨认。无须大力分离臂丛的束和终末支，钝性分离可以完成大部分的操作。

1. 参见图 2.17。

2. 沿着胸小肌深入腋窝，确认喙突的位置。

3. 观察喙突是 3 块肌的附着点：**胸小肌、喙肱肌和肱二头肌短头**。

4. 以胸小肌为标志，确认腋动脉第 2 段并根据其与腋动脉的关系而命名的**臂丛的 3 个束**（外侧束、内侧束和后束）。

5. 辨认穿过喙肱肌的**肌皮神经**。*注意肌皮神经是臂丛最外侧的终支。*

6. 沿着肌皮神经向近侧钝性分离至**臂丛外**

侧束。

7. 观察臂丛外侧束发出的另一个大的分支**正中神经的外侧根**。沿着正中神经的外侧根向远端追踪，找到**正中神经**。

8. 沿正中神经的**内侧根**向近端追踪至位于腋动脉内侧的**内侧束**。

9. 辨认**尺神经**，另一条发自内侧束的终支。

10. 在人体标本或图谱上观察刚刚辨认的三条**终支**（肌皮神经、正中神经和尺神经）在腋动脉第 3 段前形成 "M"。

11. 在翻开的胸肌上分别追踪**胸内侧神经和胸外侧神经**至其发出的内侧束和外侧束。*注意胸神经的命名是根据其起源于内、外侧束，而不是依据它们在正中平面上的相互关系。*

12. 辨认**臂内侧皮神经和前臂内侧皮神经**，在内侧束发出尺神经前起自内侧束。在臂部钝性分离并追踪一小段这些神经。

13. 参见图 2.18。

14. 轻轻地将腋动脉、外侧束和内侧束向上提起，显露臂丛的**后束**。

15. 观察后束发出**肩胛上、下神经和胸背神经**，最后形成腋神经和桡神经。

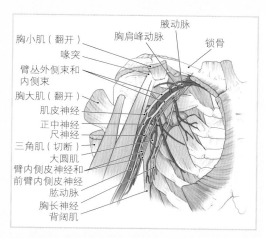

图 2.17　臂丛的锁骨下（腋窝）部（前面观）

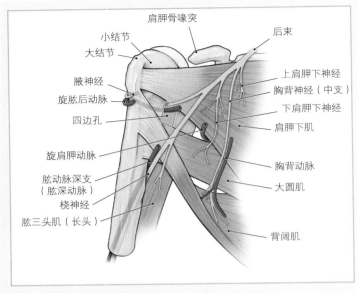

图 2.18   臂丛后束及腋窝后壁（前面观）

Labels in figure:
肩胛骨喙突
小结节
大结节
腋神经
旋肱后动脉
四边孔
旋肩胛动脉
肱动脉深支（肱深动脉）
桡神经
肱三头肌（长头）
后束
上肩胛下神经
胸背神经（中支）
下肩胛下神经
肩胛下肌
胸背动脉
大圆肌
背阔肌

16. 钝性解剖并修洁**腋神经**。腋神经与旋肱后动脉一起穿过四边孔到达三角肌和小圆肌。

17. 钝性解剖并修洁**桡神经**。确定桡神经离开腋窝后，经背阔肌和大圆肌的前面走向位于臂后骨筋膜鞘内的肱三头肌。

18. 观察桡神经比腋神经粗大，回想一下它在肱骨干中段附近的桡神经沟内走行。*注意桡神经是臂后骨筋膜鞘内唯一的运动和感觉神经。*

19. 在腋窝中心区域找到并分离出后束发出的**胸背神经**，然后向下追踪到背阔肌。

20. 在胸背神经分支点的远端，找到并分离**下肩胛下神经**，并向肩胛下肌和大圆肌方向追踪一小段距离。

21. 在胸背神经的近端，找到**上肩胛下神经**，它是后束 3 个分支中的第 1 个，也是最难找到的。沿着上肩胛下神经向远端追踪到肩胛下肌。*注意后束的 3 个分支都在肩胛下肌前表面的疏松结缔组织中。*

22. 辨认构成腋窝后壁的 3 块肌：**背阔肌、大圆肌和肩胛下肌**。

23. 观察肩胛下肌覆盖于肩胛骨的前面，回想一下它是**肩袖肌群**的一部分。

24. 复习肩胛下肌的附着点和作用（**表 2.3**）。

25. 辨认**前锯肌**，回想一下它构成了腋窝的内侧壁。

26. 将手伸入腋窝，确认前锯肌附着于肩胛骨的内侧缘。将手掌对着肩胛下肌，手背则对着前锯肌。

27. 在前锯肌的浅面，找到并修洁垂直走行的**胸长神经**，观察它向前锯肌发出多条分支。

28. 尽可能向上追踪胸长神经到腋窝尖，确认胸长神经并没有像其他神经那样起自臂丛的 3 个束，而是发自臂丛的 $C_5 \sim C_7$ 神经根。

29. 修洁前锯肌表面，注意不要破坏胸长神经。

30. 复习前锯肌的作用和神经支配（**表 2.3**）。

神经损伤（胸长神经、胸背神经、腋神经的损伤）

胸长神经易受到刺伤和乳房切除术中的手术损伤。胸长神经的损伤会影响前锯肌。当前锯肌瘫痪的患者用双手推墙时，患侧肩胛骨的内侧缘会凸起，这种情况称为"翼状肩胛"。

胸背神经在乳房切除术和（或）腋窝淋巴结清扫术中容易受到挤压和创伤。胸背神经的损伤会影响背阔肌，导致上臂伸展、内收和内旋功能减弱。

腋神经在肱骨外科颈周围走行，肱骨骨折或肩关节下脱位时其可能被损伤。腋神经的损伤会影响三角肌和小圆肌，导致上臂外展和外旋功能减弱。

解剖回顾

1. 复习腋窝的境界和构成。
2. 复习 3 段腋动脉与胸小肌的关系，并说出每一段的动脉分支。
3. 复习腋窝内锁骨下部的臂丛分支情况。
4. 复习臂丛各终支支配的结构。
5. 复习 **表 2.3** 中作用于肩胛骨的肌群的运动。
6. 熟悉如何将胸大肌和胸小肌恢复到解剖学位置。
7. 检查其他人体标本，学习和了解动脉和神经分支的变异。
8. 熟悉腋窝的淋巴引流。

臂与肘窝

解剖概述

臂筋膜（臂部的深筋膜）是围绕臂部的一层坚韧的结缔组织。臂筋膜近端与胸筋膜、腋筋膜，以及覆盖在三角肌和背阔肌的深筋膜相延续；臂筋膜远端与前臂筋膜（前臂深筋膜）相延续。臂筋膜通过肌间隔与肱骨的内、外侧相连，形成臂部的前（屈肌）骨筋膜鞘和后（伸肌）骨筋膜鞘（图 2.19）。

前骨筋膜鞘内有 3 块肌肉（肱二头肌、肱肌和喙肱肌），而后骨筋膜鞘主要包含肱三头肌和远端的小块肘肌。

表 2.3 腋窝的肌

内侧壁

名称	内侧附着点	外侧附着点	作用	神经支配
前锯肌	肩胛骨前面和内侧缘	第 1～9 肋的外侧部	向上旋转关节盂，拉紧肩胛骨	胸长神经

后壁

名称	内侧附着点	外侧附着点	作用	神经支配
肩胛下肌	肩胛下窝	肱骨小结节	内旋肱骨	上肩胛下神经和下肩胛下神经
背阔肌	胸腰筋膜、髂嵴	结节间沟底部	后伸、内收、内旋肱骨	胸背神经
大圆肌	肩胛骨下角	结节间沟的内侧唇	内收、内旋肱骨	下肩胛下神经

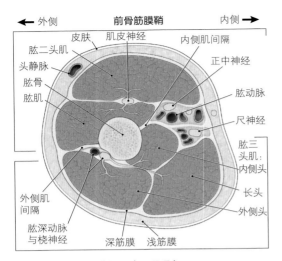

图 2.19　右臂的横断面（下面观）

肘窝位于肘关节前面的凹陷处。肘窝是一个重要的临床区域，因为它包含肱动脉及其伴行静脉、正中神经，以及经常用于静脉穿刺的浅静脉。

解剖顺序如下：学习肘部的解剖；打开臂部的前骨筋膜鞘并解剖其内容物；从腋窝开始沿臂部向肘窝追踪神经和血管。

骨骼解剖

观察骨架或单块的肱骨、桡骨和尺骨，并辨认以下骨性结构。

肱骨远端前面

1. 参见图 2.20。
2. 在肱骨的远端，辨认内侧的**内上髁**和外侧的**外上髁**。
3. 在内上髁与外上髁之间，辨认后面的**鹰嘴窝**和前面的**冠突窝**。
4. 在内上髁与外上髁的下方，辨认内侧的**肱骨滑车**和外侧的**肱骨小头**。

尺骨和桡骨近端

1. 参见图 2.20。
2. 在桡骨近端辨认**桡骨头**。桡骨头的凹陷与肱骨小头相关节，允许肘关节的屈曲和伸展以及前臂的旋转运动。
3. 在桡骨头下方辨认缩窄的**桡骨颈**。
4. 在桡骨颈远端辨认**桡骨粗隆**，桡骨粗隆是肱二头肌的附着点。
5. 将桡骨头置于尺骨的**桡切迹**处，观察**桡尺近侧关节**可进行的前臂旋前和旋后运动。
6. 在尺骨近端，辨认位于**鹰嘴**和**冠突**之间的**滑车切迹**。
7. 将尺骨与肱骨相关节，观察屈肘时冠突在冠突窝内受到了限制，伸肘时鹰嘴在鹰嘴窝内受到了限制。
8. 在骨骼上检查**肘关节**。肘关节是尺骨滑车切迹和肱骨滑车以及桡骨头和肱骨小头之间的关节。

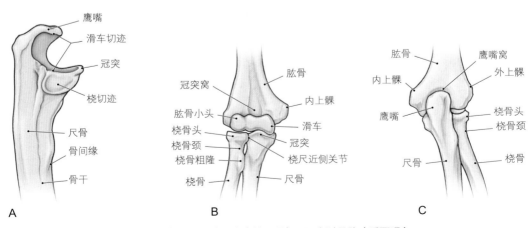

图 2.20　A. 尺骨近端（外侧面观）；B. 右肘骨骼（前面观）；C. 右肘骨骼（后面观）

解剖指导

臂部前骨筋膜鞘

1. 参见图 2.21。
2. 将人体标本置于仰卧位，用剪刀在臂筋膜前表面从胸大肌腱水平至肘部做一个纵向切口。
3. 钝性分离臂筋膜与下面的肌。从切口开始分别向外侧和内侧操作，注意观察**外侧肌间隔**和**内侧肌间隔**。将臂筋膜从肌间隔上离断，放入组织收集箱中。
4. 钝性分离臂部前骨筋膜鞘内的 3 块肌：**喙肱肌**、**肱肌**和**肱二头肌**。
5. 钝性分离**肱二头肌**的两个肌腹。
6. 辨认位于内侧的**肱二头肌短头**并修洁其上方附着于肩胛骨喙突的肌腱表面。
7. 辨认位于外侧的**肱二头肌长头**。肱二头肌长头肌腱向上经肱骨的结节间沟走行于**肱横韧带**深面，并穿过盂肱关节附着于盂上结节。不必追踪长头肌腱到肩胛骨上的附着点或肱横韧带深面。
8. 向下修洁肱二头肌的表面并辨认进入肘窝的**肱二头肌腱**。
9. 复习肱二头肌的起止点和作用（**表 2.4**）。
10. 辨认**肱二头肌腱膜**，它从肱二头肌腱上向内侧扩展并附着于前臂筋膜。*注意肱二头肌腱膜分隔了浅面的肘正中静脉与深面的肱动脉和正中神经，使此处成为静脉穿刺的安全部位*。
11. 修洁喙肱肌表面，注意不要破坏肌皮神经的走行。确认喙肱肌的近端附着点是肩胛骨喙突，远端附着点位于肱骨干内侧。
12. 复习喙肱肌的附着点和作用（**表 2.4**）。
13. 将肘关节屈曲 45° 左右，向内侧或外侧轻轻拉开肱二头肌，观察位置较深的**肱肌**。
14. 用解剖刀在肘部近侧 5 cm 处横向切断

肱二头肌（选择性切口），注意不要切断肌皮神经。
15. 分别向上和向下翻开肱二头肌的两个部分，以增加肌皮神经和肱肌的可见范围。
16. 向远端追踪肱肌至肘窝，并确认它附着于尺骨。
17. 复习肱肌的附着点和作用（**表 2.4**）。

臂部的血管与神经

1. 参见图 2.21。
2. 辨认穿过**喙肱肌**的肌皮神经，回想一下肌皮神经支配臂部前骨筋膜鞘的 3 块肌。
3. 在**肌皮神经**穿出喙肱肌处找到肌皮神

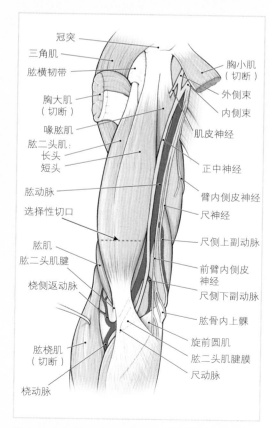

冠突
三角肌
肱横韧带
胸大肌（切断）
喙肱肌
肱二头肌：长头 短头
肱动脉
选择性切口
肱肌
肱二头肌腱
桡侧返动脉
肱桡肌（切断）
桡动脉

胸小肌（切断）
外侧束
内侧束
肌皮神经
正中神经
臂内侧皮神经
尺神经
尺侧上副动脉
前臂内侧皮神经
尺侧下副动脉
肱骨内上髁
旋前圆肌
肱二头肌腱膜
尺动脉

图 2.21　右臂的前骨筋膜鞘（前面观）

经，并沿肱二头肌和肱肌之间的疏松结缔组织平面追踪其走行。观察肌皮神经发出肌支后，向远端延续为**前臂外侧皮神经**。

4. 追踪前臂外侧皮神经至肘窝，可见该神经走行于肱二头肌腱外侧。

5. 复习前臂外侧皮神经与头静脉的关系。

6. 在前臂内侧辨认**前臂内侧皮神经**，并从臂丛的内侧束的起点追踪至肘窝水平。

7. 从正中神经在腋窝的臂丛起点钝性分离并追踪正中神经，至其在肱二头肌腱内侧进入肘窝。*注意正中神经走行于肱二头肌内侧的**内侧肌间隔内**。*

8. 从臂丛内侧束钝性分离并追踪**尺神经**至肱骨内上髁后方。*注意尺神经先在上臂近端走行于内侧肌间隔内，然后在上臂远端 1/3 处走行于内侧肌间隔后面。*

9. 在肘部向后方追踪尺神经，观察其紧贴肱骨内上髁的后面。在这个位置，神经通常被称为"麻骨"，在肘部受到撞击时通常会诱发刺痛感。

10. 参见图 2.22。

11. 辨认由腋动脉延续而来的**肱动脉**。肱动脉起于大圆肌内侧缘，止于肘部水平，**分为尺动脉和桡动脉**。

12. 切除覆盖在肱动脉周围的臂筋膜，确认肱动脉与正中神经走行于内侧肌间隔内。观察正中神经是唯一走行于肱动脉前表面的大结构。

13. 辨认**肱静脉**，即与臂部深动脉伴行的成对静脉。在四肢中，2 条深静脉与 1 条深动脉伴行，这也是鉴别四肢血管和神经的一种方法。

14. 观察上肢深静脉进入腋窝附近的贵要静脉。*注意贵要静脉在上肢深静脉汇入后延续为腋静脉。*

15. 上肢深静脉是根据它们所伴行的对应动脉命名的。在保留肱动脉分支的同时，

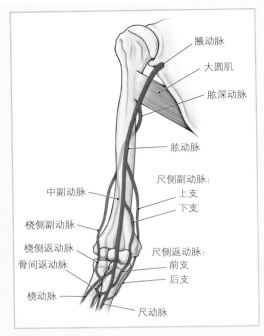

图 2.22 肱动脉和肘关节的侧支循环（前面观）

腋动脉
大圆肌
肱深动脉
肱动脉
尺侧副动脉：
上支
下支
中副动脉
桡侧副动脉
桡侧返动脉
骨间返动脉
桡动脉
尺动脉
尺侧返动脉：
前支
后支

去除肱静脉及其属支，以保证解剖区域整洁。

16. 肱动脉在上臂内侧发出 3 条分支：**肱深动脉**、**尺侧上副动脉**和**尺侧下副动脉**。还有一些未命名的肌支也在肱动脉的走行中向外侧发出。

临床联系

肱动脉的变异和损伤

测量血压时，肱动脉在肱二头肌内侧靠近肱骨干处受到压迫。肱骨干中段骨折可能切断环绕在肱骨干周围的肱深动脉。由于肱动脉向前走行，因此更远端的骨折可能损伤肱动脉本身。肱深动脉可以为臂部提供一些侧支循环，特别是当主要动脉的血流逐渐减少时。

有时，由于肱动脉在臂部（而不是在肘窝分叉处）形成"高分叉"，因此尺动脉可能走行于屈肌浅层，而被误认为是静脉。如果被误认为是静脉，向动脉注射药物时，可能会造成灾难性的后果。

17. 在臂部近端，找到发自肱动脉的**肱深动脉**。回想一下肱深动脉走行于肱骨后面，在肱三头肌内侧头和外侧头的上方附着点之间，与桡神经伴行于桡神经沟内。

18. 辨认并修洁在臂部中段发自肱动脉的**尺侧上副动脉**。尺侧上副动脉与尺神经伴行走向远端，并行经肱骨内上髁后方。*注意尺侧上副动脉也可能起于肱深动脉*。

19. 辨认并修洁在肱骨内上髁上方约 3 cm 处发自肱动脉的**尺侧下副动脉**。观察尺侧下副动脉在**肱肌**深面走行于内上髁前方。

肘窝

1. 参见图 2.23。

2. 观察**肘窝**的外侧界为**肱桡肌**，内侧界为**旋前圆肌**。

3. 确定**肘窝的上界**，即肱骨内、外上髁的假想线。

4. **观察肘窝表面的边界（肘窝顶）**是由肱二头肌腱膜加强的前臂筋膜，**深面的边界（肘窝底）**是肱肌和旋后肌。

5. 复习头静脉、贵要静脉和肘窝前肘正中静脉的位置。为了显露深层结构，可能需要切断连接深静脉和浅静脉的穿静脉，并将血管作为一组结构向内侧或外侧牵拉。

6. 辨认并修洁肘窝内的**肱二头肌腱**。

7. 将探针插入肱二头肌腱旁的**肱二头肌腱膜**深面，并轻轻地向远端滑动。使用剪刀尽可能地在远端切断肱二头肌腱膜，这样，仍然附着在肱二头肌腱上的腱膜可以向外侧翻开。不要切断肱二头肌腱膜深面的肱动脉。

8. 从臂部追踪**正中神经**和**肱动脉**进入肘窝，清除所有可能阻挡你看到这些结构的脂肪、静脉或淋巴管。

9. 在前臂外侧，辨认并修洁**肱桡肌**近端。

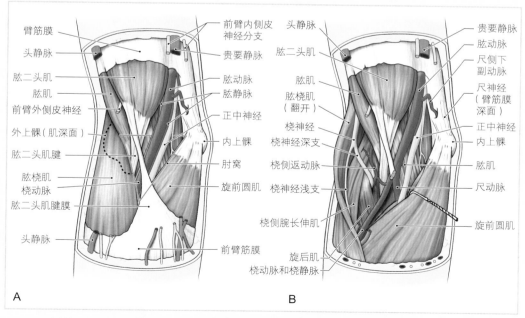

图 2.23　A. 肘窝的浅层解剖；B. 肘窝的深层解剖（前面观）

10. 用钝性分离法打开肱桡肌和肱肌之间的结缔组织平面，了解肱桡肌起于臂部后骨筋膜鞘。

11. 在肱桡肌的深面辨认桡神经，桡神经走行于前面确认的臂部后骨筋膜鞘内。

12. 观察桡神经走行于外上髁附近的肘关节前方，并在此处与**桡侧返动脉**伴行。

13. 观察肘窝里由外向内排列的 3 个重要结构：肱二头肌腱、肱动脉和正中神经。这些结构的顺序可以用 TAN（肌腱—tendon、动脉—artery、神经—nerve）来记忆。

14. 在肘窝内容物的深面，辨认并修洁由**肱肌**和**旋后肌**形成的肘窝底。

解剖回顾

1. 在**表 2.4** 中复习臂部前、后骨筋膜鞘内的肌附着点、神经支配和作用。

2. 在解剖的标本上复习肱动脉的起源、走行、终点和分支。

3. 从臂丛到肘部追踪肌皮神经、正中神经、尺神经和桡神经的路径，复习神经之间的重要关系。

4. 复习臂部骨筋膜鞘的神经支配模式和臂部的神经支配皮区。

5. 将前臂前骨筋膜鞘内的肌还原到解剖学位置。

6. 回顾图 2.4（手臂的横切面），注意筋膜和肌间隔内神经血管结构的位置。

前臂屈肌

解剖概述

前臂筋膜（前臂深筋膜）是一层包裹前臂的坚韧结缔组织。前臂筋膜近端与上臂筋膜相延续，远端与掌筋膜和手背筋膜相延续。内、外侧肌间隔从前臂筋膜深面发出，止于尺骨和桡骨。肌间隔、骨间膜、桡骨和尺骨一起将前臂分为前（屈肌）骨筋膜鞘和后（伸肌）骨筋膜鞘（图 2.24）。

解剖顺序如下：复习前臂的骨骼，解剖前臂浅筋膜内的结构，然后去除浅筋膜和前臂筋膜；在手腕水平，学习肌腱、血管和神经的相对位置；解剖浅层和中层屈肌后将其拉向一

表 2.4 臂肌

臂部前骨筋膜鞘				
名称	近侧附着点	远侧附着点	作用	神经支配
喙肱肌	肩胛骨喙突	肱骨干内侧	内收和屈曲肱骨	肌皮神经
肱二头肌	长头—肩胛骨盂上结节 短头—肩胛骨喙突	桡骨粗隆和前臂筋膜	旋后和屈曲前臂	
肱肌	肱骨前面	尺骨粗隆	屈曲前臂	
臂部后骨筋膜鞘				
名称	近侧附着点	远侧附着点	作用	神经支配
肱三头肌	长头—肩胛骨盂下结节 内侧头和外侧头—肱骨后面	尺骨鹰嘴	伸展前臂	桡神经

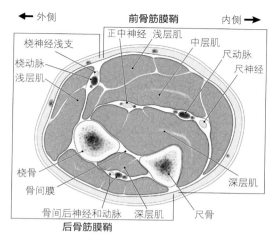

图 2.24　右前臂的横断面（下面观）

外侧　前骨筋膜鞘　内侧

桡神经浅支　正中神经　浅层肌　中层肌
桡动脉　　　　　　　　　　尺动脉
浅层肌　　　　　　　　　　尺神经

桡骨
骨间膜
骨间后神经和动脉　深层肌　尺骨
后骨筋膜鞘

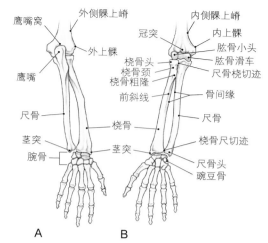

图 2.25　右手骨骼解剖。A. 后面观；B. 前面观

鹰嘴窝　外侧髁上嵴　　内侧髁上嵴
　　　　　冠突　　　　内上髁
外上髁　　　　　　　　肱骨小头
鹰嘴　　桡骨头　　　　肱骨滑车
　　　　桡骨颈　　　　尺骨桡切迹
　　　　桡骨粗隆　　　骨间缘
　　　　前斜线
尺骨　　　　　　　　　尺骨
　　　　桡骨
茎突　　　　　　茎突　桡骨尺切迹
腕骨　　　　　　　　　尺骨头
　　　　　　　　　　　豌豆骨
A　　　　B

侧，再解剖中层和深层屈肌之间的血管和神经；最后解剖深层屈肌。

骨骼解剖

在骨架或单块的肱骨、桡骨和尺骨上辨认下列骨性标志。

肱骨远端
1. 参见图 2.25。
2. 在肱骨远端辨认内上髁上方的**内侧髁上嵴**和外上髁上方的**外侧髁上嵴**。
3. 复习肱骨小头、肱骨滑车、冠状窝和鹰嘴窝的位置。

尺骨和桡骨
1. 参见图 2.25。
2. 复习**桡骨头**、**桡骨颈**和**桡骨粗隆**的位置。

解剖指导

浅层屈肌

1. 参见图 2.26。
2. 将人体标本置于仰卧位，将其上肢外展并尽可能地将前臂旋后，用绳子将上肢固定于这个位置，或者让你的解剖

3. 复习**尺骨的鹰嘴**、**滑车切迹**和**冠突**的位置。
4. 在桡骨前面辨认**前斜线**。
5. 沿着桡骨的内侧缘，辨认**骨间缘**，这是骨间膜附着的区域。
6. 在桡骨远端辨认**尺切迹**和朝向下方的**茎突**。
7. 将桡骨和尺骨连接，观察**尺骨头**与桡骨尺切迹的凹陷吻合，形成**桡尺远侧关节**。
8. 观察一块骨的骨间缘与另一块骨的骨间缘相对。
9. 将前臂骨旋前和旋后，注意桡尺近侧关节和桡尺远侧关节的旋转运动。在旋后位（解剖学位置）时，桡骨和尺骨是平行的；而在旋前位时，桡骨交叉到尺骨前面。
10. 在手骨架的掌面，辨认**豌豆骨**。

同伴在整个解剖过程中帮助维持上肢的位置。
3. 清除前臂剩余的浅筋膜，注意保留头静脉和贵要静脉。可清除该区域的其他小静脉，以保持解剖区域的整洁。
4. 用剪刀从肘窝至手腕剪开前臂筋膜前部。

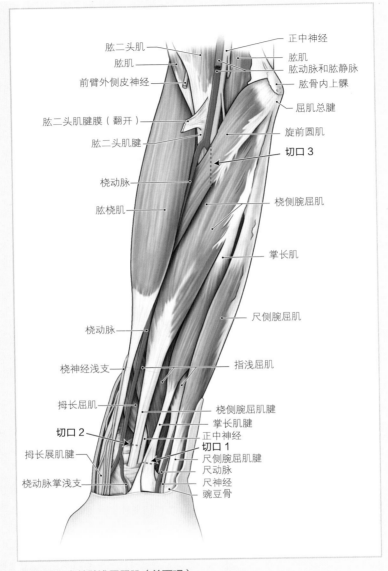

图 2.26　右前臂浅层屈肌（前面观）

图中标注：

肱二头肌
肱肌
前臂外侧皮神经
肱二头肌腱膜（翻开）
肱二头肌腱
桡动脉
肱桡肌
桡动脉
桡神经浅支
拇长屈肌
切口 2
拇长展肌腱
桡动脉掌浅支

正中神经
肱肌
肱动脉和肱静脉
肱骨内上髁
屈肌总腱
旋前圆肌
切口 3
桡侧腕屈肌
掌长肌
尺侧腕屈肌
指浅屈肌
桡侧腕屈肌腱
掌长肌腱
正中神经
切口 1
尺侧腕屈肌腱
尺动脉
尺神经
豌豆骨

5. 钝性分离前臂筋膜与其深面的肌。
6. 沿肌间隔将前臂筋膜从桡骨和尺骨的附着处离断并放入组织收集箱中。
7. 从肘内侧开始，辨认前臂的**浅层屈肌：旋前圆肌、桡侧腕屈肌、掌长肌和尺侧腕屈肌**。
8. 钝性分离**浅层屈肌**的肌腱。观察浅层肌的肌腹在近端不易分离，因为它们共同起于屈肌总腱。
9. 辨认附着于肱骨内上髁的**屈肌总腱**，注意它是浅层肌近端的部分附着点。
10. 钝性分离旋前圆肌肌腹并向桡骨外侧面中点追踪，修洁其近端表面。
11. 修洁**桡侧腕屈肌**表面并沿其肌腱追踪至

12. 在前臂的中段辨认纤细的**掌长肌腱**。向远侧追踪并修洁掌长肌至其附着于手的掌腱膜。*注意掌长肌及其肌腱在一些个体中缺如。*

13. 在前臂的内侧，辨认并修洁**尺侧腕屈肌**，追踪其肌腱至远端附着点。

14. 复习**前臂浅层屈肌**的附着点和作用（**表2.5**）。

15. 在腕的前面，**桡侧腕屈肌腱**的外侧深面，辨认并修洁**桡动脉**。*注意在桡骨远端前面，可以扪及活体的桡动脉搏动。*

16. 在**掌长肌腱**的外侧深面辨认正中神经。*注意正中神经在腕部位置表浅，易受损伤。*

17. 在**尺侧腕屈肌腱**外侧深面，辨认并修洁**尺动脉和尺神经**。

18. 在你自己的或解剖同伴的腕部，触诊桡侧腕屈肌和尺侧腕屈肌腱，以及可能存在的掌长肌腱。

19. 感受以下 2 条动脉的搏动：拇长展肌和桡侧腕屈肌腱之间的桡动脉，尺侧腕屈肌和豌豆骨外侧的尺动脉。

中层屈肌

解剖说明：只在人体标本的一侧进行下列解剖操作，保持对侧浅层结构间的关系。在没有进行深层解剖的一侧，简单地使用钝性分离法牵开肌和肌腱以显露深面的结构。

1. 参见图 2.26。

2. 在前臂前骨筋膜鞘浅层屈肌的深面，辨认**指浅屈肌**的远端部分，这是前臂中层屈肌的唯一一块肌。*注意若要看到全部中层肌，必须在一侧前臂上横断并翻开浅层肌。*

3. 在靠近手腕处用剪刀剪断掌长肌腱（**切口 1**），并向上翻起肌腱和肌腹。

4. 靠近腕部切断桡侧腕屈肌腱（**切口 2**），向上翻起肌腱和肌腹。

5. 辨认旋前圆肌的两个头：**浅（肱骨）头和深（尺骨）头**。观察正中神经在旋前圆肌的两个头之间穿过。

6. 沿着正中神经的前面将探针插入旋前圆肌的两个头之间。

7. 在探针前面横断旋前圆肌的肱骨头（**切口 3**）并将其向内侧翻开。

8. 参见图 2.27。

9. 辨认指浅屈肌近端，指浅屈肌近端的 3 个附着点形成了跨过尺动脉和正中神经的腱弓。

10. 观察指浅屈肌远端发出 4 条独立的肌腱，这 4 条肌腱附着于第 2～5 指的中节指骨。

11. 在腕的近侧，指浅屈肌的 4 条肌腱位于正中神经与尺动脉和尺神经之间。

12. 复习**指浅屈肌**的附着点和作用（**表 2.5**）。

前臂的血管和神经

1. 参见图 2.27。

2. 在前臂近端外侧，辨认肱桡肌。

3. 在旋前圆肌进入肱桡肌深面处，钝性分离肱桡肌深层的结缔组织平面并辨认**桡神经浅支**。

4. 追踪桡神经浅支至前臂远端 1/3 处，确认它出现于肱桡肌腱后方并分布到手背。

5. 在肘窝，向远端钝性解剖并追踪**肱动脉**，直到其分支为**桡动脉和尺动脉**。

6. 向远端修洁桡动脉至手腕。切除桡静脉及其属支以保证解剖区整洁。*注意桡动脉在前臂发出几条未命名的肌支。*

7. 在靠近肱动脉的起点附近找到桡动脉发出的**桡侧返动脉**。

8. 观察桡侧返动脉在肱桡肌和肱肌之间的结缔组织平面内与肱深动脉的桡侧副动

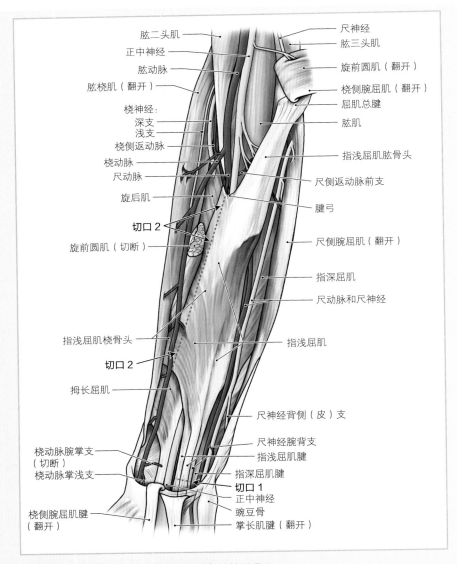

图 2.27　右前臂中层屈肌（前骨筋膜鞘）的前面观

脉吻合。桡侧返动脉是肘关节周围动脉网的一部分。

9. 辨认肘窝内的**正中神经**，它位于肱动脉内侧并进入指浅屈肌深面。正中神经支配前臂前骨筋膜鞘内除一块半肌外的所有肌。

10. 为了显露正中神经的远端，必须切断并翻开指浅屈肌。在一侧上肢腕部近端，用剪刀剪断指浅屈肌的 4 条肌腱（**切口 1**）。在对侧肢体上，钝性分离肌与肌腱。

11. 将指浅屈肌从其附着的桡骨前斜线上离断（**切口 2**），注意不要切断桡动脉。

12. 将指浅屈肌向内侧翻起，保留其在尺骨和肱骨内上髁的附着点。

13. 参见图 2.28。

14. 用探针将正中神经从前臂中层屈肌和深层屈肌之间的疏松结缔组织中分离出来。

15. 观察**正中神经**发出支配掌长肌、桡侧腕屈肌、指浅屈肌和旋前圆肌的小肌支。

16. 辨认**骨间前神经**，它发自正中神经并支配前臂深层屈肌。

17. 在肘窝找到**尺动脉**，观察它走行于旋前圆肌深头后方。

18. 在旋前圆肌深头后方沿尺动脉前面插入探针。

19. 以插入的探针为引导，切断旋前圆肌深头，并翻起完全离断的肌以扩大解剖区。

20. 从肘窝到腕部修洁尺动脉，切除尺静脉及其属支。

21. 观察尺动脉在肘窝内走行于指浅屈肌和指深屈肌之间的正中神经后方，并在前臂下行 1/3 处与**尺神经**相遇。

22. 观察尺动脉和尺神经位于前臂远端尺侧腕屈肌深面，并从豌豆骨的外侧进入手部。

临床联系

神经损伤（桡神经、正中神经及尺神经的损伤）

桡神经在肘关节外侧的桡神经沟内很容易受伤，在这里它向前跨过外上髁或者穿过旋后肌。桡神经远端的损伤或前臂后骨筋膜鞘内的压迫会导致伸肌或伸指力量下降（腕下垂），而近端的损伤也会影响肱三头肌，导致伸肘力量减弱和解剖学鼻烟窝区域的感觉缺失。

正中神经在肘窝穿过旋前圆肌两个头之间及经过腕管或手掌外侧处容易受损。根据受伤部位的不同，患者可能出现屈腕能力减弱或不能屈腕、第 1、2 指屈曲功能减弱、鱼际肌对掌无力（鱼际萎缩）、手掌和外侧 3 个半指感觉缺失。

尺神经在内上髁后方、肘窝、腕尺管（Guyon管）或手部易受损伤。根据损伤部位的不同，患者可能表现为手腕内收功能减弱或无法内收、手指内收和外展功能受损（爪形手）、第 4 和第 5 指屈曲无力、手掌内侧和内侧一个半指感觉缺失。

23. 辨认并修洁**骨间总动脉**，这是尺动脉的一条分支，在尺动脉起点远端 3 cm 处发出。

24. 观察骨间总动脉向后外侧的骨间膜走行，然后分支为**骨间前动脉和骨间后动脉**。*注意骨间总动脉通常很短，也可能缺失，而骨间前动脉和骨间后动脉直接发自尺动脉。*

25. 辨认**骨间前动脉**，在前臂骨间膜前面与深层屈肌之间向远端追踪其走行。

26. 在骨间膜近端辨认**骨间后动脉**，观察它向后进入前臂后骨筋膜鞘，并营养前臂伸肌群。此时不必试图追踪它进入后骨筋膜鞘。

27. 在前臂近端尺动脉发出 2 条分支：**尺侧返动脉前支和尺侧返动脉后支**。尺侧返动脉前后支分别与尺侧下副动脉、尺侧上副动脉吻合。*注意尺动脉在前臂还发出几条肌支。*

28. 辨认前臂远端的尺神经并向近端追踪。

29. 在肘部附近，观察尺神经走行于肱骨内上髁后方并穿过尺侧腕屈肌。尺神经支配尺侧腕屈肌和指深屈肌的内侧半部分。

深层屈肌

1. 参见图 2.28。

2. **前臂深层屈肌有 3 块：指深屈肌、拇长屈肌和旋前方肌**。

3. 辨认并修洁**指深屈肌**表面。*注意指深屈肌由两条运动神经支配：肌的外侧半部分由正中神经的骨间前支支配，内侧半部分由尺神经支配。*

4. 观察指深屈肌在远端分为 4 条独立的肌腱，这 4 条肌腱附着于第 2～5 指的远节指骨。

5. 复习**指深屈肌**的附着点和作用（**表 2.5**）。

6. 在前臂桡侧辨认并修洁**拇长屈肌**，由于

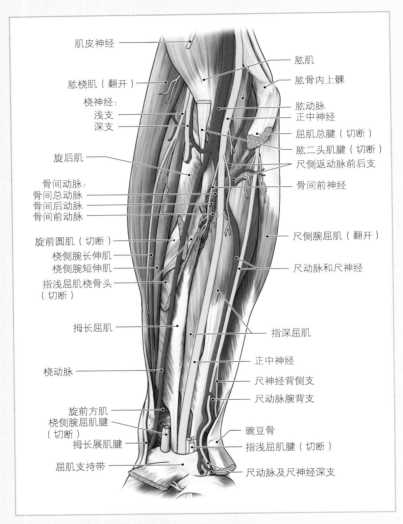

图 2.28　右前臂深层屈肌（前骨筋膜鞘）的前面观

肌皮神经

肱桡肌（翻开）

桡神经:
浅支
深支

旋后肌

骨间动脉:
骨间总动脉
骨间后动脉
骨间前动脉

旋前圆肌（切断）
桡侧腕长伸肌
桡侧腕短伸肌
指浅屈肌桡骨头
（切断）

拇长屈肌

桡动脉

旋前方肌
桡侧腕屈肌腱
（切断）
拇长展肌腱

屈肌支持带

肱肌

肱骨内上髁

肱动脉
正中神经
屈肌总腱（切断）
肱二头肌腱（切断）
尺侧返动脉前后支

骨间前神经

尺侧腕屈肌（翻开）

尺动脉和尺神经

指深屈肌

正中神经
尺神经背侧支
尺动脉腕背支

豌豆骨
指浅屈肌腱（切断）

尺动脉及尺神经深支

其"羽毛状"外形，且所有的肌纤维都附着在肌腱的一侧，因此很容易辨认。

7. 复习**拇长屈肌**的附着点和作用（**表 2.5**）。

8. 参见图 2.29。

9. 分别向内侧和外侧牵拉指浅屈肌和拇长

屈肌的肌腱，并辨认**旋前方肌**。

10. 观察旋前方肌的肌纤维从尺骨到桡骨横向走行。

11. 在前臂远端，观察**骨间前动脉和神经**在旋前方肌和骨间膜之间通过。

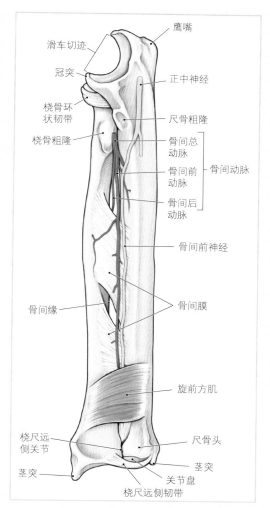

图 2.29 右前臂的骨间血管、神经（前面观）

解剖回顾

1. 复习表 2.5 中前臂前骨筋膜鞘内浅、中、深肌群的附着点和作用。

2. 从肱动脉在上臂近端的起点开始追踪其到肘窝的分叉处。

3. 复习桡动脉和尺动脉的分支，并追踪两条动脉从肘部到腕部的路径。

4. 复习正中神经从臂丛分支开始到手腕的路径，以及它在前臂的运动支配模式。

5. 复习尺神经从臂丛分支开始到手腕的路径，以及它在前臂的运动支配模式。

6. 将屈肌复位到解剖学位置，注意将切断的肌腱正确对齐。

表 2.5　前臂前骨筋膜鞘

浅层肌

名称	近端附着点	远端附着点	作用	神经支配
旋前圆肌	内上髁、髁上嵴、冠突内侧面	桡骨干中段的外侧面	前臂旋前和屈曲	正中神经
桡侧腕屈肌	肱骨内上髁	第 2～3 掌骨底	屈曲和外展手腕	
掌长肌		掌腱膜	屈曲手腕	
尺侧腕屈肌		豌豆骨和第 5 掌骨底	屈曲和内收手腕	尺神经

中层肌

名称	近端附着点	远端附着点	作用	神经支配
指浅屈肌	肱骨内上髁和桡骨斜线	第 2～5 指的中节指骨	屈曲第 2～5 指的近侧指间关节	正中神经

深层肌

名称	近端附着点	远端附着点	作用	神经支配
指深屈肌	尺骨前面、内侧面和骨间膜	第 2～5 指的远节指骨	屈曲第 2～5 指的远侧指间关节	外侧半—骨间前神经内侧半—尺神经
拇长屈肌	桡骨前面和骨间膜	拇指远节指骨底	屈曲拇指指间关节	正中神经的骨间前支
旋前方肌	桡骨远端	尺骨远端	前臂旋前	

手掌

解剖概述

　　手固有肌有 2 个浅肌群：鱼际肌群和小鱼际肌群。其他的固有肌群位于手的深部，包括外展和内收第 2～5 指的骨间肌；内收拇指的拇收肌；辅助屈曲掌指关节和伸展近侧指间关节、远侧指间关节的蚓状肌。在手的掌侧，手外在肌通过腕管到手，负责手指屈曲和辅助腕关节的屈曲。

　　在手掌的肌层之间有 2 个动脉弓。掌浅弓主要起源于尺动脉，掌深弓起源于桡动脉。掌侧的神经支配来自正中神经和尺神经。

　　解剖顺序如下：复习手骨的结构；学习并切除掌腱膜；解剖掌浅弓，追踪前臂前骨筋膜鞘内的肌腱；切断腕横韧带并将屈肌腱从腕管中释放出来；追踪屈肌腱到掌部，并学习蚓状肌；解剖鱼际肌和小鱼际肌；一起解剖掌深弓和尺神经深支；解剖拇收肌和骨间肌。

骨骼解剖

　　利用骨架或单块手骨辨认以下骨性标志。

手骨

1. 参见图 2.30。
2. 辨认手的近端共有 **8 块腕骨**，观察它们的位置（分为两排，每排 4 块）。
3. 在近侧列腕骨从外侧到内侧依次辨认**舟骨**、**月骨**、**三角骨**和**豌豆骨**。
4. 在远侧列腕骨上从外侧到内侧依次辨认**大**

多角骨、**小多角骨**、**头状骨**和**钩骨**。

5. 辨认 5 块**掌骨**：从外侧到内侧为第 1 掌骨到第 5 掌骨，以拇指为第 1 指，小指为第 5 指。

6. 观察第 1 指（拇指）有 2 块指骨：1 块**近节指骨**和 1 块**远节指骨**。

7. 观察第 2～5 指有 3 块指骨：**近节指骨**、**中节指骨**和**远节指骨**。

8. 在腕骨的内侧，辨认**豌豆骨**和**钩骨钩**，在腕骨的外侧，辨认**舟骨结节**和**大多角骨结节**。*注意屈肌支持带的一部分（即腕横韧带）连接着这些腕骨的骨性标志。*

9. 腕骨和上方的腕横韧带之间的间隙即为**腕管**，9 条屈肌腱和正中神经经腕管进入手部。

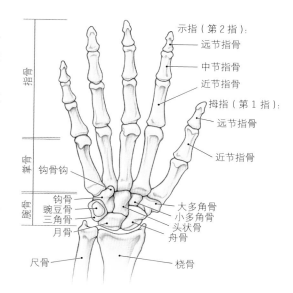

图 2.30　右手骨的前（掌）面观

解剖指导

手掌的皮肤切口

解剖说明：在许多人体标本中，防腐处理后的手可能会处于一个紧握的姿势，这使手掌的解剖变得非常困难。如果有这种情况，屈曲手腕并轻轻地打开握紧的手指，让同伴协助或用绳子将手维持在这个位置。

1. 参见图 2.31。

2. 将人体标本置于仰卧位，从手腕的中线（E）沿手掌做一个纵向切口到第 3 指骨底附近（M），也就是手的中线。

3. 在指蹼水平从外侧的第 2 指骨底（N）到第 5 指骨底（O）做一个横向切口。

4. 在第 2～5 手指前表面做一个纵向切口，即从掌横切口（N～O）向每个指尖（P）做切口。*注意手指掌侧面的皮下组织非常薄，特别是在皮肤皱褶处；因此，在此区域做切口时要特别小心。*

5. 从手腕的中线（E）沿拇指掌侧面至拇指指尖（Q）做一个纵向切口。

6. 从手掌中线开始，逐渐向外从手掌表面切除位于手掌腱膜浅面的厚皮肤。

7. 沿着手的内侧缘和外侧缘切断皮肤，小心地将其与深面的腱膜分离。将切下的皮肤放入组织收集箱里。

8. 将手指皮肤由中线翻向两侧，注意不要损伤下面的指纤维鞘，并注意避免损伤沿各手指纵向走行的指神经和血管。

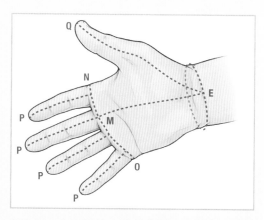

图 2.31　右手皮肤切口的前（掌）面观

9. 沿着每根手指的边缘切除掌侧的皮肤。

10. 把手翻过来，切除手背的皮肤。*注意手背的皮肤比手掌的皮肤更薄、附着更松散。在移除纤薄皮肤时要小心，以免损伤手背的皮下浅静脉。*

11. 手背皮肤只切除到腕掌关节远端，在这个解剖阶段请保留手指背面的皮肤完整。

手掌的浅层解剖

1. 参见图 2.32。

2. 在手掌面，辨认**掌筋膜**——前臂筋膜的延续。

3. 观察掌筋膜在中央部增厚并形成**掌腱膜**，掌腱膜是掌长肌的远端附着点。

4. 用手术刀小心地刮除掌腱膜浅面的脂肪。观察掌腱膜发出 4 根**纵向纤维束**，分别至第 2~5 指，纤维束末端附着于每根手指近节指骨底附近的指纤维鞘。

5. 辨认在掌腱膜外侧覆盖在**鱼际肌**上的掌筋膜，观察掌筋膜比掌腱膜薄得多。

6. 辨认在掌腱膜内侧覆盖在小鱼际肌上的

掌筋膜和**掌短肌**。掌短肌是薄而纤细的肌，作用是收缩手掌内侧近端的皮肤，在许多人体标本上可能不容易看到。

7. 将掌短肌从掌腱膜上离断（**切口 1**）并翻向内侧。

8. 在前臂找到**掌长肌腱**，向远端追踪其至掌腱膜处。

9. 在掌腱膜远端附着点附近，用探针将其抬高，使其与手掌深层结构分离。*注意虽然掌长肌可能缺如，但掌腱膜总是存在的。*

10. 在前臂切断掌长肌腱处，牵拉远端的掌长肌腱以协助切除掌腱膜。用解剖刀将掌腱膜从其深面结构上剥离。

11. 在翻起掌腱膜时，切口不要过深，因为掌浅弓靠近掌腱膜深面。同样，要注意在鱼际隆起远端边缘保留**正中神经返支**。

12. 在第 2、3 指根部附近切除掌腱膜的纵向纤维束。

13. 在上肢行浅层解剖时，从远端开始切除掌腱膜。使用解剖刀小心地将掌腱膜与深面的结构分离并向上翻起掌腱膜，使掌腱膜附着在掌长肌腱上。

14. 参见图 2.33。

15. 在前臂钝性分离找到**尺动脉**，它与尺神经伴行，从豌豆骨外侧进入手掌，并分为**浅支和深支**。

16. 观察尺动脉浅支横穿手掌并形成**掌浅弓**。掌浅弓的构成有**桡动脉掌浅支**的少量参与。

17. 钝性修洁掌浅弓及其发出的分支——**指掌侧总动脉**。

18. 向远端追踪 1~2 条指掌侧总动脉，注意它们分为 2 条**指掌侧固有动脉**，支配两指相邻侧的皮肤。

19. 找到豌豆骨外侧的**尺神经**，用探针解剖支配第 4 指内侧和第 5 指皮肤的**尺神经**

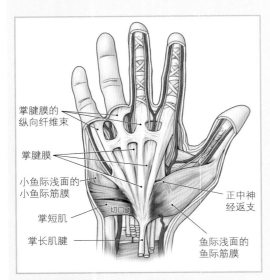

掌腱膜的
纵向纤维束

掌腱膜

小鱼际浅面的
小鱼际筋膜

掌短肌

掌长肌腱

正中神经返支

切口1

鱼际浅面的
鱼际筋膜

图 2.32 右手掌浅层结构的前（掌）面观

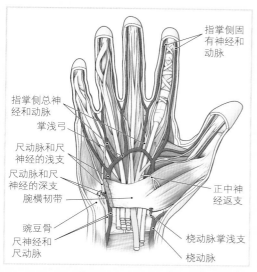

图 2.33　去除掌腱膜后的右手掌浅层结构的前（掌）面观

浅支。

20. 追踪**尺神经深支**一小段距离，直到它进入小鱼际肌之间。

腕管

1. 参见图 2.34。
2. 在鱼际隆起和小鱼际隆起之间辨认构成腕管顶的**腕横韧带**。
3. 将探针从近侧向远侧插入腕横韧带深面。
4. 用解剖刀在探针浅面切断腕横韧带，打开腕管（**切口 1**）。
5. 参见图 2.35。
6. 检查**腕管的内容物**：**正中神经、4 条指浅屈肌腱、4 条指深屈肌腱**和**拇长屈肌腱**。
7. 在腕关节处找到正中神经并追踪其穿过腕管。
8. 辨认并修洁手部正中神经及其分支。正中神经支配 5 块手肌：通过指掌侧总神经支配**第 1、2 蚓状肌**，经**正中神经返支**支配 3 块鱼际肌。

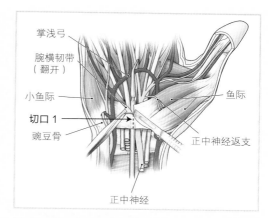

图 2.34　右腕管的前（掌）面观

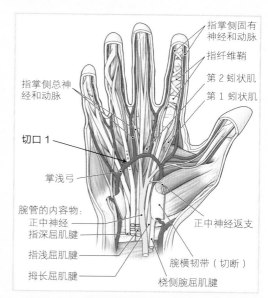

图 2.35　右掌中部腕管内容物的前（掌）面观

9. 追踪正中神经的**指掌侧总神经**分支到外侧 3 个半指。*注意指掌侧总神经通常分为 2 条**指掌侧固有神经**，并与指掌侧固有动脉伴行。可在图谱上学习正中神经的手部皮肤支配。*
10. 在掌正中线处切断掌浅弓（**切口 1**），将正中神经和尺神经发出的指掌侧总神经分别向外侧和内侧拉开。
11. 辨认并修洁通过腕管的屈肌腱。观察屈肌腱在掌浅弓和指神经深面穿过手掌，进入指掌侧的指纤维鞘。

解剖说明：在前臂已完成深部解剖的一侧肢体上进行以下解剖步骤。

12. 参见图 2.36。

13. 在前臂远端，用钝性解剖法将**指浅屈肌腱**与**指深屈肌腱**分离。

14. 向前提起指浅屈肌腱以使其脱离腕管。*注意此操作会破坏屈肌滑膜鞘*。

15. 在手指根部附近修洁各指浅屈肌腱的表面。

16. 在掌侧，辨认并修洁**指深屈肌腱**。

17. 向远端追踪指深屈肌腱并观察 4 块**蚓状肌**与指深屈肌腱远端的附着关系。

18. 修洁蚓状肌的表面，但不要破坏其在指深屈肌的附着处。

19. 复习**指深屈肌和蚓状肌**的附着点和作用（**表 2.5** 和**表 2.6**）。

20. 至少在一根手指上，用手术刀在屈肌表面小心地做一个正中切口（**切口 1**），切除**指纤维鞘**。

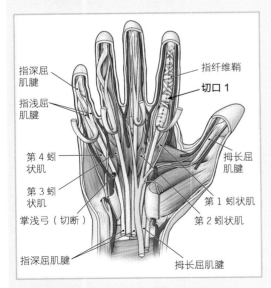

图 2.36　右掌中层解剖的前（掌）面观

临床联系

腕管综合征

如图 2.37 所示，屈肌总腱鞘包裹指深、浅屈肌腱，但拇长屈肌腱穿过腕管时不在其内。

通常由反复运动引起的屈肌滑膜鞘肿胀可能会侵占腕管的可用空间，从而压迫内容物。由于肿胀，正中神经可能受到压迫导致拇指、示指和中指疼痛与感觉异常，以及鱼际肌无力。

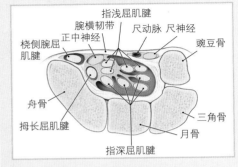

图 2.37　右腕管的横断面（下面观）

21. 学习**指浅屈肌腱**和**指深屈肌腱**的关系。确认指浅屈肌腱附着于第 2～5 指的中节指骨，而指深屈肌腱穿过指浅屈肌腱远端的裂隙并附着于第 2～5 指的远节指骨。

22. 在前臂辨认**拇长屈肌**，并追踪其肌腱从远端穿过腕管进入手掌。牵拉肌腱，以确认拇长屈肌能使拇指远节指骨屈曲。

鱼际肌

1. 参见图 2.38。

2. 清除鱼际肌上的薄层掌筋膜并保护正中神经返支。

3. 辨认鱼际肌群的 2 块浅层肌：**拇短展肌和拇短屈肌**。

4. 探查**正中神经返支**。

5. 用探针追踪正中神经返支，并分离拇短展肌与拇短屈肌。

正中神经返支

正中神经返支位置表浅，通过鱼际隆起上的小切口即可轻易切断。如果正中神经返支受伤，鱼际肌将瘫痪且拇指不能对掌。由于正中神经返支的重要性和切断后的严重后果，因此它又被称为鱼际支或"百万美金神经"。

6. 用探针抬起拇短展肌，在远侧附着点附近用剪刀横断拇短展肌和拇短屈肌。
7. 观察**拇对掌肌**位于拇短展肌和拇短屈肌的深面。*注意拇对掌肌附着于第 1 掌骨体的外侧面。*
8. 复习**鱼际肌群**的附着点和作用（**表 2.6**）。

小鱼际肌

1. 参见图 2.38。
2. 清除小鱼际肌浅面的薄层掌筋膜。
3. 辨认小鱼际肌群的 3 块肌：**小指展肌**、**小指短屈肌**和**小指对掌肌**。
4. 在小指近节指骨底找到小指展肌和小指短屈肌的肌腱。用探针沿肌腱分离并确定肌的边界。
5. 复习**小鱼际肌**的附着点和作用（**表 2.6**）。
6. 用探针抬起小指展肌，观察其深面的**小指对掌肌**。
7. 如果无法看到小指对掌肌，则将小指展肌从其远端附着处离断，并将其向屈肌支持带的附着点处翻开。保留尺动脉和尺神经的深支。

手掌的深层解剖

1. 参见图 2.38。
2. 在前臂远端、腕管近端，横断指深屈肌。
3. 尽可能地向远端翻起指深屈肌和相关蚓状肌的肌腱，露出手掌深部。
4. 在豌豆骨外侧找到尺神经和尺动脉，辨

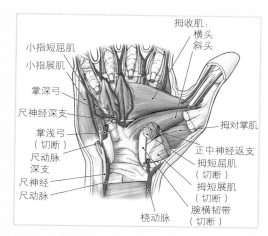

图 2.38　右掌深层解剖的前面观

认**尺神经深支**和**尺动脉掌深支**。

5. 追踪尺动脉和尺神经深支至小指短屈肌和小指展肌的近端附着处。
6. 将探针平行于尺神经深支插入小指对掌肌。
7. 用手术刀切至插入的探针处，松解尺神经的分支。
8. 钝性分离并追踪沿手掌横向走行的尺神经深支，观察它走行于骨间肌前面，然后进入拇收肌。
9. 辨认**掌深弓**，观察其外侧起源于**桡动脉**，内侧起源于尺动脉深支。
10. 辨认掌深弓发出的**掌心动脉**，并学习掌深弓的分支。
11. 辨认位于手掌深部的**拇收肌**，钝性分离其周围结构以确定其边界。
12. 辨认拇收肌的 2 个头：**斜头**和**横头**。
13. 复习**拇收肌**的附着点和作用（**表 2.6**）。
14. 参见图 2.39。
15. 辨认 3 块**骨间掌侧肌**，并观察其单羽状外观。
16. **骨间背侧肌**为手背表面可见的双羽状肌，位于掌骨之间，不要尝试解剖这些肌。*注意骨间背侧肌属于手掌的固有*

肌，尽管它们可见于手背。

17. 观察 3 块骨间掌侧肌为内收肌（PAD），它们内收第 2、4 和 5 指向通过第 3 指长轴的假想轴线靠拢。

18. 4 块骨间背侧肌是外展肌（DAB），它

们使第 2、3、4 指远离假想轴线。附着于第 3 指的 2 块骨间背侧肌可以使第 3 指移动到假想轴线的任意一侧。*注意所有骨间肌都受尺神经深支支配。*

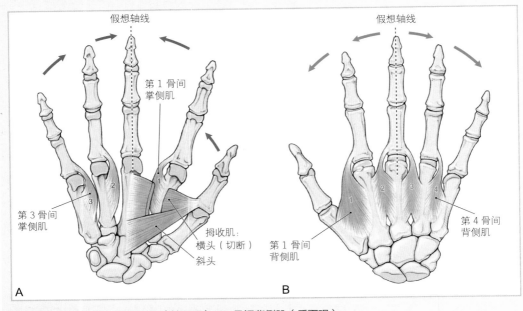

图 2.39　A. 右手的骨间掌侧肌（前面观）；B. 骨间背侧肌（后面观）

解剖回顾

1. 在**表 2.6** 上复习各指的屈、伸、外展和内收动作，同时复习负责这 3 个动作的肌群。

2. 复习正中神经从前臂到手的走行。复习正中神经的运动模式和皮肤神经支配模式，以及正中神经返支的分布。

3. 复习尺动脉从肘部到手的走行，并追踪尺动脉掌浅支和掌深支。复习掌动脉弓的形成。

4. 复习尺神经从肱骨内上髁到手的走行，追踪尺神经在手部的浅支和深支，并复习尺神经的运动模式和皮肤分布模式。

5. 将解剖后的肌、肌腱和神经恢复到解剖学

位置。

6. 熟悉尺神经和正中神经在手部的皮肤分布。

前臂和手背的伸肌区

解剖概述

前臂后骨筋膜鞘包含手和指的伸肌群，可分为浅层和深层。浅层肌可以伸展手腕和手指。深层肌可以后旋前臂、伸展示指、外展和伸展拇指。后骨筋膜鞘内的神经和血管走行于分隔浅层和深层伸肌的结缔组织平面内。

手背的皮肤比手掌的皮肤更薄、更松弛。手背没有手固有肌，骨位置相对表浅，容易触

表 2.6　手固有肌

手掌浅层

名称	近端附着点	远端附着点	作用	神经支配
掌短肌	掌腱膜内侧	覆盖小鱼际的皮肤	收缩手掌内侧皮肤	尺神经

鱼际肌

名称	近端附着点	远端附着点	作用	神经支配
拇短展肌	腕横韧带、舟骨结节及大多角骨	拇指近节指骨的外侧和基底部	外展拇指	正中神经返支
拇短屈肌		拇指近节指骨的掌侧和基底部	屈曲拇指	
拇对掌肌		第 1 掌骨体的外侧面	向手掌旋转第 1 掌骨	

小鱼际肌

名称	近端附着点	远端附着点	作用	神经支配
小指展肌	豌豆骨、钩骨及腕横韧带	第 5 指近节指骨的内侧和基底部	外展第 5 指	尺神经深支
小指短屈肌		第 5 指近节指骨的掌侧和基底部	屈曲第 5 指	
小指对掌肌		第 5 掌骨的内侧缘	向手掌方向旋转第 5 掌骨	

手掌深层

名称	近端附着点	远端附着点	作用	神经支配
蚓状肌	指深屈肌腱	第 2～5 指伸肌指背腱膜的桡侧	屈曲第 2～5 指掌指关节和伸展近、远侧指骨间关节	第 1、2 蚓状肌—正中神经 第 3、4 蚓状肌—尺神经深支
拇收肌	横头—第 3 掌骨干前面 斜头—第 2、3 掌骨及毗邻的腕骨	拇指近节指骨底的内侧	将拇指拉向手掌平面（内收）	尺神经深支
骨间掌侧肌	第 2、4、5 掌骨的掌面	第 2、4、5 指近节指骨底和伸肌指背腱膜	内收第 2、4、5 指，辅助蚓状肌屈曲第 2～5 指的掌指关节，伸展近侧和远侧指骨间关节	
骨间背侧肌	第 1～5 掌骨	第 2～4 指近节指骨底和伸肌指背腱膜	外展第 2～4 指，辅助蚓状肌屈曲第 2～5 指的掌指关节，伸展近侧和远侧指骨间关节	

诊。由于手背没有手固有肌，因此也没有运动神经，桡神经、尺神经和正中神经共同支配皮肤感觉。

解剖顺序如下：从肘部到腕部切除前臂筋膜；辨认浅层伸肌并追踪其到手部远端附着点；在完成深层屈肌解剖的那一侧肢体，将浅层伸肌腱从伸肌支持带中释放出来并翻开，显露深层伸肌；学习解剖学鼻烟窝的边界和内容。

解剖指导

前臂后面的皮神经和浅静脉

1. 参见图 2.40。
2. 将人体标本置于仰卧位，屈肘并旋转上肢，以增加前臂后骨筋膜鞘的可见度。用绳子将上肢固定在这个位置，或者在整个解剖过程中由一位解剖同伴协助固定上肢的位置。
3. 用钝性解剖法去除前臂后面和手背剩余的深筋膜，注意保留**手背静脉弓**及其汇入**贵要静脉**和**头静脉**的属支。
4. 辨认**桡神经浅支**并追踪其至手背。
5. 辨认**尺神经背侧支**并追踪其至手背。
6. 清除前臂、手背和至少一根手指的背面的剩余皮肤。
7. 沿指背方向追踪手背静脉网，确认**指背静脉**汇入手背静脉网。
8. 辨认前臂远端后面的**伸肌支持带**，为横向走行的增厚的前臂筋膜。

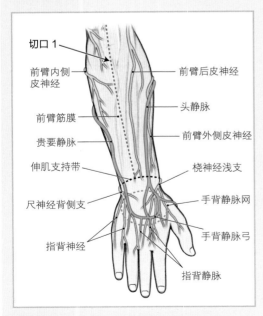

切口 1
前臂内侧皮神经
前臂筋膜
贵要静脉
伸肌支持带
尺神经背侧支
指背神经
前臂后皮神经
头静脉
前臂外侧皮神经
桡神经浅支
手背静脉网
手背静脉弓
指背静脉

图 2.40　前臂和手背的浅静脉和皮神经

9. 用剪刀从鹰嘴到腕部剪开**前臂筋膜**，保留伸肌支持带（**切口 1**）。
10. 用钝性解剖法分离前臂筋膜与深层肌，并在桡骨和尺骨的附着处离断筋膜，将离断的筋膜置于组织收集箱中。*注意在前臂的近端，很难将筋膜与肌分离开，可能需要使用锐性解剖。*

浅层伸肌

1. 参见图 2.41。
2. 辨认并修洁尺骨鹰嘴附近的**肘肌**。请回忆一下，肘肌是前臂后骨筋膜鞘的肌，它与肱三头肌一样受桡神经的支配。
3. 复习**肘肌**的附着点和作用（**表 2.7**）。
4. 辨认并修洁前臂外侧的**肱桡肌**。肱桡肌起源于前臂后骨筋膜鞘并构成肘窝的外侧界。
5. 在肱桡肌旁边，辨认并修洁**桡侧腕长伸肌和桡侧腕短伸肌**。
6. 在前臂后面中部，辨认并修洁**指伸肌**。
7. 观察指伸肌在远端分为 4 条肌腱，经过伸肌支持带深面，止于第 2～5 指。*注意所有的伸肌腱都经过伸肌支持带深面的骨纤维隧道并跨过腕背。与屈肌侧一样，肌腱也有滑膜腱鞘包裹。*
8. 观察指伸肌腱在手背近掌指关节处借**腱间结合**相互连接。
9. 辨认并修洁指伸肌肌腹尺侧的**小指伸肌**。*注意小指伸肌向远端发出 2 条肌腱至第 5 指。*
10. 在前臂尺侧，辨认并修洁**尺侧腕伸肌**。
11. *注意浅层伸肌群中的 4 块肌（桡侧腕短伸肌、指伸肌、小指伸肌和尺侧腕伸肌）以**伸肌总腱**起于肱骨外上髁。*
12. 复习浅层伸肌的附着点、作用和神经支配（**表 2.7**）。
13. 参见图 2.42。
14. 辨认去除皮肤后指背上的**指背腱膜**。观

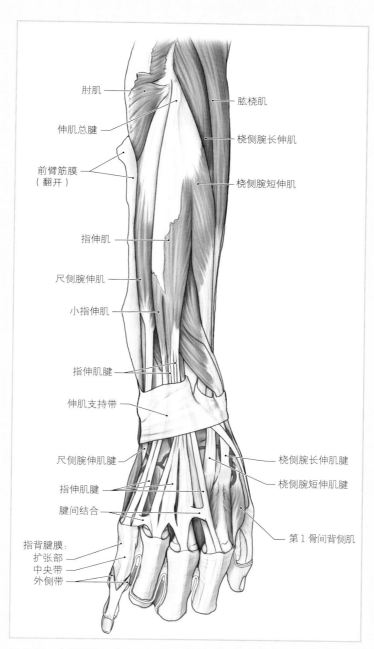

肘肌

伸肌总腱

前臂筋膜
（翻开）

指伸肌

尺侧腕伸肌

小指伸肌

指伸肌腱

伸肌支持带

尺侧腕伸肌腱

指伸肌腱

腱间结合

指背腱膜：
扩张部
中央带
外侧带

肱桡肌

桡侧腕长伸肌

桡侧腕短伸肌

桡侧腕长伸肌腱

桡侧腕短伸肌腱

第 1 骨间背侧肌

图 2.41　右前臂伸肌（后骨筋膜鞘）浅层解剖的后面观

察 "钩状" 的指背腱膜将伸肌腱固定于手指的中线处。

15. 在有皮肤覆盖的手指两侧，观察指背腱膜包绕近节指骨的背面和侧面，以及掌骨的远端。

16. 翻到掌面，追踪蚓状肌的肌腱到达指背腱膜，确认蚓状肌附着于指深屈肌腱和指背腱膜的近端。

17. 追踪骨间肌的肌腱到指背腱膜，确认骨间肌也附着于指背腱膜。

18. 观察指背腱膜连续跨过近侧指间关节和远侧指间关节，直至附着于远节指骨底。

19. 轻轻拉动指伸肌腱，确认拉动指背腱膜能同时伸展近侧指间关节和远侧指间关节。指伸肌、蚓状肌或骨间肌的收缩都

会使近侧和远侧指间关节伸直。

20. 在手指掌面，将指浅屈肌腱和指深屈肌腱从指骨处拉开，观察肌腱分别借助发自手指滑膜鞘的**短腱纽**和**长腱纽**锚定在骨上。*注意短腱纽和长腱纽是屈肌腱远端部分的主要血供来源。*

深层伸肌

解剖说明： 仅在一侧肢体上按以下顺序进行解剖。

1. 参见图 2.43。

2. 在解剖上肢深层伸肌时，切断伸肌支持带，释放指伸肌腱（**切口 1**）。

3. 钝性解剖分离浅层伸肌与 5 块**深层伸肌**。

4. 在肘部附近，拉开肱桡肌，观察包绕桡骨近端的**旋后肌**。

5. 在肘关节外侧，在肱桡肌和肱肌之间的结缔组织平面内找到桡神经。观察桡神经分为浅支和深支。**桡神经的深支**进入旋后肌。

6. 在旋后肌的远端边缘处找到穿出的桡神经深支。*注意在这里，桡神经深支改称为骨间后神经。*

7. 观察骨间后神经与**骨间后动脉**（骨间总动脉的分支）伴行。

8. 辨认并修洁**拇长展肌**、**拇短伸肌**和**拇长伸肌**。观察这 3 块肌的肌腱从指伸肌和桡侧腕短伸肌之间的间隙穿出。由于这个原因，这些深层肌通常被称为拇指的"露头"肌。

9. 用钝性分离法辨认并修洁位于指伸肌深面的**示指伸肌**。*注意它的肌腱与指伸肌腱一起走行于第 4 背侧骨筋膜鞘内。*

10. 复习**深层伸肌**的附着点、作用和神经支配（**表 2.7**）。

11. 参见图 2.44。

12. 辨认**解剖学鼻烟窝**，它是位于手腕后外侧面的凹陷，外侧界为**拇长展肌腱**和**拇**

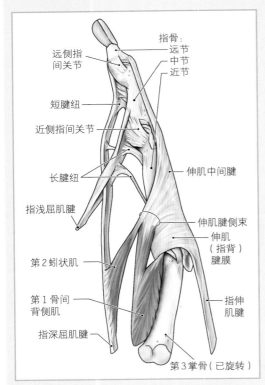

指骨：
- 远节
- 中节
- 近节

远侧指间关节

短腱纽

近侧指间关节

长腱纽

指浅屈肌腱

第 2 蚓状肌

第 1 骨间背侧肌

指深屈肌腱

伸肌中间腱

伸肌腱侧束

伸肌（指背）腱膜

指伸肌腱

第 3 掌骨（已旋转）

图 2.42　右手第 3 指伸肌复合体（外侧面观）

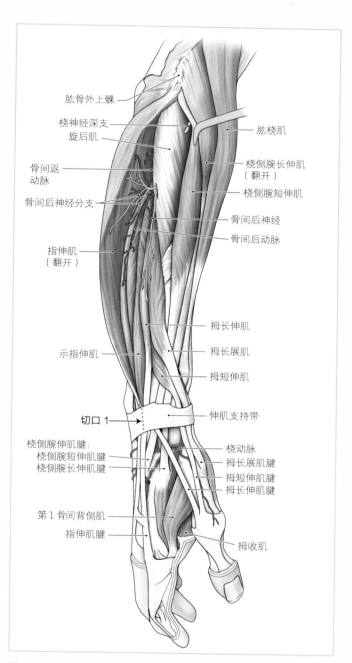

图 2.43　右前臂伸肌（后骨筋膜鞘）深层解剖的外侧面观

短伸肌腱，后界为**拇长伸肌腱**。

13. 在解剖学鼻烟窝内，辨认**桡动脉**。

14. 钝性修洁桡动脉，并向远端追踪，直到它消失在**第 1 骨间背侧肌**的两个头之

间。注意腕背弓为手背提供血供，并接受桡动脉在解剖学鼻烟窝处发出的 1 个分支。不要解剖腕背弓的分支。

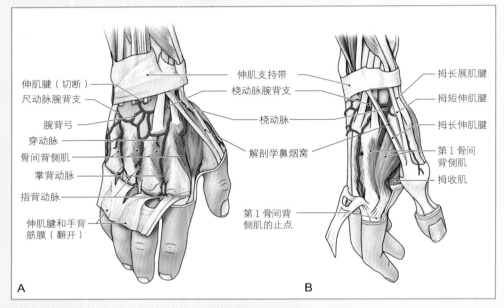

伸肌腱（切断）
尺动脉腕背支
腕背弓
穿动脉
骨间背侧肌
掌背动脉
指背动脉
伸肌腱和手背筋膜（翻开）

伸肌支持带
桡动脉腕背支
桡动脉
解剖学鼻烟窝
第 1 骨间背侧肌的止点

拇长展肌腱
拇短伸肌腱
拇长伸肌腱
第 1 骨间背侧肌
拇收肌

A　　　　　　　　　　　　　　　B

图 2.44　A. 右手背（后面观）；B. 解剖学鼻烟窝（外侧面观）

解剖回顾

1. 复习前臂后骨筋膜鞘内所有肌的作用和附着情况（**表 2.7**）。

2. 复习附着于指背腱膜的肌及每块肌的作用。

3. 复习尺动脉发出的骨间总动脉的走行及其分支。

4. 复习解剖学鼻烟窝的边界和内容，注意桡动脉从肘窝经此间隙至掌深弓的走行。

5. 复习桡神经的运动和感觉支配的路径及模式。

6. 将前臂后骨筋膜鞘的肌恢复到解剖学位置。

上肢的关节

解剖概述

为了解剖上肢关节，需要翻开或切除其周围的大部分肌。由于解剖关节会使以后复习重要肌的关系变得困难，因此建议将解剖关节限制在一侧肢体上，同时保持另一侧肢体的软组织结构完整以便复习。在切除选定侧的上肢肌时，可利用这个机会来复习每块肌的附着点、作用和神经支配。

解剖顺序如下：解剖胸锁关节和肩锁关节；解剖盂肱关节；解剖肘关节和桡尺关节；解剖腕关节；最后，对手指关节进行解剖。

表 2.7　前臂后骨筋膜鞘				
浅层肌群				
名称	近端附着点	远端附着点	作用	神经支配
肘肌	肱骨外上髁	尺骨鹰嘴外侧面和尺骨近端后面	辅助肱三头肌伸肘	桡神经
肱桡肌	外侧髁上嵴近侧 2/3 处	桡骨远端（桡骨茎突）外侧面	在中立位屈前臂	
桡侧腕长伸肌	外侧髁上嵴远端	第 2 掌骨底	伸展和外展手	桡神经
桡侧腕短伸肌	通过伸肌总腱附着于肱骨外上髁	第 3 掌骨底		桡神经深支
指伸肌		第 2~5 指指背腱膜	伸展第 2~5 指	骨间后神经
小指伸肌		第 5 指指背腱膜	伸展第 5 指	
尺侧腕伸肌		第 5 掌骨底	伸展和内收手	
深层肌群				
名称	近端附着点	远端附着点	作用	神经支配
旋后肌	肱骨外上髁、桡侧副韧带、环状韧带、尺骨嵴	尺骨近端的外侧面、后面和前面	前臂旋后	桡神经深支
拇长展肌	桡骨、尺骨及骨间膜的后面	第 1 掌骨底	外展和伸展拇指	骨间后神经
拇短伸肌		拇指近节指骨底	伸展拇指掌指关节	
拇长伸肌		拇指远节指骨底	伸展拇指掌指关节和指骨间关节	
示指伸肌		第 2 指指背腱膜	伸展第 2 指	

解剖指导

解剖说明： 仅在一侧上肢进行以下关节解剖，最好是已经完成前臂深层解剖的那一侧上肢。

胸锁关节

1. 参见图 2.45。
2. 在骨架上辨认位于两侧的**锁骨内侧（胸骨）端**之间的**胸骨柄的颈静脉切迹**。
3. 将人体标本置于仰卧位，辨认**胸锁关节**。观察锁骨与胸骨柄两侧的**锁切迹**和**第 1 肋软骨**相邻部分相关节。
4. 观察**胸锁乳突肌的肌腱**附着在胸锁关节的前面。
5. 辨认并修洁从胸骨延伸到锁骨的**胸锁前韧带**。

6. 辨认并修洁从第 1 肋软骨斜行到锁骨内侧端下面的**肋锁韧带**。
7. 用手术刀切除胸锁前韧带，显露关节腔。
8. 辨认关节腔内的**关节盘**。观察关节盘向下附着于第 1 肋软骨，向上附着于锁骨。*注意关节盘的附着方式可以抵抗锁骨向内侧移位。*
9. 在你自己身上或者人体标本上，触诊胸锁关节的运动。旋转上肢，观察胸锁关节在每个方向上都可以进行一定的运动。

肩锁关节

1. 参见图 2.46。
2. 在骨架上辨认**肩锁关节**。观察肩锁关节位于**锁骨外侧（肩峰）端与肩胛骨肩峰**的连接处。

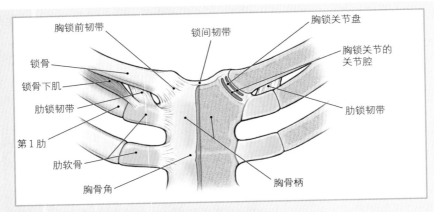

图 2.45   胸锁关节的表面（右）和断面（左）（前面观）

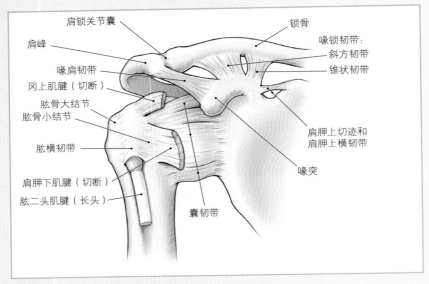

图 2.46   右肩锁关节和肩关节（前面观）

3. 在肩峰的内下方，辨认邻近**肩胛上切迹**的**肩胛骨喙突**。

4. 如果之前没有解剖，则从锁骨外侧端和锁骨上筋膜上方离断斜方肌。

5. 将喙肱肌从喙突的附着点上离断并向外侧翻开。

6. 将胸小肌在其喙突的附着点离断，并向下翻开。如果胸小肌已经与下方的肋骨附着点离断，则切除这块肌并把它放在组织收集箱中。

7. 辨认肩锁关节，这是一个在肩峰和锁骨外侧端之间的平面滑膜关节。

8. 辨认并修洁位于锁骨和喙突之间的**喙锁韧带**。观察喙锁韧带有两个部分帮助支撑肩锁关节。辨认位于外侧的**斜方韧带**和位于内侧的**锥状韧带**。

9. 切除全部关节囊以打开肩锁关节。

10. 将肩峰与锁骨的外侧端分开，观察关节面的形状。*注意当肩峰向内侧挤压时，关节面的角度导致肩峰向锁骨远端下方滑动。锥状韧带和斜方韧带可以防止肩峰向锁骨下方滑动，从而加强关节。*

肩关节

1. 参见图 2.46。

2. 找到**肩（盂肱）关节**，它是位于**肩胛骨的关节盂**和**肱骨头**之间的关节。

3. 辨认**肱骨解剖颈**，注意它在肱骨头的光滑关节面远端呈斜行走向。

4. 将人体标本置于仰卧位，在锁骨前面的附着点离断三角肌，并向外侧翻开。

5. 向外侧翻开胸大肌，在胸大肌腱附着的结节间沟处做一切口，切断所有黏附的神经和血管，然后将肌与相关组织放入组织收集箱中。

6. 从喙突上离断肱二头肌短头。

7. 在肱横韧带下方约 3 cm 处切断肱二头肌长头腱，并向下翻开肱二头肌。

8. 切开喙肱肌近端附着处，离断附着的神经和血管，将肌向下翻开。

9. 找到并修洁从喙突跨越至肩峰的**喙肩韧带**。*注意喙肩韧带、肩峰和喙突能防止肱骨头向上移位。*

10. 提起并在靠近外侧附着点处切断冈上肌和肩胛下肌腱。

11. 辨认**肩关节囊**，切除覆盖在关节囊上面和前面的肌和肌腱。

12. 确认关节囊附着于肱骨的解剖颈。回想一下，冈下肌和小圆肌的肌腱在后方交织并加强关节囊。

13. 观察**盂肱韧带**加强了纤维囊的前壁。盂肱韧带分为上、中、下 3 部分，不易辨认。

14. 参见图 2.47。

15. 用手术刀在肱骨解剖颈的内侧做一斜向切口，小心地打开关节囊前面。

16. 在关节囊内，辨认**肱二头肌长头腱**，观察该肌腱经关节腔附着于盂上结节。

17. 观察关节囊的相对厚度，做水平切口或切除部分关节囊以增加关节囊内的可见空间，同时保留肱二头肌的肌腱。

18. 外展并旋转上肢以增加肱骨头的可见度，用锯或凿子在肱骨解剖颈处切除肱

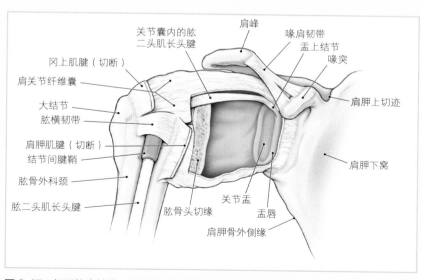

图 2.47　打开的肩关节，肱骨头已切除（前面观）

骨头。在切除肱骨头时，要尽可能地保留关节囊的附着点。

19. 用探针探查**关节腔**并辨认**盂唇**。

20. 在解剖的标本上演示肩关节的运动：屈、伸、展、收和旋转。*注意运动的自由度是在牺牲关节稳定性的情况下获得的。*

肘关节和桡尺近侧关节

1. 参见图 2.48。

2. 在骨架上，确认肘关节是由 3 块骨和 3 个明显的关节组成，可以屈曲和伸展，以及旋前和旋后。

3. 辨认肱骨滑车和尺骨滑车切迹之间的**屈戌关节**。

4. 辨认肱骨小头和桡骨头之间的**滑动关节**。

5. 辨认桡骨头和尺骨桡切迹之间的**车轴关节**。

6. 将人体标本置于仰卧位，在肱二头肌腱跨过肘窝的部位切断，并将肌向上方翻起。

7. 切除关节囊前面的肱肌。

8. 向外侧或内侧旋转上肢，将肱三头肌腱从鹰嘴和关节囊的后面离断，并向上方翻起。

9. 如果所有的关节解剖都是在一侧上肢进

行，则可切除肱三头肌并将其放入组织收集箱中，这样可以增加上肢的灵活性并减轻其重量。

10. 在内上髁的屈肌总腱附着处离断前臂浅层屈肌，并向下方翻开。

11. 辨认肘关节内侧的**尺侧副韧带**，观察它是由一条强壮的前束和扇形的后束

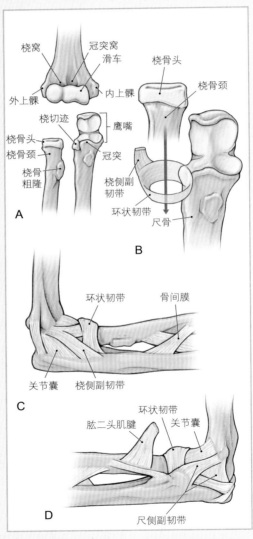

图 2.48　A. 离断的右肘关节；B. 离断的桡尺近侧关节（前面观）；右肘的韧带；C. 外侧面观；D. 内侧面观

组成。

12. 在外侧髁上嵴附着点附近离断肱桡肌近端，并向下方翻开。

13. 在肱骨外上髁附着点处切断并翻开前臂浅层伸肌。

14. 花一点时间观察旋后肌的附着点。观察旋后肌在前臂主动旋前和旋后的过程中的作用。回想一下，肱二头肌在前臂旋前位时通过牵拉桡骨粗隆来完成前臂的旋后动作。

15. 在旋后肌的近端和远端将其离断，并放入组织收集箱中。

16. 辨认**桡侧副韧带**，观察它从肱骨外上髁呈扇形延伸至**环状韧带**。

17. 在骨架上，确认**桡尺近侧关节**是位于桡骨头和尺骨桡切迹之间的车轴关节。

18. 在人体标本上，辨认并修洁**环状韧带**。

19. 主动旋前和旋后前臂，观察桡骨头能在环状韧带中自由旋转。*注意环状韧带完全包绕桡骨头和尺骨桡切迹。*

20. 在尺侧副韧带和桡侧副韧带之间的关节囊前壁做横向切口，打开肘关节。

21. 用探针探查**滑膜腔**的范围。观察肱骨、尺骨、桡骨的光滑关节面。

22. 在解剖标本上进行肘关节的运动：屈曲、伸展、旋前和旋后，并在运动过程中观察关节面和副韧带。

桡尺中间关节和桡尺远侧关节

1. 参见图 2.49。

2. 桡骨和尺骨借助**骨间膜**连接，形成一个强壮的纤维（韧带）连结。

3. 在前臂，辨认骨间膜并观察其沿桡骨和尺骨骨间缘的附着情况。

4. 观察骨间膜不与肘部相连，而在近侧有一个间隙，可供神经和血管从前臂的前骨筋膜鞘进入后骨筋膜鞘。

5. 在骨架上，观察桡尺远侧关节是由尺骨头和桡骨尺切迹构成的车轴关节。

6. 确认**腕关节（桡腕关节）**是**桡骨**远端和**腕骨**近侧列之间的关节。腕关节是一个椭圆关节，可以在两个平面上运动：矢状面的屈 / 伸和冠状面的展 / 收。

7. 观察腕骨近侧列与桡骨在腕部近端形成腕关节，腕骨远侧列在腕部远端形成腕掌关节。两列腕骨之间的关节是**腕中关节**。

8. 在前臂前骨筋膜鞘，切除所有跨过腕部的肌腱和软组织结构。在切除过程中，复习每块肌的远端附着点、作用和神经支配。

9. 观察腕关节的前面和后面均有**桡腕韧带**加强。*注意每条韧带都是根据其附着点的位置而命名的。*

10. 伸直腕关节，在腕横韧带和腕管近侧横断关节囊前面的桡腕韧带。不要完全切断关节囊；更确切地说，让手的后面与前臂相连。

11. 用探针探查桡尺远侧关节，辨认桡骨和尺骨之间的关节间隙。

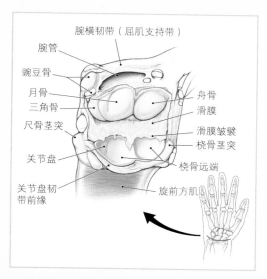

腕横韧带（屈肌支持带）
腕管
豌豆骨
月骨
三角骨
尺骨茎突
关节盘
关节盘韧带前缘
舟骨
滑膜
滑膜皱襞
桡骨茎突
桡骨远端
旋前方肌

图 2.49 离断的右桡腕关节（前面观）

12. 辨认**桡骨远端的关节面**，并确认它与**舟骨**和**月骨**相关节。

13. 辨认**舟骨**、**月骨**和**三角骨**近端的光滑表面。*注意舟骨和月骨可将力从手传递到前臂，因此，这两块骨最常在摔倒时伸手触地的过程中发生骨折。*

14. 辨认**腕关节盘**。确认关节盘将桡骨和尺骨的远端固定在一起，并在手内收时与三角骨相关节。

15. 在解剖标本上进行腕关节的运动：屈曲、伸展、内收、外展和旋转。观察在这些运动过程中的关节面。

掌指关节和指骨间关节

1. 参见图 2.50。

2. 在骨架上辨认掌指关节。确认**掌指关节**是如腕关节一样的椭圆关节，能进行屈曲、伸展、外展、内收运动。

3. 辨认第 2 ~ 5 指的**近侧指间关节**和**远侧指间关节，**以及拇指的指间关节。确认指间关节为屈戌关节，只允许屈伸运动。

4. 选择一根手指作为其他手指的代表进行

解剖。

5. 从中节指骨上切断指浅屈肌附着点，从远节指骨上切断指深屈肌附着点。

6. 切除骨间肌、蚓状肌和指背腱膜，显露掌指关节囊。

7. 辨认并清理**掌指关节的侧副韧带**。

8. 活动手指以确认侧副韧带在伸展时松弛，在屈曲时紧张。因此，手指只有处于伸直位时才能外展（内收）。

9. 在解剖标本上进行手指的掌指关节运动：屈曲、伸展、外展和内收。

10. 辨认并修洁选定手指的**指间关节侧副韧带**。

11. 用手术刀在一个指间关节的前面做一个切口。

12. 用探针探查指间关节的关节腔，检查关节表面覆盖的光滑软骨。

13. 辨认**掌板**，即中节指骨底的纤维扩张部。

14. 在解剖标本上进行指间关节的屈曲和伸展运动，并确认侧副韧带限制了关节的活动范围。

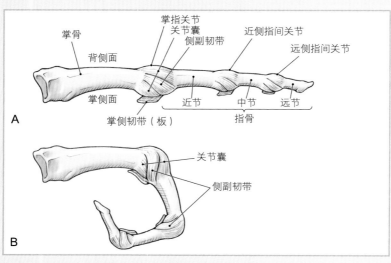

图 2.50　右侧第 3 指掌指关节与指间关节的伸展（A）和屈曲（B）（内侧面观）

解剖回顾

1. 复习构成上肢各关节的骨的名称。
2. 复习上肢各关节允许的运动。

3. 辨认与各关节相关的重要韧带，并复习韧带的附着点。
4. 将翻开的上肢肌恢复至解剖学位置。

第 3 章

胸部

胸腔的主要功能是容纳和保护脆弱而重要的心、肺等器官。胸壁兼具保护功能和运动功能，在通气过程中伴随容积的变化。这两种不同的功能（保护功能和运动功能）是通过肋与肋间肌交替排列来实现的。

为保证重要器官的"沟通"，胸腔有两个口以允许不同结构向上或向下穿过。经胸廓上口，结构（如气管、食管、迷走神经、胸导管和大血管）可以在胸腔、头部、颈部和上肢之间穿行。

胸廓下口有膈附着，分隔胸腔和腹腔。一些大的结构（如主动脉、胸导管、下腔静脉、食管和迷走神经）通过膈的孔、裂在胸腔和腹腔间穿行。

临床联系

在解剖过程中，你可能会见到遗体捐献者的解剖变异、临床问题、病理过程或内植物。下列临床相关性问题会在本章中详细描述。

胸腔

1. 胸前壁的手术入路参见**胸前壁**。
2. 胸膜腔疾病（气胸、胸腔积液、血胸）参见**胸膜腔**。
3. 心包疾病（心包积液、心包积血、心包填塞）参见**纵隔内的心**。
4. 心肌梗死参见**心的表面特征及瓣膜**。
5. 冠状动脉（心优势动脉）参见**冠状动脉**。
6. 卵圆窝参见**右心房**。
7. 左喉返神经参见**上纵隔**。
8. 气管分叉参见**上纵隔**。

胸前区

与人体其他部位的浅筋膜一样，胸前区浅筋膜内含有血管、淋巴管、皮神经和汗腺。此外，女性胸前壁浅筋膜内包含乳腺，这是女性胸部浅筋膜内独有的高度特化的器官。

如果胸部解剖先于上肢解剖，可将人体标本置于仰卧位，按照第 2 章关于**胸前区和上肢浅筋膜**的解剖程序进行操作。完成胸前区的操作后，继续维持人体标本的仰卧姿势，再回到此页。

肋间隙及肋间肌

解剖概述

　　相邻肋骨间的间隔称肋间隙。肋间隙是骨之间的真实的间隙，有 3 层肌和神经血管结构填充。由浅至深，这 3 层肌分别为肋间外肌、肋间内肌和肋间最内肌。胸廓每侧有 11 个肋间隙，每个肋间隙根据构成它上界的肋进行编号。

　　解剖顺序如下：学习胸廓和肋的骨骼解剖；复习胸前区的表面解剖；于第 4 肋间隙解剖并切断、翻开肋间外肌，显露肋间内肌；继续切断并翻开肋间内肌，辨认肋间神经和血管的分支；最后辨认肋间最内肌。

骨骼解剖

　　在骨架或单根肋和胸骨上辨认下列骨性特征。

肋

1. 参见图 3.1。
2. 在离体的**第 6 肋**和**第 7 肋**上，辨认**肋头**和**肋颈**，观察肋头上的**关节面**。
3. 在肋颈外侧，辨认下方的骨性突起——**肋结节**，注意肋结节也有**关节面**。
4. 肋结节外侧为**肋体**，观察肋体在**肋角**处改变方向并形成弯曲，肋体内面下方可见**肋沟**。

5. 辨认位于肋骨干远侧的**胸骨端**。
6. 参见图 3.2。
7. 在骨架上观察**肋头**通常与相邻 2 个椎体及其椎间盘形成关节。例如，第 5 肋头与第 4、5 胸椎体相关节。*注意第 1、10、11 和 12 肋的肋头除外，这些肋的肋头只与单个椎体相关节*。
8. 辨认**肋结节**并观察其与同序数胸椎横突上的**横突肋凹**相关节。
9. 在肋椎关节和肋横突关节下方，辨认**椎间孔**，注意脊神经从同序数肋下方的椎间孔穿出。
10. 复习**椎间孔**由 2 块相邻的椎骨构成：由上位椎骨的**椎下切迹**与下位椎骨的**椎上切迹**围成。

胸骨和锁骨

1. 参见图 3.3。
2. 在胸骨上辨认**胸骨柄**、**胸骨体**和**剑突**。
3. 观察**胸骨角**前方位于**第 2 肋软骨**水平，其后方对应 T_4/T_5 胸椎间盘水平。
4. 在锁骨上辨认**内侧（胸骨）端**和**外侧（肩峰）端**。
5. 在骨架上辨认**颈静脉切迹**（胸骨上切迹）位于两侧锁骨胸骨端之间的间隙。两侧锁骨胸骨端与胸骨柄形成**胸锁关节**。

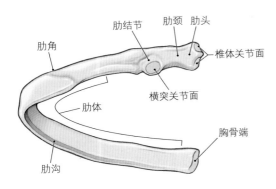

图 3.1　典型的左肋（后面观）

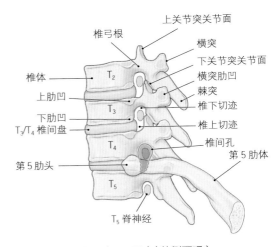

图 3.2　脊柱胸段（$T_2 \sim T_5$）（外侧面观）

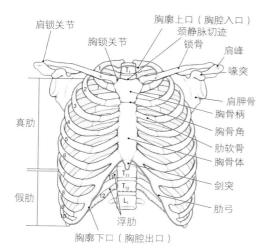

图 3.3　胸部骨骼的前面观

6. 观察锁骨外侧端与**肩胛骨的肩峰**构成外侧的**肩锁关节**。

胸廓

1. 参见图 3.3。
2. 辨认**胸廓上口（胸腔入口）**并观察其完整的骨性边界。
3. 辨认胸廓上口的边界：前界为胸骨柄上缘，外侧界为左右第 1 肋，后界为 T_1 椎体。
4. 辨认**胸廓下口（胸腔出口）**并观察其较胸廓上口更为宽阔。
5. 辨认胸廓下口的边界：前界由剑胸关节和肋弓组成，外侧界为第 11、12 肋，后界为 T_{12} 椎体。
6. 沿**胸骨**外侧面的前方，观察**肋软骨**附着于一些肋的前端。*注意肋的分类是依据肋软骨与胸骨相关节的关系。*
7. 辨认**真肋（1～7 肋）**，其肋软骨直接与胸骨相关节。
8. 辨认**假肋（8～10 肋）**，其肋软骨与上位肋的肋软骨相关节，组成**肋弓**。
9. 辨认**浮肋（11～12 肋）**，其前端不与骨性结构相关节，而是游离于腹壁肌层内。
10. 观察肋向前外侧包绕胸廓并向下倾斜大约两个椎体水平。
11. 观察**第 1 肋**是位置最高、最短、最宽且曲度最大的肋。

解剖指导

肋间隙和肋间肌

1. 参见图 3.4。
2. 将人体标本置于仰卧位，于胸骨柄上缘、两侧锁骨胸骨端之间触诊颈静脉切迹（胸骨上切迹）。
3. 触诊**胸锁乳突肌（SCM）**下端，可见颈部大块斜行走向的 SCM 附着于颈静脉切迹两侧。观察 SCM 下端有 2 个头，**锁骨头**附着于锁骨，**胸骨头**则附着于胸骨柄。
4. 在 SCM 内侧深面，辨认舌骨下肌群下部，它们附着于纵隔上部及其内面。
5. 在胸骨柄和**胸骨体**之间触诊胸骨角（柄体结合），并确认其位于**第 2 肋软骨**水平。
6. 在胸骨体下端的**剑胸结合**处下方可触及

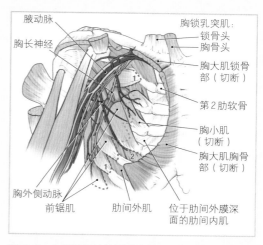

图 3.4　右侧胸的前外侧壁（前面观）

剑突，沿剑突向两侧触诊**肋弓**，触诊时注意观察切断的胸大肌内侧附着点。

7. 自胸骨角平面（第 2 肋软骨附着处）触诊并计数肋骨和肋间隙。

8. 用手术刀沿锁骨下面和胸骨外侧剔除两侧残留的**胸大肌锁骨部**和**胸大肌胸骨部**。

9. 去除胸小肌在肋上残余的所有肌组织。

10. 辨认**前锯肌**，以及发自**腋动脉**的**胸外侧动脉**和**胸长神经**。

11. 离断**前锯肌**，自上 8 位或 9 位肋的近端附着点开始，一次只切断一个附着点（**切口 1**）。

12. 将胸长神经和胸外侧动脉与前锯肌一起翻向外侧。

13. 在第 4、5 肋间隙辨认**肋间外肌**，注意其肌纤维自外上向内下走行。

14. 辨认位于肋间隙前部、**肋软骨**之间的**肋间外膜**。

15. 观察肋间外肌的肌纤维终止于肋间外膜的外侧缘。

16. 自第 5 肋间隙胸骨缘外侧将探针插入肋间外膜深面。向外侧推动探针，使探针进入肋间外膜和肋间外肌深面。

17. 在探针的引导下，用剪刀自肋上缘剪开肋间外肌和肋间外膜（**切口 2**）并向下翻开。将切口向外侧延续至腋中线。

18. 辨认**肋间内肌**，并观察其肌纤维自内上

斜向外下走行，与肋间外肌垂直。

19. 观察肋间内肌的肌纤维占据整个肋间隙，直达胸骨侧缘，并在肋间外膜下可见。

20. 参见图 3.5。

21. 从胸骨侧缘、肋上方离断肋间内肌。继续离断肋间内肌，尽可能向外侧直至腋中线，将肌向上翻开。

22. 在第 4 肋下方寻找第 4 **肋间神经**和**肋间后动、静脉**。观察肋间神经和血管走行于**肋间内肌**和**肋间最内肌**之间的平面。

23. 在肋间血管神经结构的深面辨认**肋间最内肌**，观察其肌纤维方向与肋间内肌一致，但肌纤维未到达肋间隙前部。

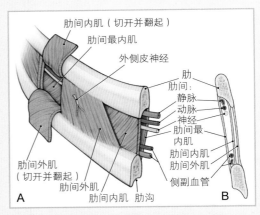

图 3.5　A. 肋间肌及肋间隙；B. 邻近的肋骨和肋间隙在腋中线处的冠状切面（前面观）

解剖回顾

1. 参照**表 3.1**，复习肋间肌及其功能。

2. 复习肋间神经和肋间后动脉的起源、走行及分支。

3. 将肋间内、外肌恢复到正确的解剖学位置。

4. 查阅皮神经分布图，并对比肋间神经的节段性分布。

胸前壁及胸膜腔

解剖概述

体腔（胸腔、心包腔、腹腔及盆腔）内面均衬有浆膜，浆膜分泌的少量液体可帮助润滑，减少脏器运动时的摩擦。胸腔内被覆双层浆膜，包绕肺（胸膜）和心（心包膜）。壁胸

表 3.1　肋间肌

名称	上方附着点	下方附着点	作用	神经支配
肋间外肌			上提下位的肋	
肋间内肌	上位肋的下缘	下位肋的上缘		肋间神经
肋间最内肌			下拉上位的肋	

膜衬于胸腔内面、膈上面及位于中央的纵隔，而脏胸膜被覆肺表面。两层胸膜之间形成的潜在腔隙称胸膜腔。

胸腔内包含左、右 2 个胸膜腔和纵隔。胸膜腔位于胸腔两侧，分别包绕左、右肺。纵隔是位于两侧胸膜腔之间的区域，包含心及其他胸腔内容物。为了观察胸腔结构，需要打开并切除胸前壁。

解剖顺序如下：沿胸骨和锁骨离断胸锁乳突肌和舌骨下肌群；自中部切断锁骨；在剑胸结合水平切断肋软骨和胸骨；在腋中线处切断肋和肋间结构；避开壁胸膜，小心移除胸前壁；学习胸壁内面及胸膜腔内容物。

解剖指导

解剖说明：可采用不同的操作方法来显露胸腔结构。这里介绍 2 种：第 1 种是在胸前壁开窗，而第 2 种是切除整个胸前壁。除了切除胸前壁的肋和肌，附着于其内面的肋胸膜连同重要的血管分支也要一起切除。

胸前壁开窗

解剖说明：胸前壁开窗对胸部的破坏较小，可保留颈根部和胸廓下口。然而入路狭小使得肺摘除和纵隔解剖较为困难。可以扩大骨窗面积，增加观察视野。

1. 参见图 3.6A。
2. 向外侧翻开胸大肌，向上翻开胸小肌，向外侧翻开前锯肌。
3. 用骨锯在颈静脉切迹和胸骨角之间水平锯开（**切口 1**）。*注意在所有使用骨锯的操作中，仅锯断骨和软骨，避免损伤胸腔内的深部结构。*
4. 在剑胸结合水平（约第 5 肋间隙水平），用骨锯横向锯开胸骨和肋软骨（**切口 2**）。

5. 在肋弓下缘上方约 4 cm 处，用骨锯沿肋弓的曲线向下外侧延长切口（**切口 3**）。
6. 在第 8 肋间隙，用剪刀在肋间肌上做一水平切口至腋中线处（**切口 4**）。
7. 用骨锯或骨刀沿两侧腋中线自下而上切断第 2~8 肋（**切口 5**）。自切缘提起或下压肋，一次只检查 1 根肋，以确认每根肋都完全锯断。
8. 用手术刀或剪刀沿腋中线在第 1~8 肋间隙将肋间肌垂直剪断。切口应与肋的切口一致，要剪开壁胸膜，但注意勿伤及肺。
9. 用剪刀自腋中线的垂直切口向胸骨柄方向横断第 1 肋间隙的肌（**切口 6**）。
10. 轻轻提起胸骨断端，连同附着的肋软骨和肋一起，将胸前壁向上翻开。
11. 在胸骨下端附近，辨认**左、右胸廓内血管**，如果血管还没有被切断，在第 5 肋间隙处将其剪断。
12. 继续提起胸前壁的下部，用剪刀离断胸壁内面连于纵隔的壁胸膜。

13. 在第1肋水平剪断胸廓内血管。
14. 移除胸前壁和附着于胸壁内面的胸廓内血管。

移除胸前壁

解剖说明： 切除整个胸前壁既便于解剖颈根部、肺和纵隔，也有利于解剖腹部。但在胸前壁全切除的过程中需要切断锁骨和诸多颈肌下段，这将破坏颈根部部分结构的关系。此外，还需要切断膈肌前缘和腹前壁肌。

1. 参见图 3.6B。
2. 向外侧翻开胸大肌，向上翻开胸小肌，向外侧翻开前锯肌。
3. 用探针将腋窝内容物轻轻推离锁骨下面。
4. 用骨锯在锁骨中点处锯断双侧锁骨（**切口 1**）。*注意在所有使用骨锯的操作中，仅锯断骨和软骨，避免损伤胸腔内的深部结构。*
5. 用骨锯或骨刀沿两侧腋中线自下而上切断第 2～8 肋（**切口 2**）。自切缘提起或下压肋，一次只检查 1 根肋，以确认每根肋都完全锯断。
6. 触摸第1肋，钝性解剖并将腋窝内容物推离肋。

7. 用骨锯或骨刀在靠近肋软骨处离断第1肋（**切口 3**）。操作时注意避免损伤进入腋窝的血管神经结构，尤其注意勿伤及锁骨下静脉。
8. 用手术刀或剪刀沿腋中线在第 1～8 肋间隙将肋间肌垂直离断。切口应与肋的切口一致，要剪开壁胸膜，但注意勿伤及肺。

解剖说明： 此入路的下方切口可重复**胸前壁开窗**入路中描述的步骤（4～6），或采用下列步骤。

9. 用探针提起腹直肌的上方附着点。
10. 在探针的引导下，在肋弓上方横断腹直肌（**切口 4**）。
11. 沿肋缘继续切开腹前外侧壁肌，直至腋中线（**切口 5**）。*注意切口不可过深，以免进入腹腔。*
12. 将胸骨下端及肋软骨和肋一起上提，注意观察其深面附着的膈肌纤维。
13. 用手术刀沿肋弓离断附着于肋弓深面的膈肌。
14. 在胸骨下端附近，辨认左、右胸廓内血管。如果血管还没有被离断，可用剪刀在第5肋间隙水平将其剪断。

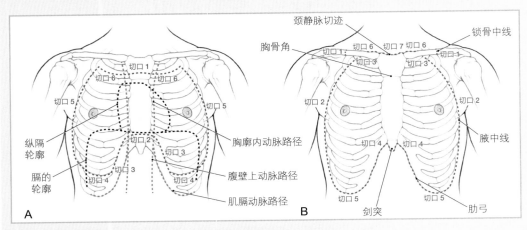

图 3.6 胸前壁的切除。A. 胸前壁开窗；B. 胸前壁的全切除（前面观）

15. 继续上提胸前壁下部，用剪刀剪断附着于胸前壁内面并返折至纵隔的壁胸膜。

16. 在第1肋水平离断胸廓内血管。

17. 在胸骨上缘和锁骨上面，离断胸锁乳突肌的胸骨头和锁骨头（**切口6**）。

18. 钝性分离胸锁乳突肌，向上游离该肌约5 cm后，将其向上翻开。

19. 用手指或探针将**舌骨下肌群**后推。向下追踪舌骨下肌群并在胸骨后面将其离断（**切口7**）。

20. 移除胸前壁及附着于其深面的胸廓内血管。

胸前壁

1. 参见图 3.7。

2. 辨认胸前壁内面的**肋胸膜**。

3. 自胸前壁内面撕去一部分肋胸膜，可听到清晰的撕裂声，这是连接肋胸膜和胸壁的结缔组织（**胸内筋膜**纤维）被撕裂时所发出的声音。

4. 辨认胸骨和肋软骨内面的**胸横肌**。*注意观察胸横肌在胸骨上的下附着点，以及在第2～6肋软骨上的上附着点。*

5. 在胸骨后面辨认**胸骨柄**、**胸骨体**和**剑突**。

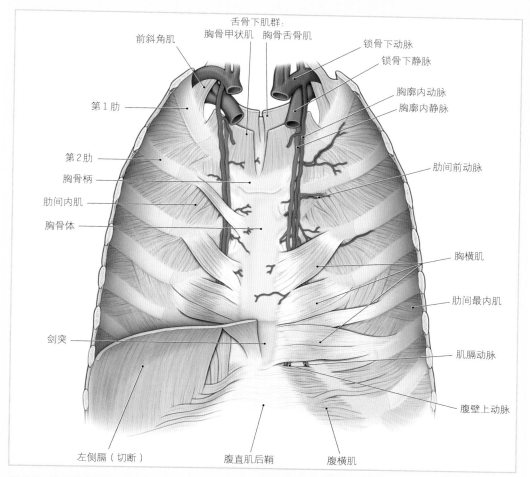

图 3.7 胸前壁（后面观）

胸前壁的手术入路

在胸外科手术中，前入路和外侧入路最为常用。前入路手术中，术者于中线处垂直劈开胸骨，可避开主要血管，且便于显露心脏。术后，胸骨切口采用不锈钢丝闭合。外侧入路手术中，切开肋间隙，以便于进行肺或心后方结构的手术操作。

6. 辨认并修洁穿行于胸横肌和肋软骨之间的**胸廓内动、静脉**。

7. 向下追踪胸廓内动脉，至少辨认 1 支发自该动脉的**肋间前动脉**。

8. 观察**肋间前动脉**发自胸廓内动脉，并营养肋间隙前部。*注意肋间隙后部由直接发自胸主动脉的肋间后动脉供血。前、后肋间动脉相互吻合沟通。*

9. 观察第 6、7 肋软骨内面，可见胸廓内动脉分为**腹壁上动脉**和**肌膈动脉**两个终支。

10. 学习典型的肋间神经的走行和分布。*注意该神经支配肋间肌、胸壁皮肤和壁胸膜。*

11. 若采用胸前壁的全切除法，应辨认下方**膈**的切缘，以及属于**舌骨下肌群**的**胸骨甲状肌**和**胸骨舌骨肌**的切缘。

胸膜腔

1. 参见图 3.8。

2. 将手伸入胸腔，仔细探查左、右胸膜腔。应小心避开锋利的肋骨断面，以免受伤。为避免被戳伤，在伸手进入胸膜腔之前可用前锯肌覆盖肋骨断面处。

3. 尽量用纸巾清理干净防腐处理时在胸膜腔内聚集的液体。

4. 辨认**壁胸膜**的分部，作为胸膜腔外层的浆膜，衬贴于胸壁内面的部分称**肋胸**膜，观察部分肋胸膜已经与胸前壁一起被切除。

5. 辨认附着于内侧纵隔表面的**纵隔胸膜**，以及覆盖于膈上的**膈胸膜**。*注意胸内筋膜衬于壁胸膜各部的下方。*

6. 辨认**颈胸膜（胸膜顶）**，它向上延伸至第 1 肋上方。

7. 观察壁胸膜在**胸膜返折线**处大幅返折。可见肋胸膜向下返折为膈胸膜，向内返折为纵隔胸膜。

8. 不同部位的壁胸膜互相接触的区域称为**胸膜隐窝**。辨认左、右两侧的**肋膈隐窝**，这是胸膜腔的最低位置。

9. 将移除的胸前壁复位。观察两侧的**肋纵隔隐窝**（左侧较右侧宽大）的相对位置，这是在胸骨后方由肋胸膜返折为纵隔胸膜时形成的。

10. 沿膈外侧缘向下，将手指伸入**肋膈隐窝**

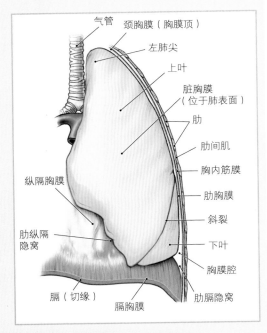

图 3.8 胸膜腔及左肺胸膜（前面观）

并向后探查，感受肋膈隐窝实为膈肌与胸壁内面所形成的锐角凹陷。*注意平静呼吸时，肺下缘不能深入肋膈隐窝。*

11. 将手伸入肺与纵隔之间可触及**肺根**。肺根为进出肺的结构，连于纵隔与肺门之间。*注意纵隔胸膜于肺根处与肺表面的脏胸膜相延续，并构成肺门的边界。*

12. 触诊**肺韧带**，探查该韧带自肺根下方向下延伸，将肺下叶固定于纵隔。

13. 观察每个肺表面都被**脏胸膜（肺胸膜）**完全覆盖。不要试图剥离脏胸膜，强行剥离脏胸膜会破坏肺组织。

14. 观察肺根附着于纵隔，而肺的其他部分在**胸膜腔**内可以自由滑动。胸膜腔是脏胸膜和壁胸膜之间的潜在腔隙。*注意活体状态下，胸膜腔是潜在的腔隙，脏胸膜和壁胸膜相互接触，仅有少量浆液分隔。*

15. 将手伸入胸膜腔内，探查肺的边缘。在疾病状态下，脏、壁胸膜可发生粘连，可用指尖分离可能存在的胸膜粘连。

临床联系

胸膜腔疾病（气胸、胸腔积液、血胸）

病理条件下，胸膜腔的潜在腔隙可能变为真正的腔隙。发生创伤时，空气进入胸膜腔引发气胸，胸膜腔内压及肺组织弹性的变化会导致患侧肺处于压缩状态。若胸膜腔内积存气体，则会压迫肺，从而导致患者呼吸困难。胸膜腔内积液可为胸膜过度渗出的浆液或血液，若胸膜腔内积存血液则会形成血胸。

解剖回顾

1. 复习胸大肌、胸小肌、前锯肌和胸横肌的附着点及作用。

2. 在解剖标本上，观察胸膜返折线在胸前壁上的体表投影。

3. 复习胸廓内动脉的走行，以及从锁骨下动脉起点至其终末分支的名称。

4. 复习肋间神经的走行，理解肋间神经作为躯体神经（包括痛觉纤维）对肋胸膜的支配功能。

5. 将胸前壁复位，恢复前锯肌、胸小肌、胸大肌的正确解剖学位置。

肺

解剖概述

呼吸系统包括气道和气体交换器官。在人类中，肺是主要的呼吸器官，是呼吸系统的终末部分。显微镜下可见肺由大量肺泡组成，是气体交换的场所。肉眼可见的呼吸道和肺是解剖的关注点。

肺属于成对器官，但双肺存在形态学上的差异。如图 3.9 所示，肺门是位于肺的壁胸膜和脏胸膜之间的间隙，支气管动脉、淋巴管与肺根一起出入位于肺内侧面的肺门，肺根包含支气管、肺动脉和肺静脉。

解剖顺序如下：原位观察胸膜腔内肺前面的表面特征和毗邻关系。摘除肺，并完成肺表面特征和毗邻关系的学习，应特别留意肺门和肺根的解剖。

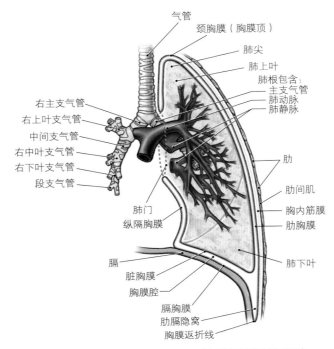

气管
颈胸膜（胸膜顶）
肺尖
肺上叶
肺根包含：
主支气管
肺动脉
肺静脉
右主支气管
右上叶支气管
中间支气管
右中叶支气管
右下叶支气管
段支气管
肋
肋间肌
胸内筋膜
肋胸膜
肺门
纵隔胸膜
膈
脏胸膜
胸膜腔
膈胸膜
肋膈隐窝
胸膜返折线
肺下叶

图 3.9　左侧胸腔经腋中线的冠状切面（额状切面）（前面观）

解剖指导

胸腔内的肺

1. 参见图 3.10。

2. 原位观察肺在胸腔内的解剖学位置，从**肋面**开始辨认肺的 3 个面，顾名思义，肺的肋面与肋相邻。

3. 轻轻地向外牵拉肺，辨认肺的**纵隔面**，可见其紧邻位于胸腔中央的纵隔。

4. 抬起肺下部，辨认位于膈上面的肺的**膈面**。*注意膈肌纤维收缩下拉膈可增大胸腔容积，肺内压因此降低以帮助吸气。*

5. 观察右肺有 3 叶（**上叶、中叶和下叶**），左肺仅有 2 叶（**上叶和下叶**）。注意肺叶的数量偶有变异。

6. 观察两肺下叶上方均可见**斜裂（主裂）**。以胸前壁为参照，可见斜裂在外侧位于

第 5 肋深面，而在前方位于第 6 肋软骨深面。

7. 辨认右肺上、中叶之间的**水平裂（次裂或横裂）**。

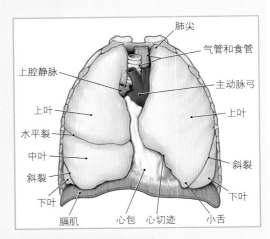

肺尖
气管和食管
上腔静脉
主动脉弓
上叶
上叶
水平裂
中叶
斜裂
斜裂
下叶
下叶
膈肌
心包
心切迹
小舌

图 3.10　胸腔和肺（前面观）

8. 以胸前壁为参照，可见水平裂位于第 4 肋和第 4 肋软骨后方。

9. 观察**肺尖**，它位于第 1 肋体上方，被相应的颈胸膜覆盖，超出胸廓上口平面突向颈根部。

10. 在左、右胸膜腔之间辨认**心包或心包囊**。心包居两肺的中间，位于胸骨和肋软骨后方，容纳心脏。

11. 将手伸入胸膜腔，置于心包和肺之间，可触诊**肺根**。每侧肺根内包含肺血管及主支气管等结构。

12. 于心包两侧，辨认伴行的**膈神经和心包膈血管**，可见上述结构穿行于纵隔胸膜深面。

13. *注意观察膈神经和心包膈血管走行于肺根前方。现在暂不解剖膈神经和心包膈血管，等到解剖纵隔时再进行操作。*

摘除右肺

1. 参见图 3.10。

2. 向外侧牵拉右肺，可见肺根被牵拉，保护内侧的膈神经和心包膈血管。

3. 将肺向外侧牵拉的同时，在纵隔和肺之间用剪刀或手术刀将肺根的中央处离断，注意勿伤及纵隔和肺。

4. 继续小心向外牵拉肺，用探针确认肺根完全离断，也确保肺韧带完全离断。

5. 将手伸至右肺后方，注意不要伸入斜裂。将肺上抬并移出胸腔。操作时需小心避开肋的锐利切缘，以免受伤。注意*肺组织比较脆弱，移取时动作应轻柔，以免损坏肺组织或肺叶。*

6. 参见图 3.11。

7. 辨认上、中、下**肺叶**及**水平裂**。

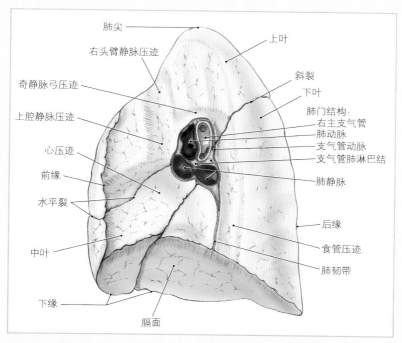

图 3.11　右肺纵隔面（内侧面观）

8. 辨认右肺的**肋面**、**纵隔面**及**膈面**。

9. 辨认右肺的**前缘**、**后缘和下缘**。

10. 于**右肺**的纵隔面上，辨认**心压迹**，可见该压迹较浅，位于**食管压迹**的前方。

11. 辨认**奇静脉弓压迹**，可见其弓形跨过右肺根上方，走向**上腔静脉压迹**。

12. 在右肺内侧面，探查**肺根**，辨认**主支气管**、**肺动脉**及**肺静脉**。

13. 观察肺动脉通常位于肺静脉上方。*注意肺动脉内含有低氧的静脉血，而肺静脉内含有富氧的动脉血。*

14. 观察右主支气管位于肺动脉后方。

15. 将探针插入右主支气管腔，探查其分支到各肺叶的形式。*注意右主支气管可能在纵隔内已分为肺叶支气管。*

16. 在右肺上辨认上、中、下**叶支气管（二级支气管）**。*注意右上叶支气管位于右*

肺动脉上方，因此又被称为动脉上支气管。

摘除左肺

1. 观察胸腔内心的位置偏左侧，且胸主动脉在左侧下降，因此左肺体积虽小，其摘除过程却较右肺困难。

2. 参照**摘除右肺**的步骤（1~4），确保手不是仅抓住左肺上叶，而是位于左侧全肺的后面。操作时注意避免被锋利的肋断端划伤。

3. 参见**图 3.12**。

4. 辨认**左肺的肋面**、**纵隔面**和**膈面**。

5. 辨认**左肺的前缘**、**后缘和下缘**。

6. 在**左肺**的纵隔面上辨认较为明显的**心压迹**，心压迹位于**主动脉弓压迹**下方和**胸主动脉压迹**前方。

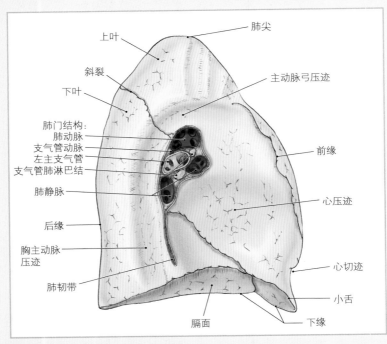

肺尖

上叶

斜裂

下叶

肺门结构：
肺动脉
支气管动脉
左主支气管
支气管肺淋巴结

肺静脉

后缘

胸主动脉
压迹

肺韧带

膈面

主动脉弓压迹

前缘

心压迹

心切迹

小舌

下缘

图 3.12　左肺纵隔面（内侧面观）

7. 在左肺上叶前缘辨认**心切迹**，并确认在解剖学位置，心切迹位于心的前面。

8. 辨认位于左肺上叶内下方的**左肺小舌**，确认该结构与右肺中叶同源。

9. 探查**左肺根**，辨认**左主支气管、肺动脉和肺静脉**。

10. 观察肺动脉通常位于肺静脉上方。*注意肺动脉内含低氧的静脉血，而肺静脉内含富氧的动脉血*。

11. 在左肺上观察包含软骨结构的左主支气管，它通常位于左肺动脉下方。

12. 将探针插入左主支气管腔，探查其分支到肺叶的形式。*注意左主支气管可能在纵隔内已分支为肺叶支气管*。

13. 辨认左上、**下叶支气管（二级支气管）**。

14. 对比左、右肺，观察右肺较短，但其体积大于左肺。

15. 确认两肺均被**斜裂**分为**上叶**和**下叶**，观察可见胸腔内位置最靠后的是肺下叶，最靠前的是肺上叶。

16. 追踪一支肺叶支气管，钝性分离该支气管至肺组织内 3～4 cm，直至其发出几支**肺段支气管**。注意右肺有 10 个肺段支气管，左肺有 9 个或 10 个肺段支气管。每个肺段支气管为一个**支气管肺段**供气。

17. 辨认沿主支气管或肺叶支气管表面走行的**支气管动脉**。

18. 除了已经辨认的结构外，在肺门处寻找支气管静脉、淋巴结、淋巴管和自主神经。*注意肺的神经支配丰富，来自左、右交感干的交感神经纤维和来自左、右迷走神经的副交感神经纤维均经肺前、后神经丛分布于肺组织*。

解剖回顾

1. 复习左、右肺的表面形态、边界和组成。

2. 复习左、右侧肺根的结构，以及左、右侧肺根内肺动脉和支气管的解剖学位置。

3. 复习壁胸膜各部分的命名原则。复习壁胸膜在胸壁、纵隔和膈处的返折关系，以及它们形成的肋纵隔隐窝与肋膈隐窝。

4. 复习壁胸膜的各个部分，以及在胸膜腔形成间隙的壁胸膜返折位置。

5. 复习膈神经和迷走神经与肺根、右侧心包和左侧纵隔的关系。

6. 将肺重新置于胸膜腔内的解剖学位置，或装瓶保存。

7. 将胸前壁复位至解剖学位置。复习肺的边缘、表面和肺裂在胸壁表面的体表投影。

纵隔

解剖概述

纵隔位于两侧胸膜腔之间。如图 3.13 所

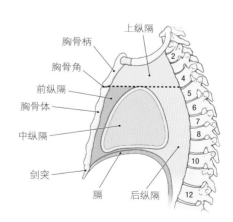

图 3.13　纵隔的边界及分区（外侧面观）

示，为便于描述，将纵隔依其相对位置分为 4 部分。经胸骨角至第 4、5 胸椎间盘的水平断面分割上、下纵隔。下纵隔以心包为标志进一步分为 3 部分，其中前纵隔位于胸骨与心包之间。幼年及青春期时，前纵隔内包含部分胸腺；中纵隔居中，内含心包、心及大血管根部；后纵隔位于心包后面、$T_5 \sim T_{12}$ 椎体前面，其内含有穿经颈部、胸部和腹部的结构

（食管、迷走神经、奇静脉、胸导管和胸主动脉）。值得注意的是部分结构穿经纵隔的不同部分，如食管、迷走神经、膈神经和胸导管。

解剖顺序如下：首先探查纵隔胸膜，并触诊纵隔内的结构。切除肋胸膜和纵隔胸膜。打开心包，探查心和大血管，注意观察心包与心和血管的解剖关系。学习浆膜心包的壁层，切断大血管，摘除心。

解剖指导

下纵隔

1. 参见图 3.13。
2. 观察**纵隔**的**上界**为胸廓上口，**下界**为膈，**前界**为胸骨，**后界**为 $T_1 \sim T_{12}$ 椎体，**外侧界**为左、右**纵隔胸膜**。
3. 利用胸前壁确认胸骨角与纵隔的相对关系。确认胸骨角与 T_4/T_5 椎间盘同高，且通过这两点的平面将纵隔分为上、下纵隔。
4. 探查**纵隔胸膜**并观察胸骨角平面对应**心包上缘、气管分叉处、升主动脉末端、主动脉弓起止点**，以及**胸主动脉起始处**。
5. 自前向后观察纵隔胸膜紧贴**心包**和**肺根**，左侧邻近**胸主动脉**，右侧毗邻**食管**。
6. 进一步向后追踪纵隔胸膜至其覆盖的椎体侧面，纵隔胸膜在此处移行为**肋胸膜**。
7. 在第 1~5 肋的切缘附近，沿腋中线离断并由外向内剥除胸后壁内面的肋胸膜。观察**胸内筋膜**为肋胸膜与胸壁之间的分离提供了一个天然的平面。
8. 继续剥除肋胸膜至脊柱部位。
9. 辨认穿行于纵隔胸膜深面的左、右**膈神经**和**心包膈血管**。观察膈神经和心包膈血管位于心包和纵隔胸膜之间、肺根前

方约 1.5 cm 处。
10. 向下修洁并追踪膈神经和心包膈血管至膈。复习两侧膈神经均发自 $C_3 \sim C_5$ 水平，每条膈神经仅支配一侧膈的运动。膈神经的感觉纤维分布于纵隔胸膜和膈胸膜。

纵隔内的心

1. 参见图 3.14。
2. 辨认包裹心的**心包囊（心包）**并观察**主动脉、肺动脉干和上腔静脉**从上方穿出，4 条肺静脉从后外侧穿出，而**下腔静脉**则从下方穿出。

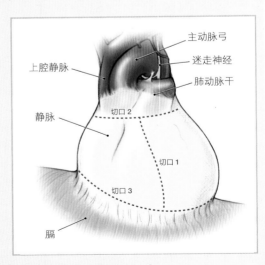

图 3.14 打开心包（前面观）

3. 观察心包位于**纵隔胸膜深面**。心包由 2 层构成：外层较粗糙的**纤维心包**和衬于内面的光滑**浆膜心包**。

4. 切除纵隔胸膜并在左、右侧膈神经与心包膈血管之间摘除覆盖于心包前面的脂肪组织。

5. 观察心包附着于**膈的中心腱**，因此心包及其内的心可在呼吸过程中随膈上、下运动。

6. 用镊子提起心包前部，用剪刀自下而上从膈上方至升主动脉，垂直剪开心包（**切口 1**）。

7. 在心包上部、心包大血管根部返折处下方做一横向切口（**切口 2**）。*注意勿破坏邻近的膈神经和伴行的心包膈血管*。

8. 在心包下部、心包与膈的返折处上方做一横向切口（**切口 3**）。

9. 从切口翻开心包，充分显露心。

10. 参见图 3.15。

11. 在心包内面可见**浆膜心包壁层**表面光滑。

12. 观察浆膜心包壁层在大血管根部返折至心形成**浆膜心包脏层**（**心外膜**）。

13. 用手指探查并观察打开后肉眼可见的**心包腔**，心包腔是位于浆膜心包脏、壁层之间的潜在腔隙。通常心包腔内含有少量薄层浆液。薄层浆液可以润滑浆膜层，并保证心在心包内的自由运动。

14. 在心包腔内，辨认**上腔静脉、肺动脉干、肺静脉和下腔静脉**。

15. 探查心的表面，观察**心右缘**由**右心房**构成。

16. 观察大部分心前区及**心下缘**由**右心室**和部分**左心室**构成。**心左缘**由左心室构成。

17. **左、右心房**和**心耳**构成**心上缘**。*注意心右缘、心左缘和心下缘在胸片上易于辨认，但心上缘在胸片上不易辨认*。

18. 在心的左下部辨认**心尖**，观察心尖是左心室的一部分。*注意心尖的体表投影位于左侧第 5 肋间隙深面，距中线外侧约 9 cm 处*。

19. 辨认由左心房及部分右心房构成的**心底**。临床医生常指出大血管从心底发出。

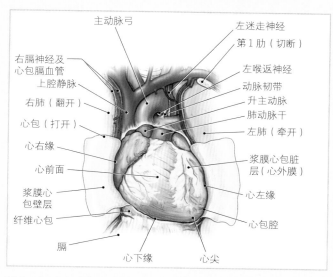

图 3.15　打开心包，显露心（前面观）

主动脉弓
左迷走神经
第 1 肋（切断）
右膈神经及心包膈血管
左喉返神经
上腔静脉
动脉韧带
右肺（翻开）
升主动脉
肺动脉干
心包（打开）
左肺（牵开）
心右缘
浆膜心包脏层（心外膜）
心前面
浆膜心包壁层
心左缘
纤维心包
心包腔
膈
心下缘
心尖

20. 使胸前壁恢复到正确的解剖学位置，并在胸壁表面勾勒心的体表投影。

临床联系

心包疾病（心包积液、心包积血、心包填塞）

炎性疾病可导致液体聚集于心包腔内（心包积液）。心的穿刺伤或治疗心肌梗死（MI）的心肌穿孔术可导致血液流入心包腔（心包积血）。由于心包由纤维结缔组织构成，延展性较差，因此心包积液或积血可造成心脏压迫症状（心包填塞）。

摘除心

1. 参见图 3.16。
2. 在心包外面辨认**主动脉弓**。
3. 钝性分离、辨认并修洁**左迷走神经**，可见该神经跨过主动脉弓左侧。
4. 观察**迷走神经**在胸腔内于肺根后方下行，而膈神经则走行于肺根前方。
5. 辨认**左喉返神经**起始处，左喉返神经在主动脉弓下方、动脉韧带后方发自左迷走神经。
6. 用手指轻轻地打开主动脉弓凹面与肺动脉干之间的间隙，辨认连于左肺动脉与主动脉弓下方的**动脉韧带**。

7. 将右手伸入心包腔并置于心后部，探查**心包斜窦**。手指向上轻轻插入并将心抬起，直到触及浆膜心包的返折线。
8. 自右向左将右手示指插入肺动脉干和升主动脉后面，直到指尖从上腔静脉与升主动脉之间的**心包横窦**穿出。
9. 用手指探查浆膜心包在出入心的大血管（主动脉、肺动脉干、上腔静脉、下腔静脉和 4 条肺静脉）上形成的返折线。
10. 将探针置入心包横窦。
11. 在探针前方，主动脉和肺动脉干距离心上方约 1.5 cm 处，离断**升主动脉和肺动脉干**。
12. 在上腔静脉与右心房连接处上方约 1 cm 处，离断**上腔静脉**。
13. 上抬心尖，紧贴膈表面离断下腔静脉。
14. 继续上抬心尖，在靠近心包内层处离断**4 条肺静脉**。肺静脉在此处构成心包斜窦的外侧界。
15. 离断从后面返折至内面的剩余浆膜心包，摘除心。
16. 检查心包后面，辨认 8 条血管的断端及心包返折线。

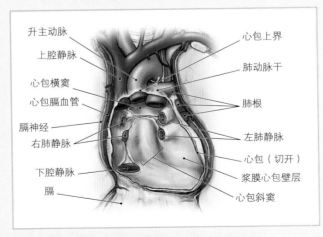

图 3.16　摘除心，显示心包腔和心包窦（前面观）

解剖回顾

1. 复习纵隔的分区与境界。
2. 复习心包与膈、心包与大血管根部的附着部位。
3. 比较脏胸膜和壁胸膜，以及浆膜心包的脏层与壁层的外形和功能特征。
4. 将翻开的组织恢复到解剖学位置。
5. 复习心包横窦和心包斜窦的胚胎起源。

心的外形

解剖概述

心是人体血液循环过程中重要的动力泵。

心在收缩时有效地发挥了双泵系统的作用，一个系统负责循环缺氧的静脉血，另一个系统负责循环富氧的动脉血。当血液循环时，血液汇入被膈肌或瓣膜分隔的 4 个腔室。

心的解剖过程可分为两步：首先学习心的表面特征，包括心自身的营养血管；随后打开心腔，学习心内每个腔室的结构特点。

解剖顺序如下：从心的前面和上面仔细观察其表面的形态特征。学习主动脉和肺动脉半月瓣的瓣膜和瓣尖。修洁和分离冠状静脉。修洁和分离冠状动脉。

解剖指导

心的表面特征及瓣膜

1. 参见图 3.17。
2. 观察心的表面形态，辨认环绕心走行的**冠状沟（房室沟）**，冠状沟上方为心房，下方为心室。
3. 在心的**胸肋面**上辨认分隔左、右心室的**前室间沟**，观察右心室主要占据心的前面。*注意室间沟与冠状沟形成直角，对应心内的室间隔位置。*
4. 在心前面，辨认从右心房伸出的**右心耳**，以及从左心房伸出的**左心耳**。
5. 观察左心室主要构成心的**膈（下）面**。
6. 在心的膈面辨认**下腔静脉开口**，以及自心尖延伸至冠状沟的**后室间沟**。*注意心的静脉和冠状动脉走行于冠状沟和室间沟内。*
7. 观察**心的左侧面**主要由左心室构成，且与左肺的心切迹相贴合。
8. 观察**心的右侧面**主要由右心房构成。
9. 将探针伸入升主动脉腔内，轻轻拨开主动脉瓣，通过主动脉瓣观察主动脉与左心室的连接处。
10. 辨认**主动脉瓣右尖和右冠状动脉开口**。由于大血管在胚胎发育过程中的旋转，右冠状动脉的开口略靠前。
11. 辨认**主动脉瓣左尖和左冠状动脉开口**。观察左冠状动脉的开口略靠后。
12. 辨认**主动脉瓣后尖**。由于后尖处无冠状动脉开口，又称为无冠尖，观察其位置靠近心右缘。
13. 观察每个瓣尖后面的小袋，这些小袋称为**主动脉窦（分别是右窦、左窦和后窦）**。

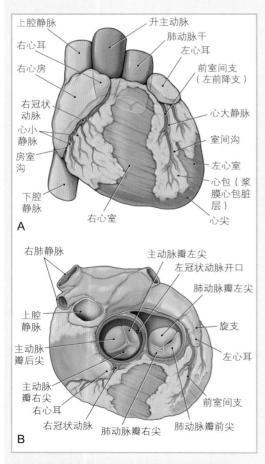

上腔静脉

右心耳

右心房

右冠状动脉

心小静脉

房室沟

下腔静脉

升主动脉

肺动脉干

左心耳

前室间支（左前降支）

心大静脉

室间沟

左心室

心包（浆膜心包脏层）

心尖

A

右心室

右肺静脉

上腔静脉

主动脉瓣后尖

主动脉瓣右尖

右心耳

右冠状动脉

主动脉瓣左尖

左冠状动脉开口

肺动脉瓣左尖

旋支

左心耳

前室间支

肺动脉瓣右尖

肺动脉瓣前尖

B

图 3.17 心的表面解剖。A. 前面观；B. 上面观

14. 将探针插入肺动脉干腔，轻轻拨开肺动脉瓣，观察肺动脉干与右心室的连接处。

15. 辨认**肺动脉瓣右尖**，观察其位置靠前并邻近主动脉瓣右尖。

16. 辨认**肺动脉瓣左尖**，观察其位置靠后并邻近主动脉瓣左尖。

17. 辨认**肺动脉瓣前尖**，观察其靠近心左缘。

18. 在心右缘处辨认**上腔静脉**，并观察其与右心房下方的下腔静脉在同一条直线上。

19. 辨认 **4 条肺静脉**的开口，4 条肺静脉在心的后面，2 条在左侧，2 条在右侧，它们将血液汇入左心房。

心的静脉

解剖说明： 解剖心的血管时，要意识到冠状血管（及周围的脂肪）位于浆膜心包与心肌壁之间。由于冠状静脉多走行于冠状动脉浅面，所以先解剖冠状静脉。

1. 参见图 3.18。

2. 辨认位于心膈面的**冠状窦**。观察冠状窦位于冠状沟内，是心静脉系统的膨大部分。

3. 钝性解剖并修洁冠状沟表面的脂肪组织和心外膜。*注意观察冠状窦长为 2.0～2.5 cm，开口于右心房。* 可在解剖右心房内部结构时看到冠状窦的开口。

4. 确认冠状窦的边界和表面特征，追踪其走行于环绕心的冠状沟内，直到**心大静脉**的汇入点。

5. 追踪并修洁胸肋面上的心大静脉。观察心大静脉常走行于心前部动脉的深面。

6. 修洁心大静脉，确认其由心尖经前室间沟至冠状窦的走行。*注意也可见到其他静脉辅助引流左心室的血液汇入心大静脉或冠状窦。*

7. 在后室间沟内辨认并修洁**心中静脉**，追踪其汇入冠状窦。

8. 在下腔静脉附近，靠近冠状窦的末端处辨认从右侧环绕心右缘的**心小静脉**。

9. 用探针解剖心小静脉并追踪其至心前面，可见其沿心下缘走行。

10. 辨认位于心前面的**心前静脉**，它常跨过右心房与右心室之间的房室沟，并走行于右冠状动脉的浅面。

11. 观察大部分的心静脉回流至冠状窦，心前静脉例外。右心室前壁的静脉血经心前静脉直接引流入右心房。

冠状动脉

1. 参见图 3.19。

2. 将探针插入主动脉腔内的主动脉左窦，**辨认左冠状动脉开口**并将探针插入开口。

3. 在心的表面触摸插入左冠状动脉内的探针尖，可感知探针位于左心耳与肺动脉干之间。

4. 在左心耳下方，钝性解剖并修洁自升主动脉发出的一小段左冠状动脉。观察左冠状动脉主干较短，在冠状沟内分支为

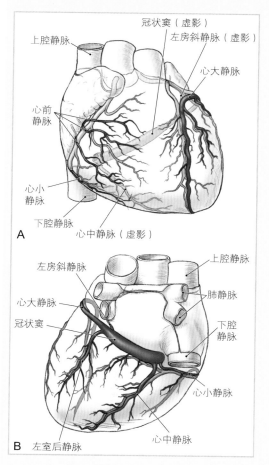

图 3.18　心静脉及冠状窦。A. 前面观；B. 后面观

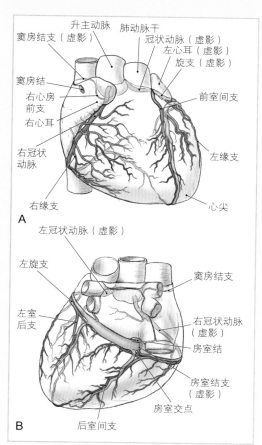

图 3.19　左右冠状动脉及其分支。A. 前面观；B. 后面观

前室间支和旋支。

5. 在前室间沟内，钝性解剖并修洁**前室间支**，并追踪前室间支至心尖处。分离时勿破坏心大静脉。在临床上称左冠状动脉前室间支为左前降支（LAD）。

6. 在心左侧的冠状沟内，钝性解剖、修洁并追踪**左冠状动脉旋支**。

7. 观察左冠状动脉旋支，它在冠状沟内与冠状窦伴行，同时发出多条无名支，营养左心室后壁。

8. 将探针伸入主动脉腔内的主动脉右窦，辨认**右冠状动脉开口**并将探针插入开口。

9. 在心表面触摸插入右冠状动脉内的探针尖，可感知探针位于右心耳与升主动脉之间。

10. 抬起右心耳，钝性解剖并修洁右冠状动脉。

11. 辨认**右心房前支**，它在右冠状动脉根部发出，沿右心房前壁上行至上腔静脉处。

12. 追踪并修洁右心房前支，可见其发出**窦房结动脉（SA）**营养窦房结。*注意右心房前支和窦房结动脉可能管径较细小，需耐心细致地清理和解剖。*

13. 在冠状沟内追踪右冠状动脉，尽可能地保留越过冠状动脉拱向右心房的心前静脉。

14. 辨认并修洁发自右冠状动脉的**右缘支**，可见其常在心下缘附近发出并与心小静脉伴行。

15. 继续追踪并修洁位于冠状沟内的右冠状动脉至心的膈面。追踪右冠状动脉直至其进入后室间沟并发出与心中静脉伴行的**后室间支**。

16. 追踪并修洁后室间支至心尖，见其与发自左冠状动脉的前室间支相吻合。

临床联系

冠状动脉（优势动脉）

　　多数情况下，右冠状动脉发出后室间支营养左心室和室间隔后部，即右冠脉优势。偶见后室间支发自左冠状动脉，称左冠脉优势。冠状动脉也存在其他类型的分支变异。

---

17. 辨认心的**房室交点**，即后室间沟与冠状沟的交汇点。观察右冠状动脉在房室交点附近发出的**房室结动脉**。

18. 去除心表面的脂肪组织和部分浆膜心包脏层，以便于观察心的血管及分支。

解剖回顾

1. 复习心的边界及表面解剖特征。
2. 观察心的表面，复习4个心腔的边界及位置。
3. 复习冠状沟和室间沟的位置并说出在沟内走行的血管。
4. 追踪主动脉右窦至冠状窦的血流路径，说出所有参与的血管。
5. 追踪由主动脉左窦发出的左冠状动脉至心尖的血流路径及回流至冠状窦的静脉血管，说出所有参与的血管。
6. 将心放回心包腔，将所有翻开的组织恢复到解剖学位置。

心的内部结构

解剖概述

　　心壁内的心肌收缩由心传导系统调控。心的起搏点称窦房结，位于右心房内界嵴上部的心壁内，邻近上腔静脉。窦房结发出的冲动经右心房的心壁到达房室结，经室间隔膜部的房室束继续传导。随后，房室束在室间隔处分为左、右束支，最终通过浦肯野纤维刺激心室肌收缩。

对应于心腔的舒张和收缩，血液经右心房、右心室到达肺，然后经左心房回到心，再进入左心室泵入心的冠状动脉和其他血管。设计观察心内结构的切口时已经考虑到最大限度地保留前面解剖过的心表面的重要血管。

解剖顺序如下：逐一打开右心房、右心室、左心房和左心室，观察各心腔内部结构。

解剖指导

解剖说明：从胸腔取出心并按照以下步骤进行解剖。同时，注意覆盖胸腔内其余结构，防止标本干燥。为便于观察心的内部结构，需要清除心腔内的血凝块。血凝块会非常坚硬，可能需要先将其打碎再取出。取出的血凝块应置于特定的容器内并按照实验室的规定进行处理。

右心房

1. 参见图 3.20。
2. 用镊子轻轻提起右心耳，用剪刀沿右心耳上部的游离缘剪开，将剪刀的一侧刀刃插入剪开的切口，在上腔静脉和右心房的交界处下方向右侧水平剪开（**切口 1**）。
3. 在右心房水平切口的右侧（**切口 1**），自右心房外侧缘向下做垂直切口，至下腔静脉与心房交界处上方（**切口 2**）。
4. 在右心房的垂直切口下方（**切口 2**），向左做一个短的水平切口至冠状沟附近（**切口 3**）。
5. 参见图 3.21。
6. 用镊子夹住切开的心房壁游离缘并轻轻拉向左侧，充分打开右心房。
7. 用镊子清除右心房内的血凝块。如果可能的话，用流水冲洗右心房。
8. 在**右心房前壁**内面，辨认**梳状肌**，可见其为水平走行且指向**界嵴**的肌嵴，界嵴是与梳状肌相连的垂直肌嵴。

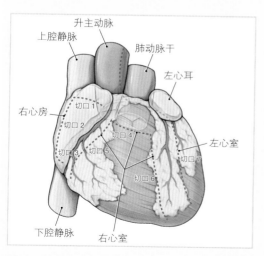

图 3.20　打开心腔的切口（前面观）

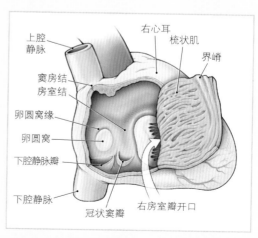

图 3.21　右心房的内部结构（前面观）

卵圆窝

卵圆窝是胚胎发育过程中卵圆孔的遗迹。在胎儿期，来自胎盘的血液经胎儿的肝回流到心，途经左脐静脉遗迹、静脉导管和下腔静脉。来自胎盘的血液富含氧气和营养物质，经卵圆孔直接进入左心房。因此富氧的胎儿血绕过右心室直接进入胎儿身体，不经过肺。

9. 在右心房上部辨认**上腔静脉口**。

10. 在右心房下部辨认**下腔静脉口**和**下腔静脉瓣**。

11. 在**右心房后壁**辨认**冠状窦口**和**冠状窦瓣**。将探针插入冠状窦口，确认其在走行于冠状沟内的冠状窦内的位置。

12. 在右心房内侧面辨认**房间隔**上的小凹陷（即**卵圆窝**），并观察其上方有增厚的嵴，称为**卵圆窝缘**。

13. 右心房壁内含有**心传导系统**成分，但肉眼解剖无法观察到。*注意窦房结位于右心房与上腔静脉交界处界嵴的上端，房室结则位于冠状窦口上方的房间隔内。*

14. 辨认通向右心室的**右房室口**和**右房室瓣**，可将探针自右房室口伸入右心室，以观察右心的血流方向。

右心室

1. 参考图 3.20。

2. 用探针或手指确认**肺动脉瓣**在肺动脉干内的位置。

3. 用剪刀或手术刀在肺动脉瓣水平的下方做一个较短的水平切口（**切口 4**），切开**右心室前壁**。

4. 在右心室前壁横切口（**切口 4**）的右端，用剪刀在距冠状沟约 1 cm 处，向下做一个平行于冠状沟的切口（**切口 5**），至心的下缘。切开心壁时，需随时注意其厚度，避免伤及深面的房室瓣尖。

5. 将手指伸入切开的右心室内，以前室间

支为参照探查**室间隔**。

6. 自心室横切口（**切口 4**）左端，在距前室间沟约 2 cm 处，向心的下缘做平行于室间隔右侧的切口（**切口 6**），至心右缘水平。

7. 参见图 3.22。

8. 用手指或镊子向下翻开右心室前壁。

9. 用镊子清除右心室内的血凝块。清除血凝块后用流水轻轻冲洗右心室内其他残余组织。

10. 辨认**右房室瓣（三尖瓣）**的开口，观察3 个瓣膜：**前瓣、后瓣及隔侧瓣**。各瓣膜根据其相对位置而命名。

11. 辨认**腱索**，并观察那些纤细的腱性结构自三尖瓣尖连于右心室壁的**乳头肌**顶端。

12. 从**前乳头肌**开始辨认**3 个乳头肌**，前乳头肌是右心室内最大且最容易辨认的乳头肌。**隔侧乳头肌**最小，可以是从室间隔发出的许多微小肌束。后乳头肌最靠后，位置较深。*注意每个乳头肌的腱索均连接相邻的两个瓣尖侧缘。*

13. 位于右心室内壁的粗壮肌嵴是**肉柱**。

14. 辨认位于右心室下部，自室间隔弓形向下连于前乳头肌根部的**隔缘肉柱（节制索）**。*注意隔缘肉柱内包含心传导系统的右束支纤维，可兴奋前乳头肌。*

15. 在右心室腔上部可见**肺动脉干开口**，开口下方呈锥形，内壁光滑，称**动脉圆锥**，或右心室**漏斗部**。

16. 仔细观察**肺动脉瓣**的 3 个瓣尖：**前尖、右尖和左尖**。

17. 自心上方看入肺动脉干内腔，可观察到肺动脉瓣的上面。*注意每个半月瓣尖有一个纤维**结节**和 2 个**半月**结构，有助于封闭瓣尖，防止舒张期血液反流入右心室。*

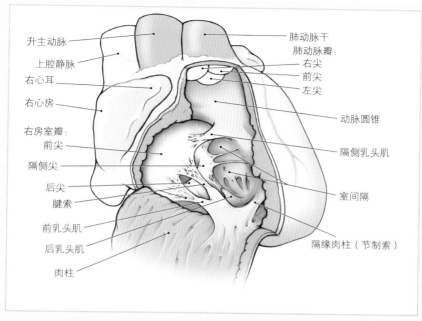

图 3.22　右心室的内部结构（前外侧面观）

左心房

1. 参见图 3.23。
2. 检查心的后面，并观察 4 条**肺静脉**均注入左心房。肺静脉一般成对分布：右肺有 2 条，左肺有 2 条。
3. 以 4 条肺静脉口作为外侧的参考点，用剪刀在左心房后壁做倒 "U" 形切口。
4. 用镊子夹住心壁的游离缘，轻轻下拉，打开左心房。
5. 清除左心房内大的血凝块，用流水轻轻冲洗心腔内残余物。
6. 辨认**左心耳**，观察其内面有梳状肌覆盖，而腔内其余部分则较光滑。
7. 辨认位于左心房内**房间隔**上的**卵圆孔瓣**。
8. 将示指置于左心房内的房间隔表面，拇指置于右心房的房间隔表面，确认卵圆窝区厚度较房间隔其他部分薄。

9. 辨认**左房室瓣**及**左房室口**，用探针辅助观察血液自左心房流入左心室的路径。

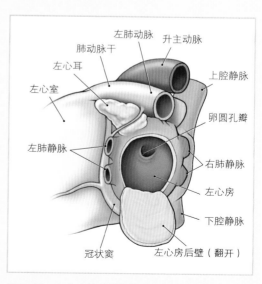

图 3.23　左心房的内部结构（后外侧面观）

左心室

解剖说明： 下述操作将切断左冠状动脉前室间支和心大静脉。可以考虑采用其他操作方式以避开这些血管。

1. 参见图 3.20。
2. 从上方观察主动脉腔，辨认主动脉瓣的 **3 个半月瓣尖：右尖、左尖和后尖**。
3. 在左、右半月瓣尖之间，沿平行于左冠状动脉的方向，向下剪开升主动脉前壁（**切口 7**）。
4. 向下切开升主动脉与左心室的交界区，切断左冠状动脉前室间支和心大静脉。
5. 在距前室间沟左侧约 2 cm 处将切口延伸至心尖，使之与室间隔左侧平行。
6. 参见图 3.24。
7. 充分打开左心室和升主动脉。
8. 用镊子仔细清除左心室内的血凝块。清除大的血凝块后，用流水轻轻冲洗左心室内残余血凝块。
9. 在左心室内辨认**左房室瓣（二尖瓣）**。辨认**前尖和后尖**。
10. 辨认**前、后乳头肌**，并观察每个乳头肌的**腱索**均附着于两个瓣尖。
11. 观察左心室内壁因**肉柱**的存在而显得粗糙不平。
12. 检查**主动脉瓣**，分别辨认**右、左、后半**月瓣尖，观察每个瓣尖均可见一个**小结**和 2 个**半月结构**。
13. 从主动脉瓣上面辨认**冠状动脉**开口，观察半月瓣尖与**主动脉窦**的关系。*注意主动脉后瓣尖缺乏冠状动脉开口，称为无冠瓣尖。*
14. 将右手拇指置于右心室，示指置于左心室，触诊**室间隔肌部**，感受肌部的厚度。
15. 将右手拇指和示指沿室间隔向上移动，触诊位于主动脉瓣右尖下方的**室间隔膜部**。

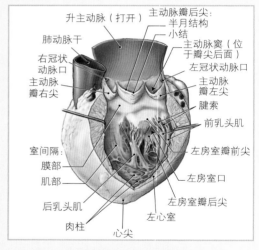

图 3.24　左心室的内部结构（前斜面观）

解剖回顾

1. 复习各心腔的内部结构特征。
2. 复习血流从上腔静脉开始经过哪些心腔和瓣膜到达升主动脉。
3. 复习大血管与各心腔的连接情况。
4. 复习心传导系统。
5. 将心放回胸腔，将胸前壁恢复到解剖学位置。
6. 熟悉心瓣膜在胸前壁的体表投影位。
7. 熟悉心瓣膜在胸前壁的听诊位置。

上纵隔

解剖概述

上纵隔位于胸骨角与 T_4~T_5 椎间盘连接平面的上方。上纵隔内的结构常在颈部与胸腔、胸腔与上肢，或胸腔与腹腔之间穿行。这些结构包括大血管及其主要分支、气管、食管和胸导管。

解剖顺序如下：学习头臂静脉，修洁和显露主动脉弓。解剖主动脉弓及其近侧端的分支。主动脉分支的远端解剖将在颈部或上肢解剖时进行。学习气管及其分叉。解剖食管上段和迷走神经。

解剖指导

上纵隔

1. 参见图 3.13。
2. 复习**上纵隔的境界，上界**为胸廓上口，**下界**为胸骨角平面，**前界**为胸骨柄，**后界**为 $T_1 \sim T_4$ 胸椎体。上纵隔两侧界为左、右纵隔胸膜。
3. 移除胸前壁。
4. 辨认紧邻胸骨柄后方的**胸腺**，成年人的胸腺主要由脂肪组织构成，其后面有胸腺静脉走行，并汇入头臂静脉。新生儿的胸腺为功能活跃的淋巴器官，在胸部 X 线片上清晰可见。
5. **舌骨下肌群**较薄，自颈部向下延伸至上纵隔上部。将舌骨下肌群向上翻开。
6. 钝性分离胸腺并将其移除。
7. 参见图 3.25。
8. 辨认并修洁**上腔静脉**，向上追踪至其两大属支：**左、右头臂静脉**。*注意双侧头臂静脉在右侧第 1 肋软骨下缘后方汇合形成上腔静脉。*
9. 钝性解剖并修洁左、右头臂静脉，将 2 条静脉从后方的结构中游离出来。
10. 向下追踪上腔静脉，观察其走行于右肺根前方。
11. 在纵隔右侧面辨认并修洁**奇静脉**。观察**奇静脉弓**绕过右肺根上方，引流入上腔静脉后部。
12. 在上腔静脉外侧切断左头臂静脉，将上腔静脉及相连的右头臂静脉、奇静脉翻向右侧。将切断的左头臂静脉翻向左上方。
13. 辨认已经在中纵隔解剖过的**左、右膈神经**，复习两侧膈神经分别走行于左、右肺根前方。
14. 向上追踪膈神经，观察其走行于头臂静脉后方。
15. 修洁膈神经全长，从胸廓入口水平至膈的上面，并显露与其伴行的心包膈血管。

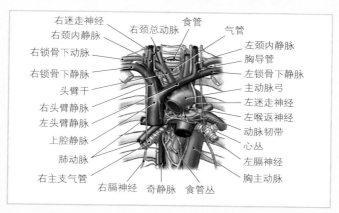

图 3.25　上纵隔的解剖结构（前面观）

16. 辨认并修洁**主动脉弓**，可见主动脉弓的起始点和终止点均位于胸骨角平面。

17. 辨认并修洁主动脉弓上面的分支，从前向后依次为**头臂干**、**左颈总动脉**和**左锁骨下动脉**。

18. 辨认**动脉韧带**，这条纤维索状结构连于主动脉弓凹面和左肺动脉。

19. 在主动脉弓左侧辨认**左迷走神经**和**左喉返神经**。*注意观察左喉返神经和动脉韧带的毗邻关系。*

临床联系

左喉返神经

　　左喉返神经在上纵隔内紧邻主动脉弓。纵隔肿瘤或主动脉弓动脉瘤可压迫左喉返神经，导致左侧声带麻痹和声音嘶哑。

20. 向下追踪并修洁左迷走神经。*注意该神经从左肺根后方紧贴走向食管。*

21. 参见图 3.26。

22. 在上纵隔右侧，注意**右迷走神经**走行于右肺根后部。

23. 辨认并修洁右迷走神经发出的**右喉返神经**下段。可见其勾绕右锁骨下动脉返回颈部。*注意此时如果尚未解剖右上肢，则还看不到右锁骨下动脉。*

24. 在上纵隔辨认**气管**及位于其后方的食管。此时不要进行解剖。

25. 在胸骨角平面辨认**气管分叉**为**左、右主支气管**。钝性解剖并修洁这些结构。

26. 观察奇静脉弓走行于右主支气管上方，主动脉弓走行于左主支气管上方。

27. 寻找位于气管分叉处，2 个主支气管之间的**气管支气管淋巴结**。

28. 用手指触摸气管分叉处的前后面，可以感受到 "C" 形的**气管软骨环**，其开口向后。

临床联系

气管分叉

　　气管隆嵴位于左、右主支气管上端之间，通常略偏向气管正中平面的左侧，是支气管镜检的重要标志。右主支气管较左主支气管更为陡直，且内腔更宽，若有异物进入气管，多进入右主支气管。

29. 观察食管位于气管后方，紧邻气管软骨后方开口处。

30. 对比两侧主支气管，观察右主支气管较左主支气管的管径宽、长度短、走向更为陡直。

31. 借助图谱学习气管分叉内面，或根据主支气管分叉模式在气管分叉处做倒 "Y" 形切口，观察气管分叉下缘的内面有一隆起的软骨嵴称为**气管隆嵴**。

32. 辨认并修洁肺动脉干至其分支为**左、右肺动脉**。观察右肺动脉走行于上腔静脉后方，而左肺动脉走行于**降（胸）主动脉**前方。

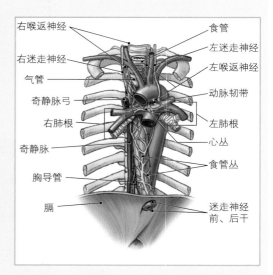

右喉返神经　　　　　　　食管
右迷走神经　　　　　　　左迷走神经
　　　　　　　　　　　　左喉返神经
气管
奇静脉弓　　　　　　　　动脉韧带
右肺根　　　　　　　　　左肺根
奇静脉　　　　　　　　　心丛
　　　　　　　　　　　　食管丛
胸导管
膈　　　　　　　　　　　迷走神经前、后干

图 3.26　主动脉弓的分支，已切除头臂静脉（前面观）

解剖回顾

1. 复习上腔静脉的组成和奇静脉弓的位置。
2. 复习升主动脉、主动脉弓及其分支的位置。
3. 对比膈神经、迷走神经与肺根的毗邻关系。
4. 联系胚胎期的动脉发育过程，对比左喉返神经在胸腔内的走行与右喉返神经在颈部的走行差异。
5. 将上纵隔的结构恢复到正常的解剖学位置。
6. 复位胸前壁，将上纵隔内结构投影在胸前壁上。

解剖指导

后纵隔

1. 参见图 3.13。
2. **后纵隔**的**上界**为胸骨角平面，**下界**为膈，**前界**为心包，**后界**为 T_5~T_{12} 椎体，**侧界**为左、右纵隔胸膜。
3. 将心放回心包腔，于胸腔右侧检查心与食管的毗邻关系。*注意食管紧贴左心房及部分左心室后部。*
4. 从心包腔内取出心。
5. 用手指轻轻将食管从心包后壁分离出来。
6. 参见图 3.27。
7. 用剪刀在心包**斜窦**区小心地垂直剪开心包后壁。
8. 剥离心包后壁，在中线略偏右侧辨认**食管**为一肌性管道。
9. 辨认粗大的**胸主动脉**，它走向食管的左后方，于后纵隔内下行。
10. 钝性剥离并向上翻开残余的心包后壁，保留与膈附着的心包。
11. 用剪刀在心包与大血管和膈的附着处附

后纵隔

解剖概述

后纵隔位于心包后方，内含颈部与胸腔、胸腔与腹腔之间的穿行结构。为了强调后纵隔内的结构与心的密切联系，解剖操作将经心包后壁进行。

解剖顺序如下：复习心包，切除心包后壁；学习食管、奇静脉及其属支；辨认胸导管，解剖降主动脉及其分支、胸交感干及其分支。

近剪断心包，将其置入组织收集箱内。
12. 钝性解剖并修洁**食管**，观察其表面密布**食管神经丛**。食管神经丛是食管下段的支配神经。
13. 在右锁骨下动脉前方寻找**右迷走神经**，并向后追踪其至右肺根后方。钝性解剖显露右迷走神经发出的纤维分布于食管表面。

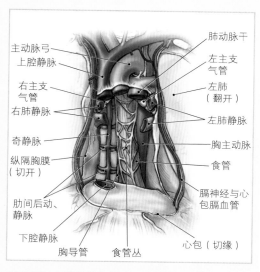

图 3.27　后纵隔的解剖（前面观）

14. 在主动脉弓左侧辨认**左迷走神经**，并向后追踪其至左肺根后方，钝性解剖显露左迷走神经的神经纤维，该神经纤维参与组成食管丛。

15. 注意在膈的食管裂孔上方，食管前神经丛汇合形成**迷走神经前干**，食管后神经丛汇合形成**迷走神经后干**。*注意由于膈穹的遮挡，此时可能看不到迷走神经前、后干。*

16. 辨认弓形跨过右肺根上方的**奇静脉**，并向下追踪其至膈水平。

17. 参见图 3.28。

18. 在右胸腔内修洁奇静脉及其引流的静脉——**肋间后静脉**。

19. 将食管拉向左侧，探查**奇静脉和胸主动脉**之间的区域，辨认**胸导管**，其外形类似空虚的小静脉。观察胸导管在奇静脉与胸主动脉之间走行于食管后方。

20. 用钝性解剖法小心地将胸导管从周围结缔组织中游离出来，要注意，胸导管壁薄，很容易撕裂。*注意胸导管通常是由多条小管组成的网而不是单独的 1 条管道。*

21. 向下追踪胸导管，可见其伴胸主动脉穿过膈。

22. 观察胸导管从**右肋间后动脉、半奇静脉和副半奇静脉**前面跨过。*注意胸导管向上终止于左颈内静脉和左锁骨下静脉的汇合处。目前不必解剖胸导管的末段。*

23. 在左胸后部，向下修洁**半奇静脉**，向上修洁**副半奇静脉**。辨认并修洁几条汇入奇静脉的肋间后静脉。

24. 追踪副半奇静脉和半奇静脉分别跨过 T_8 和 T_9 椎体，观察其汇入奇静脉。*注意奇静脉系统变异较多。*

25. 检查**胸主动脉**分支。在食管后面辨认和修洁**食管动脉**，以及沿主支气管走行的**左支气管动脉**（如果存在的话）。*注意左支气管动脉发自主动脉前面，而右支气管动脉可能发自肋间动脉、胸主动脉*

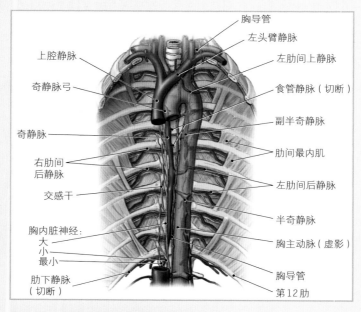

图 3.28 奇静脉系统与交感干（前面观）

或左支气管动脉。可根据分布范围判断左、右支气管动脉。

26. 解剖一对**肋间后动脉**（左、右侧）并追踪其在肋间隙的走行。观察右肋间后动脉在椎体前面越过中线，走行于后纵隔内其他结构的后方。

27. 在胸腔两侧辨认并修洁**肋间神经**，向外侧追踪其至逐渐隐于**肋间最内肌**后方。

28. 在胸腔两侧辨认**交感干**。

29. 在胸腔内自上而下修洁并追踪交感干，观察其越过第 2~9 肋头前方。

30. 在第 9 肋下方，观察交感干在胸椎椎体两侧向前走行。

31. 观察交感干在每个胸椎水平都有一个**交感神经节**。

32. 显露连接每条肋间神经和相应的交感神经节的 2 条交通支（**灰交通支和白交通支**）。注意在解剖时，不能根据色泽区分灰交通支和白交通支，*2 个交通支当中更靠外侧的是白交通支*。

33. 用探针修洁自左、右交感干发出的构成**内脏大神经**的纤维，追踪这些由 $T_5 \sim T_9$ 椎体侧面 $T_5 \sim T_9$ 交感神经节发出的纤维。观察内脏大神经直到下胸椎水平才完全形成。

34. **内脏小神经**由 T_{10} 和 T_{11} 交感神经节发出的纤维组成，T_{12} 交感神经节发出的纤维组成**内脏最小神经**。由于膈穹的存在，此时看不到这 2 条神经。

解剖回顾

1. 复习前、中、后纵隔的境界。

2. 复习中胸部的横切面，辨认后纵隔的结构。观察后纵隔的结构与心和椎体的毗邻关系。

3. 复习肋间神经的走行和功能，明确其支配的所有结构。

4. 复习主动脉的分部（升主动脉、主动脉弓和胸主动脉），了解主动脉各部分的分支和分布。

5. 复习左、右肋间后动脉的起源和走行。

6. 复习后纵隔内位于右侧肋间后动脉前方的结构。

7. 复位后纵隔内的结构，将心、肺和胸前壁恢复到解剖学位置。

第 4 章

腹部

　　腹部是躯干的一部分，位于胸部和盆部之间。向上，腹腔借膈肌与胸腔在生理上分隔；向下，腹腔与盆腔相延续，通常称为腹盆腔。由于腹腔脏器不是左右对称的，因此需要注意，用"右"和"左"来命名时是指标本解剖学姿势下的右侧和左侧。

　　与胸腔脏器受胸廓保护不同，腹腔的前方或外侧并没有相应的骨性结构保护腹腔内的脏器。虽然肌性的腹前外侧壁并不像胸廓一样能提供良好的保护，但它能够增加身体的活动度。此外，腹肌能够增加腹内压，以辅助排便、呕吐、分娩和呼吸。

临床联系

　　在解剖过程中，你可能会见到遗体捐献者的解剖变异、临床问题、病理过程或内植物。本章将更详细地描述以下临床相关性问题。

腹部

1. 腹壁浅静脉参见**腹部的表面解剖**。
2. 腹股沟疝参见**腹横肌**。
3. 腹壁血管吻合参见**腹壁血管和腹股沟管深环**。
4. 胆囊动脉的解剖变异参见**腹腔干**。
5. 脾破裂及脾大参见**脾**。
6. 肝大参见**肝**。
7. 肠系膜上动脉综合征参见**肠系膜上动脉和肠系膜上静脉**。
8. 阑尾炎参见**大肠**。
9. 门静脉高压参见**肝门静脉**。
10. 精索静脉曲张参见**腹膜后血管**。
11. 肾结石参见**肾**。
12. 肾上腺的发育参见**肾上腺**。
13. 膈疝参见**膈**。

腹前外侧壁浅筋膜

解剖概述

　　腹前外侧壁浅筋膜较特殊，它自下而上形成了不同的两层结构：浅层的脂肪层称 Camper 筋膜；深层的膜性层称 Scarpa 筋膜。需要注意的是，膜性层附着于大腿的阔筋膜，并与会阴部筋膜相延续。

　　在腹壁浅筋膜外侧的深面，3 块宽阔的扁肌包绕腹壁，并通过薄的腱膜延伸到腹中线。在腹壁的深面，腹横筋膜、腹膜外脂肪和壁腹膜包绕腹腔，如图 4.1 所示。

　　解剖顺序如下：学习腹部的骨骼解剖、腹部的表面解剖和腹部的分区。翻起或者移除腹部的皮肤；用全厚法或半厚法切除或翻开皮下组织；解剖腹部的神经及血管。

骨骼解剖

　　在骨架上辨认以下结构。

胸骨和肋缘

1. 参见图 4.2。
2. 在中线上辨认**剑突**，即胸骨体向下延续的部分。*注意虽然剑突的形状通常是三角形，但在某些个体中可能出现分叉或者裂*

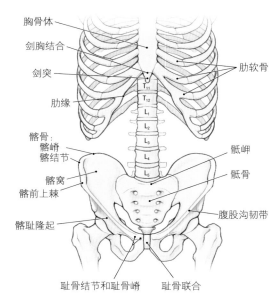

图 4.2　腹部的骨性结构（前面观）

开等变异。

3. 在胸骨体和剑突之间辨认**剑胸结合**。
4. 在剑胸结合的两侧，辨认构成**肋缘**的**肋软骨**，并观察位于第 6 肋软骨水平的连接处。

骨盆

1. 在骨盆的中线，辨认**左、右耻骨**在**耻骨联合**处连结。
2. 辨认**耻骨嵴**从耻骨联合向外走行于耻骨的上面。
3. 在耻骨嵴的外侧，辨认**耻骨结节**，耻骨结节是**腹股沟韧带**的内侧附着点。
4. 腹股沟韧带从耻骨结节向外上走行并止于**髂骨**的**髂前上棘**。
5. 沿着髂骨的前面辨认髂前上棘，并追踪**髂嵴**向后至腋中线。
6. 辨认**髂结节**，它大约在髂嵴中段，腋中线附近。

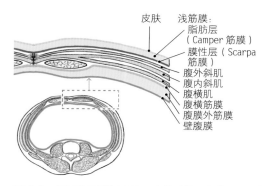

图 4.1　经下腹部横断面显示腹前壁的层次（下面观）

表面解剖

　　腹部的表面解剖可以在活体或人体标本上进行。需要注意的是，在经过防腐处理的人体标本上，可能很难区分骨和固定完好的软组织。

腹部

1. 参见图 4.3。
2. 将人体标本置于仰卧位，在正中线上触诊剑突，剑突位于**剑胸结合**的下方。
3. 在腹部正中央辨认**脐**。
4. 将手指从脐沿中线向下滑行，直到触及**耻骨联合**。
5. 从耻骨联合向外侧，沿**耻骨嵴**触摸至**耻骨结节**。
6. 用手指从耻骨结节向外上，沿着**腹股沟韧带**触摸至位于髋骨前面的髂前上棘。

腹部分区

　　象限系统和分区系统是常用的腹部分区方法，都依赖于表面解剖来进行正确定位。象限系统适用于一般描述，在本书中用于描述器官的位置。

1. 参见图 4.4。
2. 用手指沿**象限系统的平面**对腹部进行分区。
3. 确定**正中平面**的位置，其上端起始于胸骨

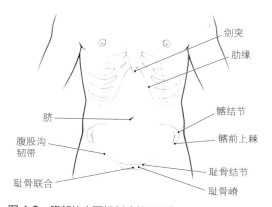

图 4.3　腹部的表面解剖（前面观）

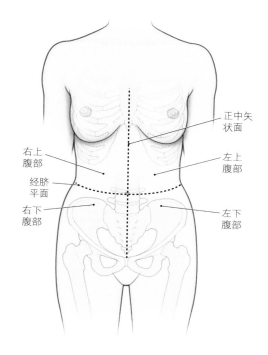

图 4.4　腹部的 4 个象限分区（女性，前面观）

体和剑突。

4. 继续沿白线向下，经脐部直到耻骨联合。*注意因腹部皮下组织的厚度有差异，白线和耻骨联合可能不容易触及。*
5. 回到脐部，确认水平方向的**经脐平面**的位置。
6. 辨认**右上象限**和**左上象限**，它们位于经脐平面以上正中平面的右侧和左侧。
7. 辨认**右下象限**和**左下象限**，它们位于经脐平面以下正中平面的右侧和左侧。
8. 参见图 4.5。
9. 用手指沿**分区系统**的划分平面对腹部进行分区。
10. 沿垂直方向的**锁骨中线**，自两侧锁骨中点向下至髂前上棘和耻骨结节连线中点，平分左、右两侧的腹股沟韧带。

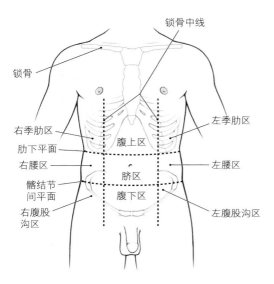

图 4.5　腹部的 9 个分区（男性，前面观）

11. 从髂前上棘向后，触诊**髂嵴**，以及位于髂骨上外侧，髂前上棘后约 5 cm 的**髂结节**。**结节间平面**横过左、右髂结节。

12. 回到剑突，沿**肋缘**两侧触诊至肋缘最低点，确认**肋下平面**的高度。

13. 辨认腹部的 9 个分区。上方是胸廓深面的**左、右季肋区**，位于**腹上区**两侧。

14. 中间是**脐区**和位于两侧的**左、右腰区**。

15. 下方是**腹下区**和两侧的**左、右腹股沟区**。*注意分区系统比象限系统更能准确地描述临床主诉，请熟记这两种不同的腹部分区法。*

解剖指导

腹部的皮肤切口

　　解剖说明：在做皮肤切口前要确定使用全厚法还是半厚法，翻开还是剥离解剖部位的皮肤。

1. 参见图 4.6。

2. 从剑胸结合（C）至耻骨联合（E）做一中线皮肤切口，切口应环形绕过脐。

3. 从剑突（C）沿肋缘至腋中线（V）做一皮肤切口。*注意如果此前已完成胸部解剖，则已做此切口。*

4. 以耻骨嵴（E）下 3 cm 为起点，平行于腹股沟韧带至髂前上棘下 3 cm 做一皮肤切口。*注意该区域的浅层结构容易受损，尤其是脂肪组织较少的人体标本上，做切口时须谨慎。*

5. 将切口沿髂嵴下 3 cm 向后延续至腋中线（F）。

6. 绕脐做环形切口，并自环形切口至双侧腋中线各做一横向皮肤切口。

7. 若要翻开皮肤，可将未做切口的外侧部皮肤作为"铰链"，保留皮肤在腹外侧的连接，尽可能地将皮肤翻向外侧的腋中线。

8. 如果要切除皮肤，则沿腋中线（V）至髂结节（F）做垂直的皮肤切口。*若背部已解剖，则此切口已完成。*

9. 如果使用半厚法，则由内向外用皮肤钳或扣眼技术剥离皮肤，保留浅筋膜。为了便于操作，任何部位的皮肤都可以切成更小的部分。

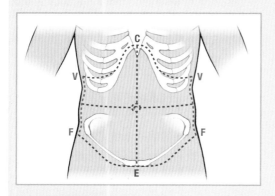

图 4.6　腹部皮肤切口（前面观）

10. 如果使用全厚法剥离皮肤，则跳过以下关于浅筋膜的解剖指导。

11. 如果要切除皮肤，请沿周边离断皮肤并将其放置于组织收集箱中。

腹部的表面解剖

1. 参见图 4.7。

2. 在腹部的锁骨中线外侧距正中线约 7.5 cm 处切开浅筋膜。*注意腹壁浅动脉和静脉走行于此处的浅筋膜内，但无须刻意寻找。*

3. 切开浅筋膜至**腹外斜肌腱膜**。

4. 在垂直切口的内侧，钝性解剖分离浅筋膜与腹外斜肌腱膜（**箭头 1**）。

5. 当切除脐下的浅筋膜时，观察深面是

含有脂肪较少的纤维结缔组织（Scarpa 筋膜），浅层几乎完全由脂肪组织组成（Camper 筋膜）。

6. 在接近中线时，辨认从中线外侧 2~3 cm 处进入浅筋膜的 1~2 条腹**前皮神经**。*注意腹前皮神经是肋间神经（T_7~T_{11}）、肋下神经（T_{12}）和髂腹下神经（L_1）的分支。*

临床联系

腹壁浅静脉

　　腹壁浅静脉与胸外侧静脉在浅筋膜内吻合，构成股静脉和腋静脉之间重要的静脉侧支通路。下腔静脉或肝门静脉梗阻的患者，可能出现腹壁浅静脉曲张和静脉回流增加，脐周可见"**海蛇头**"。

---

7. 切除浅筋膜时，可查阅有关皮神经节段分布图，并注意以下几点：T_6 分布于剑突平面皮肤，T_{10} 分布于脐平面皮肤，T_{12} 分布于耻骨联合以上平面的皮肤，L_1 分布于耻骨联合平面皮肤。

8. 在第 1 步所做垂直切口的外侧，钝性解剖分离浅筋膜与腹外斜肌（**箭头 2**）。

9. 当接近腋中线时，辨认进入浅筋膜的**外侧皮神经**。至少修洁 1 条外侧皮神经的分支。*注意外侧皮神经是肋间神经或肋下神经的分支。*

10. 从上至下切除浅筋膜，清楚显露腹外斜肌的下缘。腹外斜肌的下缘移行为**腹股沟韧带**。向下切除浅筋膜至大腿近端约 2.5 cm 处。

11. 自正中线、腋中线、大腿近侧离断浅筋膜，并将其置于组织收集箱中。

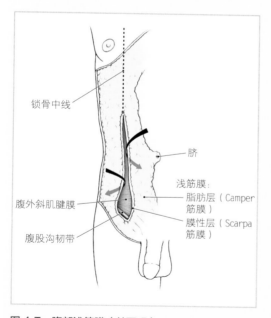

图 4.7　腹部浅筋膜（前面观）

锁骨中线

脐

浅筋膜：
脂肪层（Camper 筋膜）
膜性层（Scarpa 筋膜）

腹外斜肌腱膜

腹股沟韧带

解剖回顾

1. 熟悉上腹部浅层血管的分布。

2. 复习 T_6~L_1 脊神经前支在腹部的分布。

3. 如果使用全厚法或半厚法翻开皮肤，请把翻开的皮肤恢复至解剖学位置。

腹前外侧壁肌群

解剖概述

腹前外侧壁主要由 3 层扁肌（腹外斜肌、腹内斜肌和腹横肌）构成。3 层扁肌在近端以宽阔的肌性结构附着于肋、椎骨和骨盆，在远端以宽阔的腱膜附着于肋、白线和耻骨。每一块扁肌均参与形成腹直肌鞘和腹股沟管。

腹直肌构成腹前壁的大部分，上至第 5 肋，下至耻骨嵴。左、右腹直肌之间是位于正中线的腱性结构，即白线。因为腹前壁没有骨，白线则作为肌的附着部位。

男性的睾丸位于阴囊内，阴囊实际上凸出于腹前壁。睾丸在发育过程中穿过腹壁，并携带输精管伴随其后。睾丸的迁移需要经过腹股沟管。腹股沟管位于腹股沟韧带内侧半的上方，自腹股沟管深环（内口）延伸至腹股沟管浅环（外口）。

腹横筋膜位于腹横肌的内面。腹股沟管深环是发育过程中睾丸引带通过腹横筋膜的位置。成人腹股沟管深环位于腹股沟韧带中点上方。男性腹股沟管内有精索穿过，女性腹股沟管内有子宫圆韧带穿过。在男性的发育过程中，睾丸及其相关的血管、神经和管道通过腹股沟管深环进入阴囊。

解剖顺序如下：首先学习腹壁的 3 层扁肌，并将 3 层扁肌向两侧翻开；然后学习腹股沟管浅环和腹股沟管；最后显露腹直肌鞘及其内容物，翻开腹前壁。

解剖指导

腹外斜肌

1. 参见图 4.8A。
2. 修洁腹外斜肌表面残留的浅筋膜，将其置于组织收集箱内。
3. 观察**腹外斜肌**，注意其肌纤维是由外上斜向内下走行。
4. 剔除包裹在腹外斜肌表面的筋膜，以便更好地显示肌纤维的方向和范围。*注意在较瘦的人体标本上，剔除肌表面的筋膜可能会破坏肌的稳定性。*
5. 钝性解剖并修洁腹外斜肌腱膜，清晰地显露**半月线**。
6. 复习腹外斜肌的附着点和作用（**表 4.1**）。
7. 参见图 4.8B 和图 4.8C。
8. 修洁腹外斜肌腱膜的内下部分，辨认腹外斜肌腱膜形成的**腹股沟管浅环**。
9. 观察从腹股沟管浅环穿出的结构，男性有精索穿过，女性的子宫圆韧带穿过腹股沟管后止于耻骨上方区域。
10. 在腹股沟管浅环的边缘，辨认**精索外筋膜**，即腹外斜肌腱膜移行到精索表面的薄层筋膜。
11. 辨认**髂腹股沟神经**，它从腹股沟管浅环穿出，男性的*髂腹股沟神经*走行在精索前面，女性的*髂腹股沟神经*则走行在子宫圆韧带前方。*注意髂腹股沟神经除了支配腹前外侧壁肌的运动外，还支配外生殖器前面及大腿内侧面的皮肤感觉。*
12. 在女性标本上，髂腹股沟神经是确认腹股沟管浅环的一个有用的结构，因为子宫圆韧带可能很细且难以辨认。
13. 用探针辨认**外侧（下）脚**，构成腹股沟管浅环的外侧缘。观察这些纤维弓形跨过精索附着于耻骨结节。
14. 辨认**内侧（上）脚**，构成腹股沟管浅环的内侧缘。观察内侧脚的纤维附着于耻骨嵴。
15. 辨认**脚间纤维**，观察纤薄的纤维从腹股沟管浅环外上方跨过。*注意脚间纤维可以防止内、外侧脚分开。*
16. 观察腹外斜肌腱膜下缘，向后返折并增

厚形成**腹股沟韧带**，附着于髂前上棘和耻骨结节之间。*注意在腹腔与下肢之间穿行的大血管和神经走行于腹股沟韧带*

深面，但是此时暂不解剖。*

17. 把探针通过腹股沟管浅环插入腹股沟管，观察腹外斜肌腱膜形成的腹股沟管前壁，以及腹股沟韧带形成的下壁。

18. 辨认位于腹股沟管内容物下方的**腔隙韧带**。观察腹股沟韧带内侧端的纤维向后返折并附着于耻骨梳，形成腔隙韧带。*注意腔隙韧带位于股静脉、股动脉和股神经的内侧，打开腹股沟管后观察得更清楚。*

腹内斜肌

　　解剖说明：显露腹内斜肌，需要横断部分腹外斜肌并向下翻开。

1. 参见图 4.8A。

2. 从髂前上棘到脐平面，在腹外斜肌上做一垂直切口（**切口 1**）。*注意要缓慢而小心地只切开腹外斜肌腱膜，不要切断深面的结构。*

3. 用钝性解剖法小心地分离腹外斜肌与其深面的腹内斜肌。

4. 沿腹外斜肌做一水平切口，切口止于**半月线**（**切口 2**）。*注意手指或者探针无法向内穿过半月线，因为腹外斜肌腱膜在此与腹内斜肌腱膜融合在一起。*

5. 用钝性解剖法小心地分离腹外斜肌及其深面的腹内斜肌。

6. 在半月线外侧垂直切开腹外斜肌腱膜。继续向下切至腹股沟管浅环，但不要切开腹股沟管浅环（**切口 3**）。

7. 参见图 4.9。

8. 以腹股沟韧带为轴线向下翻开腹外斜肌，显露腹内斜肌的腹股沟管部分。

9. 检查已经显露的腹内斜肌上部肌纤维，肌纤维从内上向外下走行，与腹外斜肌的肌纤维垂直。

10. 检查已经显露的腹内斜肌的下部，观察其肌纤维构成了腹股沟管前壁的外

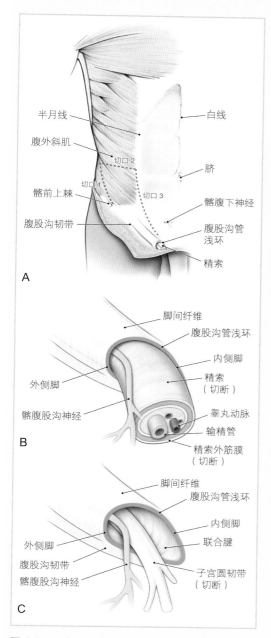

图 4.8　A. 打开腹壁；B. 男性右侧腹股沟管浅环；C. 女性右侧腹股沟管浅环（前面观）

侧部。

11. 继续追踪腹内斜肌的肌纤维，观察肌纤维从腹股沟韧带的外侧弓状跨过精索（或子宫圆韧带）上方，并与腹横肌腱膜融合形成联合腱。*注意腹内斜肌的弓状肌纤维在外侧构成腹股沟管前壁，在中部构成上壁，在内侧构成后壁。*

12. 复习腹内斜肌的附着点和作用（**表 4.1**）。

13. 辨认**提睾肌**和**筋膜**。提睾肌是腹内斜肌连于男性精索或女性子宫圆韧带的一小束肌纤维。

14. 辨认在腹股沟管内走行于腹内斜肌和腹外斜肌之间的**髂腹股沟神经**。

15. 观察髂腹股沟神经平行走行于**髂腹下神经**下方。髂腹股沟神经穿出腹股沟管浅环，可以与髂腹下神经区分开来。

16. 沿腹外斜肌外侧的垂直切口继续向上切

开至肋缘（**切口 4**）。在靠近腋中线的位置，腹前外侧壁的肌较为厚实，最容易分离。

17. 在肋下缘上方约 2 cm 处向内侧切开腹外斜肌，切口平行于肋下缘的曲线（**切口 5**），向内侧切开至肌与腱膜的交界处。

18. 参见图 4.10。

19. 抓住腹外斜肌的游离缘，用手指将其与腹内斜肌分开，把肌的上半部分向内侧翻开。

20. 向近侧追踪髂腹股沟神经，找到其从腹内斜肌穿出的位置，并追踪其进入腹内斜肌与腹横肌之间的分隔平面。

21. 轻轻地将探针沿着髂腹股沟神经插入腹内斜肌，进一步分离此处的肌层。

22. 沿腹外斜肌外侧的垂直切口切开腹内斜肌（**切口 6**），尽量保留髂腹股沟神经和髂腹下神经。

23. 在髂前上棘附近，用手指分离腹内斜肌和深面的腹横肌。*注意腹横肌内侧与腹*

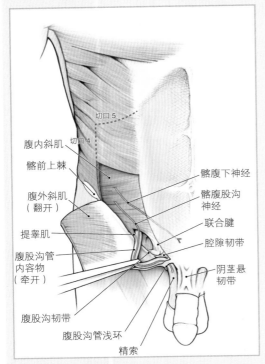

图 4.9 打开的腹股沟管和腹内斜肌（前面观）

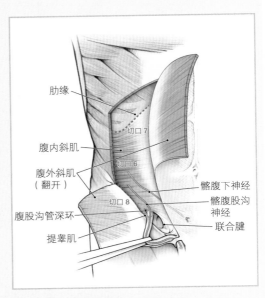

图 4.10 翻开腹内斜肌（前面观）

内斜肌难以分开，因为它们的肌腱在远端附着点附近融合形成联合腱。

24. 沿肋缘切开腹内斜肌（**切口 7**），继续向下分离深面的腹内斜肌。

25. 在腹股沟韧带上方约 2 cm 处切开腹内斜肌（**切口 8**），注意保留髂腹股沟神经，继续分离腹内斜肌与深面的腹横肌，并向内侧翻开。

腹横肌

1. 参见图 4.11。

2. 在翻开的腹内斜肌深面辨认**腹横肌**。

3. 检查显露的腹横肌上部，观察其肌纤维主要是水平方向走行。

4. 观察腹横肌下部的弓状肌纤维构成腹股沟管上壁的一部分，腹横肌腱膜止点与腹内斜肌一起构成腹股沟管的部分后壁。

5. 辨认腹内斜肌和腹横肌弓状肌纤维下方深面的**腹横筋膜**。

6. 复习腹横肌的附着点和作用（**表 4.1**）。

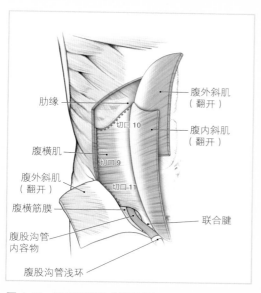

图 4.11　翻开腹横肌（前面观）

腹股沟疝

腹股沟管是腹壁的薄弱区，腹腔脏器可由此突出形成腹股沟疝。如图 4.12 所示，腹股沟疝的分类以疝与腹壁下血管的相对位置为依据。腹股沟斜疝经腹壁下血管外侧离开腹腔进入腹股沟管深环，穿过腹股沟管（斜行穿过腹壁）。相反，腹股沟直疝经腹壁下血管内侧的海氏三角离开腹腔，相对直接地穿过腹壁。

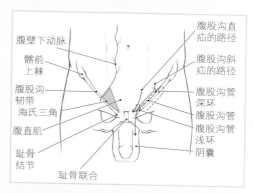

图 4.12　腹股沟疝的解剖路径及关系（前面观）

7. 沿切断腹内、外斜肌的同一垂直切口小心地切开腹横肌（**切口 9**），用探针或手指分离腹横肌与深面的腹横筋膜和壁腹膜。*注意不要刺破腹膜进入腹腔或切断此处的胸腹部神经。*

8. 沿肋缘切开腹横肌，继续分离其深面的腹横筋膜（**切口 10**）。

9. 在腹股沟韧带上方约 2 cm 处切断腹横肌，保留髂腹股沟神经，分离腹横肌与其深面的腹横筋膜，并将肌向内侧翻开（**切口 11**）。

腹直肌

解剖说明：仅在一侧进行以下解剖。

1. 参见图 4.13。

2. 在腹前壁，辨认**腹直肌鞘**，腹前外侧壁的 3 对肌肉（腹外斜肌、腹内斜肌和腹

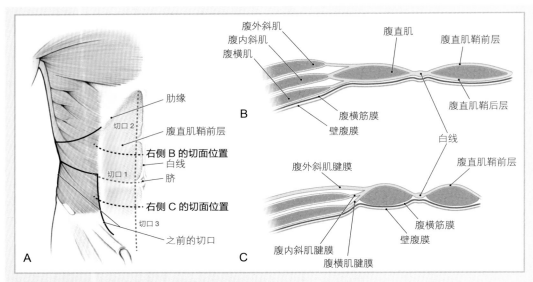

图 4.13　A. 打开腹直肌鞘前壁（前面观）；B. 弓状线以上平面（下面观）；C. 弓状线以下平面（下面观）

横肌）的腱膜向内侧包绕腹直肌，融合并终止于**白线**。

3. 观察腹部的上 3/4，腹外斜肌腱膜和腹内斜肌腱膜的前层形成**腹直肌鞘前层**，腹内斜肌腱膜后层与腹横肌腱膜形成**腹直肌鞘后层**。

4. 观察脐和耻骨联合中点处，腹前外侧壁肌的腱膜均走行于腹直肌前面参与形成腹直肌鞘前层，而此平面以下腹直肌鞘后层缺如。

5. 从右侧的半月线开始，横向切开右侧的腹直肌鞘前层，切口止于脐外侧约 2.5 cm 处（**切口 1**）。切开时，请使用探针提起腹直肌鞘的游离缘，避免伤及深面的**腹直肌**。

6. 在**白线**外侧约 2.5 cm 处，沿腹直肌鞘内侧缘向上垂直切开腹直肌鞘，直至肋缘（**切口 2**）。

7. 沿腹直肌鞘内侧缘向下延伸垂直切口至耻骨嵴平面（**切口 3**），请小心不要伤及白线。

8. 参见图 4.14。

9. 观察腹直肌鞘前层通过数个**腱划**与腹直肌前面紧密相连。

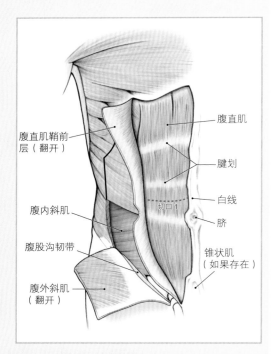

图 4.14　腹直肌（前面观）

10. 在腱划之间，分离腹直肌鞘前层和腹直肌。

11. 小心地将腱划与腹直肌鞘前层离断，离断时要紧贴腹直肌面，向外侧翻开腹直肌鞘前层。

12. 为了更加充分地显露腹直肌，可以在腹直肌鞘前层的上部和下部做额外的切口，以方便打开腹直肌鞘。

13. 观察**腹直肌**被腱划分开，形成"6 块肌腹"的外形。

14. 复习腹直肌的附着点和作用（**表 4.1**）。

15. 在腹直肌下端前面寻找**锥状肌**。*注意锥状肌附着于耻骨前面和白线处。但是该肌常缺如。*

腹壁血管和腹股沟管深环

1. 参见图 4.14。

2. 用钝性解剖法游离腹直肌的内侧缘。

3. 在脐水平附近横断一侧腹直肌（**切口 1**）。

4. 参见图 4.15。

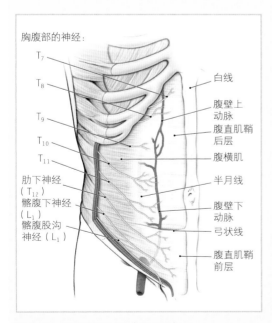

胸腹部的神经：

T~7~
T~8~
T~9~
T~10~
T~11~
肋下神经
（T~12~）
髂腹下神经
（L~1~）
髂腹股沟
神经（L~1~）

白线
腹壁上
动脉
腹直肌鞘
后层
腹横肌
半月线
腹壁下
动脉
弓状线
腹直肌鞘
前层

图 4.15 腹直肌鞘后壁（前面观）

5. 沿腹直肌外侧缘，观察 6 条神经分支（T~7~ ~ T~12~）进入腹直肌鞘并穿至腹直肌深面。神经末梢穿出腹直肌鞘形成**前皮支**。

6. 分别向上、向下翻开横断的腹直肌。若进入腹直肌的皮支妨碍翻开肌，可以在神经入肌处切断。

7. 在腹直肌上部的后面辨认**腹壁上动脉**和伴行的静脉。

8. 在腹直肌下部的后面辨认**腹壁下动脉**和伴行的静脉。

临床联系

腹壁血管吻合

　　腹壁上血管与腹壁下血管在腹直肌鞘内吻合。若下腔静脉阻塞，腹壁下静脉与腹壁上静脉之间的吻合可提供汇入上腔静脉的侧支循环。若主动脉阻塞，则通过腹壁上、下动脉形成为下肢供血的侧支循环。

9. 检查腹直肌鞘后壁，在耻骨联合和脐之间的中点辨认**弓状线**。

10. 观察腹壁下动脉在弓状线水平进入腹直肌鞘。*注意弓状线是腹直肌鞘后层的下缘，不甚明显，须仔细辨认。*

11. 在弓状线下方辨认薄的、纤维性的腹横筋膜。*注意腹腔的腹膜衬附于腹横筋膜深面，并起到加固作用。*

12. 向下牵开精索（或子宫圆韧带）。

13. 用探针向上提起腹内斜肌和腹横肌的弓状肌纤维。观察穿过腹横筋膜的**腹壁下血管**。*注意腹壁下血管位于腹膜外筋膜内。*

14. 观察腹股沟管深环位于腹壁下血管外侧，可通过穿过该区域的输精管（或子宫圆韧带）进行辨认。

15. 用探针确认沿着腹股沟前壁全长为腹外斜肌腱膜，腹内斜肌构成腹股沟管前壁外侧部；腹股沟管后壁的外侧部为腹横筋膜，而内侧部为联合腱。

16. 观察腹股沟管下壁（底）由腹股沟韧带

及腔隙韧带组成；上壁（顶）的外侧为腹横筋膜，中央为腹内斜肌的弓状肌纤维，内侧为腹横肌。

解剖回顾

1. 复习**表 4.1** 中各肌的附着点和作用。
2. 复习构成腹壁的 9 层结构。
3. 在解剖标本上复习和比较脐平面上方和耻

骨联合上方的腹直肌鞘的特征。
4. 复习腹前壁的血管供应及神经分布。
5. 将腹前壁肌按解剖学位置逐层复位。
6. 熟悉腹股沟管的走行和位置。

表 4.1　腹前外侧壁肌

名称	近端附着点	远端附着点	作用	神经支配
腹外斜肌	5～12 肋外表面	白线、耻骨嵴、耻骨结节和髂嵴的前半部分	压迫和支持腹腔脏器，屈曲和旋转躯干	胸腹神经：T_7～T_{11} 及肋下神经
腹内斜肌	胸腰筋膜、髂嵴和腹股沟韧带外侧半	10～12 肋下缘、白线、耻骨嵴、耻骨梳和联合腱		胸腹神经：T_7～T_{11}、肋下神经和 L_1
腹横肌	7～12 肋软骨内面、胸腰筋膜和髂嵴	白线和腹内斜肌、耻骨嵴、耻骨梳和联合腱		
腹直肌	剑突和 5～7 肋软骨	耻骨联合和耻骨嵴	屈曲躯干，辅助倾斜骨盆，压迫腹腔脏器	胸腹神经：T_7～T_{11} 及肋下神经

打开腹壁

解剖概述

　　腹腔通常用象限法和分区法 2 种方法描述，在此将介绍腹壁的 2 种解剖方法，根据课程需要可采用任意一种方法。第 1 种方法将腹前壁分成 4 个象限，对腹腔脏器在 4 个象限中

的位置给出具体参考。然而，翻开的腹壁可能会妨碍之后的解剖。

　　第 2 种方法是将腹前壁整片翻开。翻开的腹壁维持了腹前壁下方内部结构的解剖关系。可以将整个腹前壁复位来复习象限法或分区法对腹腔及内容物的分区。

　　解剖顺序如下：通过象限法或腹壁翻开法切开腹前壁，然后学习腹前壁的内面。

解剖指导

　　解剖说明：当选择"**腹壁象限翻开法**"或"**全腹壁翻开法**"中的一种方式打开腹前壁时，请忽略另一种方法的解剖指导。用所选方法解剖完成后，请继续"**腹膜和腹膜**

腔"部分。

象限翻开法

　　解剖说明：如果选择"**全腹壁翻开法**"，则跳过以下步骤。

1. 参见图 4.16A。

2. 向上、向下翻开横断的腹直肌。

3. 在脐的左侧，用剪刀在腹直肌鞘后壁、腹膜外筋膜和壁腹膜上开 1 个小孔（直径为 2.5 cm）。

4. 将手指或钝的探针穿过孔并插入腹腔，向前拉动腹直肌鞘后层及相连的腹膜外筋膜和腹膜，在腹前壁和腹腔脏器之间形成 1 个间隙。

5. 在中线左侧 1 cm 处，从白线至剑突做一垂直切口，以保留肝镰状韧带（**切口 1**）。

6. 把中线切口向下延伸至耻骨联合处，切口保持在中线左侧 1 cm 处，以保留脐正中襞（**切口 2**）。

7. 把腹直肌复位至正常的解剖学位置。

8. 在脐水平把手插入垂直切口，提起腹前壁，在腹壁和腹内容物之间形成空隙。

9. 经脐平面，在腹直肌鞘后层、腹膜外筋膜和壁腹膜做 1 个水平切口（**切口 3**）。切口与先前在腹直肌和腹外斜肌上做的横切口吻合。

10. 向外侧延伸经腹外侧壁肌和组织的横切口至腋中线。

11. 在左侧腹壁重复该横切口（**切口 4**）的操作。

12. 翻开 4 块腹前壁，在右上腹壁内面辨认**镰状韧带**。观察镰状韧带连接腹前壁后面的壁腹膜和肝前面的脏腹膜。

腹壁翻开法

解剖说明：如果选择"腹壁象限翻开法"，可直接跳到"**腹前壁**"部分。

1. 参见图 4.16B。

2. 在右侧向上翻开腹直肌的横断部分。

3. 从上方完全切断腹直肌鞘后壁，将腹前壁从肋缘和剑突上游离出来（**切口 5**）。

4. 从中线开始，沿着腹前外侧壁的切口，切开腹横筋膜及壁腹膜，直达髂嵴。

5. 在左侧，沿肋缘的弓形曲线切开腹直肌鞘前层，翻开腹直肌鞘，露出腹直肌的肌纤维。

6. 用探针沿左侧腹直肌的上端附着点提起左侧腹直肌的上部，在肋缘上方横断肌纤维。

7. 继续沿肋缘向外侧横断腹前外侧壁肌的

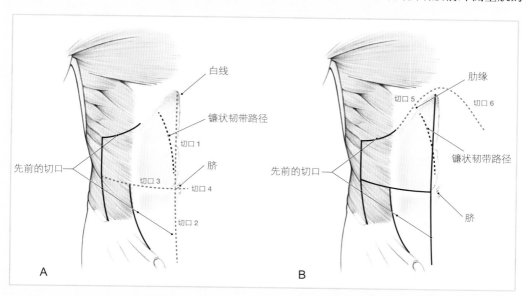

图 4.16 A. 用象限翻开法打开腹前壁；B. 用腹壁翻开法打开腹前壁（前面观）

附着部分直到腋中线（**切口 6**）。*注意部分切口在翻开腹斜肌的过程中已完成。*

8. 从中线开始，沿着腹前外侧壁的切口，向左侧切开腹横筋膜及壁腹膜直到髂嵴。

9. 从腹壁的右上象限开始翻开整个腹前外侧壁。

10. 切断连接肝前面和腹前壁后（内）面的镰状韧带，切断时应尽量靠近腹壁。

11. 以耻骨上区肌群的远端附着点为"铰链"，向下翻开整个腹壁。

12. 为了增加翻开腹壁的活动度，可以在腹股沟韧带上方做短的侧切口至脐外侧襞，以游离肌组织和翻开腹壁。

腹前壁

1. 参见图 4.17。

2. 在下腹壁内面，从脐下正中线处的**脐正中襞**开始辨认 3 条皱襞。*注意脐正中襞中含脐尿管，脐尿管是胚胎发育过程中尿囊的遗迹。*

3. 辨认位于脐正中襞外侧的**脐内侧襞**，其下段远离脐正中襞。*注意脐内侧襞中有胚胎发育过程中闭锁的脐动脉遗迹。*

4. 辨认位于脐内侧襞外侧的**脐外侧襞**，其深面覆盖腹壁下动、静脉。*注意仅脐外侧襞含有功能性结构。*

5. 在脐外侧襞的外侧，观察腹膜上的小凹陷是**腹股沟管深环**在腹横筋膜上的位置。*注意在男性中，由于睾丸的血管和输精管经腹股沟管深环进入腹股沟管，故此凹陷更易辨认。*

6. 观察腹壁下血管内侧的腹壁较少受到腱膜的支撑，从而在腹股沟管后壁形成一处天然的薄弱区，称**海氏（腹股沟）三角**。

7. 海氏三角的外侧界为腹壁下血管，内侧界为腹直肌外侧缘，下界为腹股沟韧带。*注意腹股沟直疝时，疝囊会穿过海氏三角；当出现腹股沟斜疝时，疝囊会穿过腹股沟管深环。*

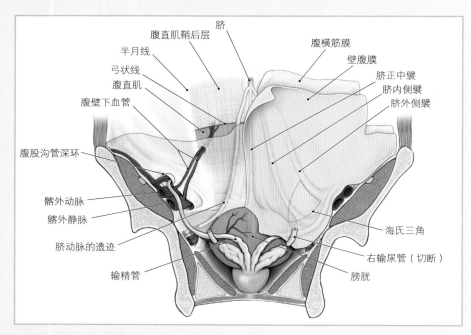

图 4.17　腹前壁（后面观）

（图中标注：腹直肌鞘后层　脐　腹横筋膜　半月线　壁腹膜　弓状线　脐正中襞　腹直肌　脐内侧襞　腹壁下血管　脐外侧襞　腹股沟管深环　髂外动脉　髂外静脉　脐动脉的遗迹　海氏三角　输精管　右输尿管（切断）　膀胱）

解剖回顾

1. 复习肝镰状韧带的位置。
2. 复习每个脐襞的位置和内容物。
3. 比较男性和女性的腹股沟管内的内容物。
4. 把腹前壁的肌恢复至正常的解剖学位置。

腹膜和腹膜腔

解剖概述

体腔（胸腔、心包腔、腹腔、盆腔）内面均覆盖浆膜。浆膜能分泌少量液体，对器官的运动起润滑作用。位于腹腔和盆腔的双层浆膜称腹膜。衬于腹壁及盆壁内面的腹膜为壁腹膜，覆盖于腹腔及盆腔脏器表面的腹膜为脏腹膜。脏、壁腹膜间潜在的腔隙称腹膜腔。

在胚胎的发育过程中，一些腹腔脏器逐渐脱离腹后壁，由腹膜将脏器及其血管神经悬吊于腹膜腔，这类器官称为**腹膜内位器官**，包括胃、十二指肠上部、空肠、回肠、盲肠、阑尾、横结肠、乙状结肠、直肠上 1/3、肝、胰尾和脾。

其他腹部器官在腹膜后发育，不悬吊于腹腔内，称为**腹膜后位（腹膜外位）器官**，包括肾、输尿管、肾上腺和直肠下 2/3。腹膜下器官指盆腔内位于壁腹膜下方的器官。

部分胃肠道在胚胎发育初期属于**腹膜内位器官**，而后来贴附至腹壁上，则称为**继发性腹膜后位器官**，包括十二指肠（第 2~4 段）、胰腺（头、颈、钩突）、升结肠和降结肠。

解剖顺序如下：首先按照腹部分区原位辨认腹腔内脏器及其位置。然后辨认腹膜形成的结构；为了更好地理解学习内容，在检查腹膜的特征之前先复习胃肠道的发育。

解剖指导

腹部脏器

1. 参见图 4.18。
2. 翻开腹前壁。
3. 探查腹腔，观察一些器官是如何悬吊在腹腔内（腹膜内位）的，而其他器官则位于腹膜后面且有腹膜覆盖（腹膜后位）。

4. 探查的时候，你可能会遇到器官与腹壁、器官与器官之间粘连在一起。如果出现粘连，可用手指或剪刀小心地进行分离，以保持脏器的活动度。*注意分离脏器的时候不要刺穿肠管。*

5. 探查腹腔脏器时，应特别注意**胃肠道**和脏器与腹部 4 个象限的位置关系。

6. 辨认右上象限的**肝**越过中线延伸到左上象限。肝上邻膈的下面且有腹膜形成的韧带附着。腹膜形成的镰状韧带将肝分为**左、右叶**。

7. 辨认右上象限的**胆囊**，胆囊向下突出于肝下缘。*注意一般情况下，胆囊位于右侧第 9 肋软骨和右锁骨中线相交处。*

8. 辨认位于左上象限的**胃**。观察胃位于肝的深面，部分被肝覆盖。确认胃的近端

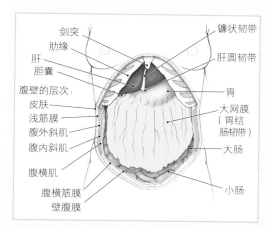

剑突
肋缘
肝
胆囊
腹壁的层次：
皮肤
浅筋膜
腹外斜肌
腹内斜肌
腹横肌
腹横筋膜
壁腹膜
镰状韧带
肝圆韧带
胃
大网膜（胃结肠韧带）
大肠
小肠

图 4.18　原位腹腔内容物（前面观）

连于食管，远端连于十二指肠。

9. 在左上象限胃的后方寻找**脾**。将右手伸至胃左侧，把脾捧在手里。

10. 辨认附着于胃大弯的**大网膜**。

11. 参见图 4.19。

12. 将大网膜翻向肋缘上方，并辨认**小肠**。

13. 小肠分 3 个部分，起始于胃幽门部的**十二指肠**，接续为**空肠**，终于**回肠**。*注意十二指肠位于其他消化管道的后方，将其与胰一起进行解剖。*

14. **空肠**和**回肠**从左上象限伸至右下象限，由于它们的管道长并有一定的活动性，它们占据了腹腔的 4 个象限。从左上象限开始用双手探查全部空肠和回肠，观察它们的长度、位置、肠管的厚度和止点。

15. 辨认始于右下象限回盲部的**大肠**。用手自右下象限向左下象限追踪大肠，注意 6 段大肠所对应的象限位置和活动度。

16. 辨认**盲肠**，即 6 段大肠中的第 1 段，位于右下象限。观察盲肠下端有"蠕虫状"突起的**阑尾**。*注意阑尾的位置变异*

17. 向上追踪盲肠并辨认**升结肠**。升结肠从右下象限延伸到右上象限，止于**结肠右曲（肝曲）**。

18. 在肝曲，大肠改变方向为水平走行的**横结肠**。横结肠从右上象限到左上象限，止于**结肠左曲（脾曲）**。

19. 在脾曲大肠转向下走行移行为**降结肠**，从左上象限延伸到左下象限。

20. **乙状结肠**位于左下象限，是大肠从腹腔进入盆腔的部分，止于第 3 骶椎水平。

21. **直肠**是大肠的最后一段，部分位于腹部，部分位于盆部。上 1/3 的直肠将与腹部脏器一起解剖，下 2/3 的直肠将与盆腔脏器一起解剖。

较多，也会因在阑尾炎手术中被切除而缺如。

翻开膈

解剖说明： 由于标本间存在差异，腹腔内的某些结构可能不容易观察清楚。如果已经完成了胸腔的解剖，但上腹部的视野仍然受限，而且脏器的活动度差，请按照以下解剖步骤来增加腹腔内容物的活动度。如果器官显露良好，则直接解剖**腹膜**。

1. 使用骨刀将左侧第 6~7 肋的肋软骨从剑胸结合和胸骨的外侧缘离断。

2. 在切口处用手提起左侧肋软骨，用剪刀把膈从肋软骨后面的附着点处离断。

3. 向外侧翻开肋软骨至腋中线，保留外侧的连接。

4. 重复步骤 2 和步骤 3 的操作，翻开右侧肋软骨。

5. 从腋中线附近开始，用剪刀剪开左、右半膈弓形走向膈中心腱的肌性部分，保留中心腱和膈神经。

6. 以附着于肝的韧带为"铰链"，将膈的前部向上翻向胸腔。

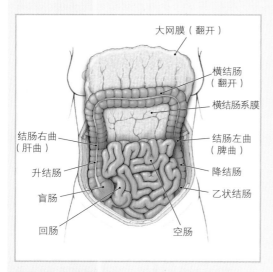

图 4.19 翻开横结肠和大网膜的腹腔（前面观）

腹膜

1. 参见图 4.20。
2. 辨认胃、小肠、大肠或肝表面的**脏腹膜**，观察脏腹膜的光滑程度。
3. 辨认腹壁内面的**壁腹膜**，观察壁腹膜和脏腹膜的连续性，它们的名称只是由于位置不同而不同。
4. 辨认**大网膜**，观察其附着在胃大弯上。大网膜伸入腹腔，然后重新双层向后返折连于横结肠。*注意大网膜通常位于小肠和腹前壁之间，但其位置可能改变，或与周围结构融合。*
5. 展开大网膜的"围裙样"结构，辨认其主体部分**胃结肠韧带**，附着于胃大弯和膈的下面。大网膜的其余部分，*胃脾韧带和胃膈韧带稍后会观察到。*

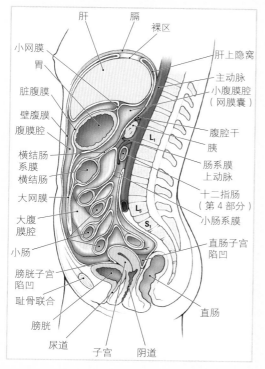

图 4.20　女性腹膜腔的正中矢状面（外侧面观）

肝　膈
裸区
小网膜
胃
肝上隐窝
脏腹膜
主动脉
小腹膜腔（网膜囊）
壁腹膜
腹膜腔
横结肠系膜
横结肠
腹腔干
胰
肠系膜上动脉
大网膜
十二指肠（第 4 部分）
大腹膜腔
小肠系膜
小肠
直肠子宫陷凹
膀胱子宫陷凹
耻骨联合
膀胱
直肠
尿道　子宫　阴道
L_1
L_5
S_1

6. 抬高肝下缘，辨认从肝下缘连于胃小弯和十二指肠上部的**小网膜**。*注意小网膜的分部将与肝的脏面一起学习。*
7. 将大网膜向上翻至肋缘上方，辨认**横结肠系膜**。横结肠系膜将横结肠连于后壁的十二直肠和胰的前面。横结肠系膜的左端是**膈结肠韧带**，膈结肠韧带将结肠左曲附着于膈上。
8. 辨认将空肠和回肠悬吊于腹后壁的小**肠系膜**。肠系膜根从左上至右下斜行附着于腹后壁。
9. 观察斜行的肠系膜根上方腹后壁的腹膜，在升结肠的内侧形成**右肠系膜窦**。
10. 在升结肠的外侧，辨认**右结肠旁沟**。观察右结肠旁沟是腹膜从腹腔外侧壁至内脏表面的返折处。
11. 提起小肠及其系膜，观察斜行的肠系膜根下方腹后壁的壁腹膜，在降结肠内侧形成**左肠系膜窦**。
12. 在降结肠的外侧，辨认**左结肠旁沟**。
13. 辨认**阑尾系膜**。阑尾系膜把阑尾连于回盲部的远端，内含阑尾动脉。
14. 在左下腹辨认**乙状结肠系膜**，该系膜把乙状结肠悬系于腹后壁。
15. 参见图 4.21。
16. 在肝前面，辨认**镰状韧带**。镰状韧带从腹前壁内面的壁腹膜延伸至肝表面的脏腹膜。
17. 辨认镰状韧带下缘的**肝圆韧带**。*注意肝圆韧带是胚胎发育过程中左脐静脉的遗迹。*
18. 向上追踪镰状韧带，观察其延续为将肝附着于膈下面的**冠状韧带**。由冠状韧带围起来的肝区称为**裸区**，裸区将肝的上面分为**左、右前区**和左、右后区。
19. 冠状韧带在外侧融合为**左三角韧带**，左三角韧带位于肝左叶和膈之间。**右三角韧带**位于肝右叶与膈之间。

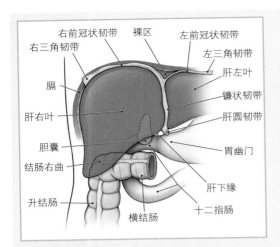

图 4.21　肝的韧带（前面观）

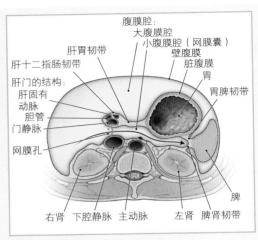

图 4.22　腹膜腔的横断面（下面观）

20. 参见图 4.22。

21. 前面确认的腹膜结构均位于**大腹膜腔**内。胃和小网膜后面有一个小的腹膜腔称为**小腹膜腔（网膜囊）**。

22. 大、小腹膜腔经**网膜孔**相通，网膜孔位于**肝十二指肠韧带**后方。

23. 学习**网膜囊**的示意图，理解其最低处为

下隐窝，向下可伸入大网膜的最远处。*在发育过程中，下隐窝沿大网膜前、后两层间向远处延伸。*

24. 网膜囊的最高处向上伸入至膈和肝的尾状叶之间，称**上隐窝**。*注意网膜囊的后壁是覆盖在胰表面的腹膜。*

解剖回顾

1. 由近及远按顺序复习胃肠道的所有结构。

2. 描述各象限中腹腔脏器的位置。

3. 列出腹膜内位器官，并逐一命名悬吊它们的腹膜结构。

4. 复习结肠旁沟和肠系膜窦的位置，讨论这些通道是如何促进感染或疾病扩散的。

5. 复习所有腹膜后位器官及继发性腹膜后位器官。

6. 把腹腔脏器和腹前壁肌恢复至正常的解剖学位置。

腹腔干、胃、脾、肝和胆囊

解剖概述

在胚胎发育过程中，根据所在的位置和血管供应，原始肠管发育为 3 个不同的部分。在腹腔内，前肠接受来自腹腔干分支的血供；中肠接受肠系膜上动脉分支的血供，后肠接受肠系膜下动脉的血供。胃、脾、肝和胆囊均接受腹腔干的血供，它们属于腹膜内位器官，因此放在一起学习。

腹腔干起源于腹主动脉前表面，靠近腹主动脉在 T_{12} 水平穿过主动脉裂孔并进入腹腔。在起始部，腹腔干被胃小弯环绕。为了准确地定位腹腔干的起点，可以先确定其远端动脉分支，然后追踪至其起点。

解剖顺序如下：学习胃的表面特征；解剖肝十二指肠韧带中的血管和导管；解剖供应胃、脾、肝和胆囊的腹腔干分支，以及腹腔干供应其他部位（十二指肠和胰）的分支；学习肝门静脉，以及脾、肝和胆囊的表面特征。

解剖指导

胃和肝的脏面

1. 参见图 4.23。
2. 保持大网膜的胃结肠部位处于正确的解剖学位置，在**胃体**的左外侧缘辨认**胃大弯**。
3. 观察圆形突出的**胃底**，以及下方的**胃体**。
4. 观察胃底借助大网膜的**胃膈韧带**与膈下面相连，胃体沿胃大弯借大网膜延续的**胃脾韧带**与脾相连。
5. 辨认**贲门切迹**，它把胃底与贲门分开。观察**贲门**是胃的入口连接**食管**。
6. 从胃的右侧缘辨认**胃小弯**，观察胃体在向**幽门**过渡处有**角切迹**，小弯的曲线在此改变了方向。
7. 在胃的幽门部，触诊**幽门括约肌**，它们是控制食物从胃进入十二指肠的环形肌。

8. 参见图 4.24。
9. 在肝的前面，辨认镰状韧带两侧的**肝左叶和肝右叶**。
10. 沿任意肝叶向上追踪以辨认肝的**膈面**；向下追踪辨认**肝下缘**，即肝前面的游离缘。
11. 用手抬起肝下缘，辨认肝的**脏面**。脏面与胆囊以及覆盖胃、十二指肠、结肠、右肾和右肾上腺的腹膜相接触。
12. 在肝的脏面，辨认**肝门**，这个裂隙内有进出肝门的血管、导管、淋巴管和神经。
13. 沿肝下缘辨认**胆囊**，观察其朝向后方的肝门。*注意胆囊或许已被手术切除，但在肝的脏面仍然可见标志其位置的胆囊窝*。
14. 辨认从胃小弯连于肝脏面的**小网膜**。
15. 依据附着点将小网膜分为 2 个部分：连接肝与胃小弯的**肝胃韧带**和连接肝与十二指肠上部的**肝十二指肠韧带**。

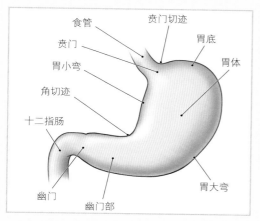

图 4.23 胃的分部（前面观）

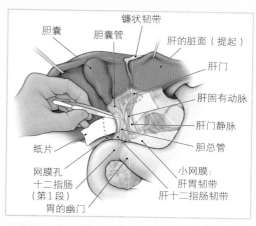

图 4.24 小网膜和网膜孔（前面观）

16. 将手指插入**网膜孔**并复习其边界。**前界**是肝十二指肠韧带，内含**肝门静脉**、**肝固有动脉**、**胆总管**、自主神经和淋巴管。

17. 辨认网膜孔的后界，即覆盖**下腔静脉**和右膈脚的壁腹膜。

18. 辨认网膜孔的上界和下界。上界是肝的**尾状叶**，下界是**十二指肠上部（第1段）**。二者均有脏腹膜覆盖。

门脉三联管

解剖说明： 当你解剖腹腔干的分支时，应意识到动脉是按照分布区域命名的，而不是根据它们的起始点或分支模式命名的。

1. 参见图 4.24。

2. 轻轻向上抬起肝和膈，显露出小网膜。

3. 为了帮助解剖，可以把一个白纸片放入网膜孔，以增加对周围结构的辨识。

4. 钝性解剖分离覆盖在肝十二指肠韧带内血管和导管前面的腹膜。

5. 在肝十二指肠韧带内，辨认**门脉三联管**：外侧为**胆囊管**，内侧为**肝固有动脉**，后方为**肝门静脉**。

6. 向上钝性分离和追踪胆管，辨认**胆囊管**和**肝总管**。

7. 向上追踪肝总管至其接收属支处，可见2条属支**肝左管**和**肝右管**出肝门。

8. 回到肝十二指肠韧带，修洁**肝固有动脉**，去除血管周围的坚韧的结缔组织。这些结缔组织之所以坚韧，是因为其中含有自主神经丛。用剪刀从动脉周围去除自主神经纤维。

9. 参见图 4.25。

10. 追踪肝固有动脉至肝门附近发出的分支，即**肝左动脉**和**肝右动脉**。

11. 在肝十二指肠韧带中辨认肝右动脉发出的**胆囊动脉**，并追踪其至胆囊。

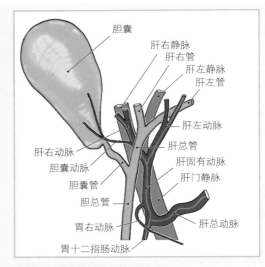

图 4.25　门脉三联管（前面观）

12. 辨认起源于肝固有动脉的**胃右动脉**，并追踪其至胃小弯。

13. 辨认位于肝固有动脉和胆管后方较粗的**肝门静脉**。

14. 向上追踪肝门静脉，观察其在肝门处分为左、右肝门静脉。*注意肝门静脉通常接受胃左、右静脉2条属支。*

15. 向下追踪肝门静脉，观察其走向十二指肠上部的后方。

16. 辨认并切除肝十二指肠韧带内可见的淋巴结。*注意与淋巴结伴行的淋巴管通常很细，无法在防腐标本中看到，因此无须刻意寻找。*

腹腔干

解剖说明： 下面的操作指南是按照腹腔干及相关血管的常见分支模式描述的。**胆囊动脉的解剖变异**在这一区域的动脉变异中较为常见。

1. 参见图 4.26。

2. 用钝性解剖法在靠近肝附着点附近轻轻分离肝胃韧带。

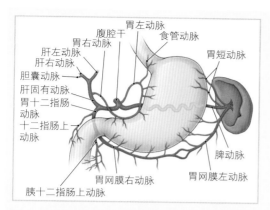

图 4.26　腹腔干的分支（前面观）

3. 向下追踪肝固有动脉，确认其是**肝总动脉**的延续。

4. 观察肝总动脉发出的**胃十二指肠动脉**，走行至十二指肠上部后方。

5. 向下追踪胃十二指肠动脉，辨认供应十二指肠上部的**十二指肠上动脉**、供应胃大弯的**胃网膜右动脉，**以及供应胰头的**胰十二指肠上动脉**。

6. 向左侧追踪肝总动脉至**腹腔干**的起点。*注意腹腔干于 T_{12} 水平发自腹主动脉前壁。*

7. 观察腹腔干发出的**胃左动脉**和**脾动脉**。

8. 钝性解剖并追踪**胃左动脉**至食管和胃，然后沿着小网膜解剖胃小弯。

9. 观察胃左动脉与胃右动脉沿胃小弯形成吻合。*注意胃动脉的分支分布与胃的前面和后面。*

10. 向上翻开大网膜的胃结肠部，钝性解剖分离其与横结肠的附着处，保留其与胃大弯的连接。

11. 把胃向上翻开，向左侧追踪**脾动脉**约 5 cm，确认其贴于腹后壁，沿胰上缘弯曲走行，部分可能嵌入胰。*注意此时不必解剖脾动脉中段进入胰内的分支。*

胆囊动脉的解剖变异

　　胆囊动脉通常发自肝右动脉，也可能起自其他动脉。通常情况下，胆囊动脉走行于肝总管的后方，但是有 1/4 个体的胆囊动脉走行于肝总管的前面（图 4.27）。偶见肝右动脉直接发自肠系膜上动脉。变异的肝左动脉可发自胃左动脉。在胃切除术中，若阻断变异的肝左动脉，会导致肝左叶缺血。

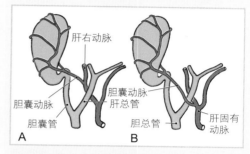

图 4.27　A. 3/4 个体的胆囊动脉起自肝右动脉；B. 1/4 个体的胆囊动脉起自肝固有动脉。（前面观）

12. 向远端追踪脾动脉至其发出供应胃底的**胃短动脉，**观察胃短动脉位于胃脾韧带内。

13. 观察脾动脉的末端还发出**胃网膜左动脉**。胃网膜左动脉走行于距胃大弯约 2 cm 的大网膜内。

14. 寻找从胃十二指肠动脉发出的**胃网膜右动脉**。胃网膜右动脉走行于大网膜内的胃大弯右端附近。胃网膜右动脉和胃网膜左动脉沿胃大弯形成吻合。

脾

　　解剖说明：脾是人体最大的造血器官，大小和重量取决于其内的血容量和个体的健康状况。

1. 参见图 4.28。

2. 用左手向右翻开胃底，用右手向前轻拉脾。

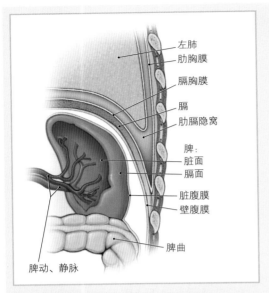

图 4.28 脾与胸壁的解剖关系（前面观）

3. 观察脾光滑的**膈面**和锐利的上缘、下缘和前缘。*注意脾的上缘有胚胎发育过程中形成的脾切迹。*
4. 观察**脾的脏面**毗邻的 4 个器官：**胃、左肾、横结肠（结肠左曲）和胰**。
5. 观察脾的膈面与膈和第 9、10、11 肋相邻。
6. 观察脾是腹膜内位器官，通过胃脾韧带悬吊于腹腔，位于胃大弯、脾肾韧带、左肾前方与体壁之间。
7. 沿脾的膈面辨认脏腹膜，观察膈下面毗邻的壁腹膜。
8. 观察脾与左肺下叶、肋膈隐窝和第 9、10、11 肋的毗邻关系。

临床联系

脾破裂及脾大

脾与第 9、10、11 肋的解剖关系对评价由于钝性打击造成的肋骨骨折及贯通伤有重要的临床意义（图 4.29）。脾破裂时，血液直接流入腹腔，需进行外科手术切除（脾切除术）。行胸膜腔穿刺（胸腔穿刺术），从胸膜腔抽取空气和液体时，有刺伤脾的风险。

临床联系（续）

脾大多见于感染、肝病或某些癌症。体检时，触诊肋下缘可感知脾是否肿大。

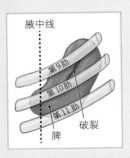

图 4.29　脾破裂（侧面观）

肝

解剖说明：要观察肝的表面特征，必须将其从膈上离断。

1. 参见图 4.30。
2. 用剪刀在肝与膈之间剪断**镰状韧带**，向上扩大切口至前方的**冠状韧带**水平。
3. 轻轻地向下牵拉肝，沿膈的下面延伸切口，剪断冠状韧带并向两侧扩展至**左、右三角韧带**。
4. 用剪刀在肝和膈之间剪断**下腔静脉**。
5. 将手指插入肝与膈之间，轻轻撕开**肝裸区**周围连于肝与膈之间的结缔组织。
6. 在肝的后部，切断冠状韧带后层，将肝从膈上游离出来。
7. 提起肝下缘，尽量靠近肝下缘剪断下腔静脉。两次离断下腔静脉使得一小段下腔静脉保留于肝内。
8. 现在肝已经基本游离，但仍通过**门脉三联管**（胆管、肝固有动脉和肝门静脉）与腹腔其他脏器相连。移动肝的时候要小心，避免撕裂肝门的结构。
9. 检查**肝**，注意肝右叶的体积约为肝左叶的 6 倍。锐利的**下缘**是**脏面**和**膈面**的

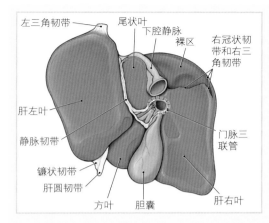

左三角韧带　尾状叶　下腔静脉　裸区　右冠状韧带和右三角韧带

肝左叶

静脉韧带

镰状韧带

肝圆韧带

方叶　胆囊　肝右叶

门脉三联管

图 4.30　肝的脏面（下面观）

分界。

10. 辨认肝膈面后方的**裸区**。观察裸区的边界是冠状韧带的切缘。*注意裸区处的肝贴近膈且无腹膜覆盖。*

11. 检查肝的**脏面**。辨认"H"形的裂和窝把肝分为 4 个叶。观察**静脉韧带**和**镰状韧带**占据了"H"裂内的左侧沟，而**胆囊**和**下腔静脉**占据了"H"裂右侧的沟和窝。

12. 辨认**肝门**构成了"H"裂的横沟。回忆肝十二指肠韧带内走行的进出肝门的结构（胆总管、肝固有动脉、门静脉、淋巴管和自主神经）。

13. 辨认下腔静脉与静脉韧带之间的**尾状叶**，以及肝圆韧带和胆囊之间的**方叶**。

14. 检查附着于肝内的一小段**下腔静脉**，清除其中的血凝块。观察直接汇入下腔静脉的几支**肝静脉**。

15. 肝的分叶方式通常有 2 种：第 1 种是以镰状韧带为标志把肝分为**左、右解剖叶**。第 2 种是以胆汁引流和血供模式来划分，在这种划分方法中，以下腔静脉为标志把肝分为左、右叶，最终分成 8 个肝段。

16. 肝有丰富的淋巴引流。位于肝门处的小

淋巴管汇入**肝淋巴结**。肝淋巴结发出的淋巴管伴肝动脉汇入腹腔干周围的**腹腔淋巴结**。肝的淋巴管也向后汇入**膈淋巴结**。

胆囊

　　解剖说明：由于储存胆汁，胆囊常呈深绿色。死亡后胆汁可经胆囊壁渗出，并浸染周围的组织。

1. 参见图 4.31。

2. 把肝复原至正常的解剖学位置。

3. 确认胆囊位于锁骨中线的第 9 肋软骨尖端附近。

4. 观察胆囊的最末端，即胆囊底。胆囊底游离于肝朝向前。附着于肝的部位是**胆囊体**，而**颈部**则是通向胆囊管的狭窄部分。

5. 提起肝下缘暴露其脏面，钝性游离胆囊使其与胆囊窝分离。

6. 复习**胆囊动脉**的起源和走行。*注意胆囊动脉常被胆汁染成绿色，且管壁较脆，不易剥离。*

7. 用剪刀沿胆囊底、胆囊颈和胆囊管纵向剪开胆囊壁。若发现胆结石则予以清除。

8. 找到**螺旋襞**，它自胆囊颈黏膜上的皱襞延伸至**胆囊管**，并允许胆汁双向流动以进出胆囊。

9. 观察胆道系统与**主胰管**的汇合，通过**十二指肠大乳头**引流胆汁入十二**指肠降部（第 2 段）**。

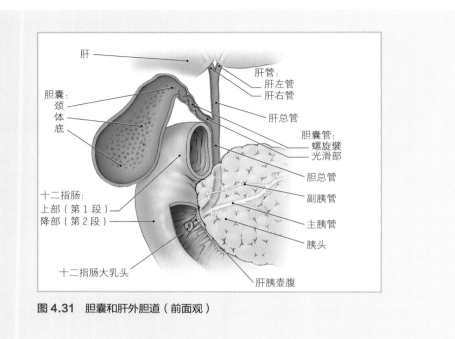

图 4.31　胆囊和肝外胆道（前面观）

图中标注：

肝

肝管：
肝左管
肝右管

肝总管

胆囊：
颈
体
底

胆囊管：
螺旋襞
光滑部

胆总管

副胰管

主胰管

胰头

十二指肠：
上部（第 1 段）
降部（第 2 段）

十二指肠大乳头

肝胰壶腹

解剖回顾

1. 复习腹部 4 个象限中各器官的位置。
2. 复习腹腔干及其分支。
3. 复习肝十二指肠韧带内各结构的毗邻关系。
4. 复习网膜孔的边界。
5. 复习所解剖的脏器，了解它们与周围结构的关系。
6. 把胆囊和其他腹腔器官恢复至正常的解剖学位置。
7. 利用胚胎学教材复习胚胎前肠、肝、胰、系膜的发育。

肠系膜上动脉和小肠

解剖概述

肠系膜上动脉于腹腔干下方约 1 cm 处（L_1 水平）发自腹主动脉前壁。该动脉的起始部位于胰颈后方，向前走行跨过胰的钩突、十二指肠水平部和左肾静脉，随后进入小肠系膜，向右下腹走行至回肠末端。

肠系膜上动脉为小肠、横结肠右 2/3 以上的大肠供应大部分血液，它们是胚胎时期的中肠区。小肠包括十二指肠、空肠和回肠，是食物消化和营养吸收的主要部位。小肠的黏膜皱襞发达，可以为营养物质吸收提供更大的面积。同时小肠的血供丰富有利于运送吸收的营养物质。

解剖顺序如下：检查肠系膜，解剖肠系膜上动脉至空肠、回肠、盲肠、升结肠和横结肠的各个分支；学习空肠和回肠的外观特点。由于肠系膜上动脉分布到其他脏器（十二指肠和胰）的分支位于横结肠系膜深面，解剖入路较为复杂，因此稍后再进行解剖。

解剖指导

肠系膜上动脉和肠系膜上静脉

1. 参见图 4.32。

2. 向上翻开大网膜和横结肠至肋缘上方，使横结肠系膜的后面翻向前面。

3. 把**空肠**和**回肠**翻向左腹部，使肠系膜的右侧朝向前方。

4. 观察**肠系膜根**，其起点自左上象限至右下象限斜行附着于腹后壁。

5. 剥离覆盖在肠系膜右侧的腹膜，显露肠系膜上动脉的各个分支。操作时要在肠系膜的腹膜上做一小切口，用镊子提起腹膜，缓慢将之剥去，同时使用探针分离下方的血管。

6. 剥离肠系膜右侧贴附于腹后壁的壁腹膜，尽量剥离至升结肠水平。*注意所有*

覆盖在内脏器官表面的腹膜均属于脏腹膜，无论是腹膜外位器官还是腹膜内位器官。

7. 辨认走行于肠系膜内的**肠系膜上动脉**。钝性分离并追踪其至腹主动脉的起点处，观察其跨过十二指肠的水平部（第 3 段）。

肠系膜上动脉综合征

　　十二指肠水平部在肠系膜上动脉和腹主动脉之间受压迫会导致肠系膜上动脉综合征，这是一种胃血管疾病。十二指肠梗阻可导致整个消化道的阻塞，个别情况下会危及生命。肠系膜上动脉和腹主动脉也可能压迫左肾静脉，引发"胡桃夹综合征"，导致左肾、左肾上腺和左性腺静脉的回流受阻。

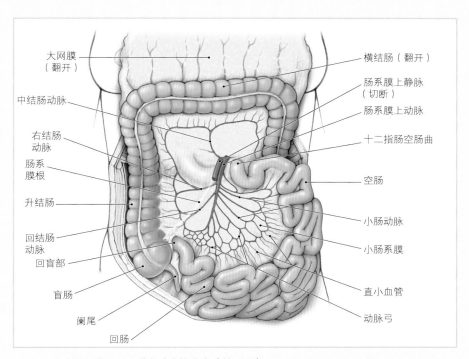

左侧标注（从上到下）：
大网膜（翻开）
中结肠动脉
右结肠动脉
肠系膜根
升结肠
回结肠动脉
回盲部
盲肠
阑尾
回肠

右侧标注（从上到下）：
横结肠（翻开）
肠系膜上静脉（切断）
肠系膜上动脉
十二指肠空肠曲
空肠
小肠动脉
小肠系膜
直小血管
动脉弓

图 4.32　小肠系膜和肠系膜上动脉的分支（前面观）

8. 钝性解剖并修洁一小段走行于肠系膜脂肪中的**肠系膜上动脉**。解剖过程中要注意观察血管周围密集的自主神经丛，即**肠系膜上神经丛**。

9. 辨认位于肠系膜上动脉右侧的**肠系膜上静脉**。肠系膜上静脉由与肠系膜上动脉分支在名称和分布上相对应的静脉属支汇合而成。

10. 向上追踪肠系膜上静脉，观察其在胰后方汇入脾静脉并形成**肝门静脉**。

11. 返回小肠系膜，辨认 1~2 个沿着肠系膜上血管分布的**肠系膜淋巴结**。肠系膜有 200 多个肠系膜淋巴结，向上汇入位于肠系膜上动脉自腹主动脉分支点附近的**肠系膜上淋巴结**。

12. 为了便于辨认小肠动脉，可去除淋巴结和自主神经，以清晰显露解剖视野。

13. 观察肠系膜上动脉发出的 15~18 条**小肠动脉**。小肠动脉均起自肠系膜上动脉的左侧，为空肠和回肠提供血供。*注意胰十二指肠下动脉是肠系膜上动脉的第1条分支，将与十二指肠一起解剖。*

14. 观察小肠动脉末端以直的小血管为终支，称**直小血管**，这些血管之间有**动脉弓**相连。

15. 辨认发自肠系膜上动脉前面的**中结肠动脉**。中结肠动脉走行于横结肠系膜内，营养横结肠。

16. 修洁出一小段中结肠动脉，观察其在靠近横结肠边缘处分出左、右两支。

17. 辨认从肠系膜上动脉右侧发出的**右结肠动脉**。该动脉于腹膜后向右走行，营养升结肠。

18. 修洁右结肠动脉，它通常分为上、下两个分支。

19. 参见图 4.33。

20. 辨认位于肠系膜上动脉左侧、供给近端空肠的众多血管，观察相邻的**小肠动脉**

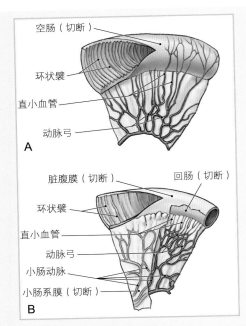

图4.33 A.空肠的血管；B.回肠的血管（前面观）

之间仅有 1~2 级**动脉弓**，因而**直小血管**相对较长。

21. 轻轻提起部分腹膜，沿着空肠长轴修洁，游离出一段空肠的血管。

22. 观察回肠远端，注意相邻的**小肠动脉**之间有 4~5 级**动脉弓**，因而**直小血管**相对较短。

23. 轻轻提起一部分腹膜，沿着回肠长轴，尽量修洁和分离出一段回肠的血管。

24. 参见图 4.34。

25. 辨认并修洁肠系膜上动脉远端发出的**回结肠动脉**。该动脉在腹膜后向右下象限走行，营养盲肠。

26. 如果人体标本的阑尾没有被手术切除，尝试辨认和修洁出阑尾动脉。阑尾动脉发自回结肠动脉，与右结肠动脉和小肠动脉相吻合。

小肠

解剖说明：由于从空肠到回肠是逐渐过

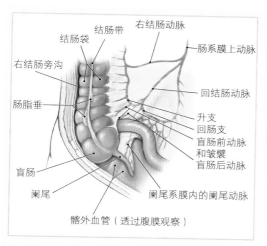

图 4.34 回结肠动脉的分支（前面观）

渡的，因此放在一起学习。

1. 参见图 4.35。
2. 把腹膜内的小肠部分移至腹腔左侧，向近端追踪空肠找到十二**指肠空肠曲**。
3. 轻轻地将空肠近端拉离腹后壁，此时小肠的活动度受限，这是由于十二指肠空肠曲被十二**指肠悬韧带**（发自右膈脚的纤维肌性韧带）固定在腹后壁。*注意由于十二指肠悬韧带走行于胰后，因此，此时观察不到。*
4. 触诊小肠，注意空肠的管壁比回肠厚，空肠的管径也更大。
5. 辨认回肠末端，可见其在**回盲部**伸入**盲肠**。

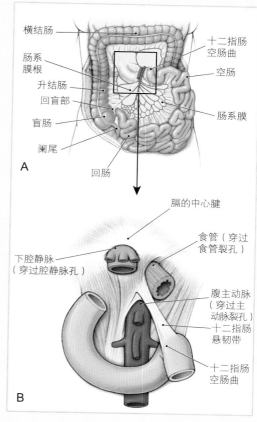

图 4.35 A. 十二指肠空肠曲；B. 十二指肠悬韧带（前面观）

6. 确认**肠系膜根**从十二指肠空肠曲至回盲部跨过腹后壁。观察整个肠系膜大致呈扇形，根部长约为 15 cm，而在小肠端附着的长度约为 6 m。

解剖回顾

1. 复习空、回肠在腹部 4 个象限的位置。
2. 复习空、回肠与周围结构的毗邻关系。
3. 复习肠系膜上动脉的分支。
4. 将小肠和其他腹腔脏器恢复至正常的解剖学位置。
5. 利用胚胎学教材复习胚胎的中肠发育过程。

肠系膜下动脉和大肠

解剖概述

肠系膜下动脉于 L_3 水平起自腹主动脉前壁，供应左侧 1/3 的横结肠、降结肠、乙状结肠和上 1/3 的直肠。除了乙状结肠分支穿过乙状结肠系膜到达乙状结肠外，肠系膜下动脉的其他分支均位于腹膜后。肠系膜下动脉供应胚胎后肠发育的结构。

大肠包括盲肠（及阑尾）、结肠（升结肠、横结肠、降结肠和乙状结肠）、直肠和肛管，主要功能是从粪便中吸收水分。肠管的黏膜相对光滑，有利于逐渐硬化的粪便通过。

解剖顺序如下：解剖肠系膜下动脉及其分支；观察大肠的形态特征。

解剖指导

肠系膜下动脉和肠系膜下静脉

1. 参见图 4.36。
2. 向上翻开横结肠和大网膜至肋缘处，显露**横结肠系膜**的后面。
3. 把小肠移向右侧，显露结肠左曲至**乙状结肠**之间的**降结肠**。
4. 辨认发自腹主动脉的**肠系膜下动脉**，一般位于十二指肠水平部（第 3 段）的后方。若寻找时有困难，可先找出乙状结肠系膜中的任意一条分支，然后追踪其至主干，再继续解剖其他分支。
5. 用探针修洁**肠系膜下动脉的分支**，通常从分布于降结肠和左侧 1/3 横结肠的**左结肠动脉**开始。*注意左结肠动脉与肠系膜上动脉分支中的结肠动脉和乙状结肠动脉的升支互相吻合。*
6. 辨认分布于乙状结肠的 3～4 条**乙状结肠动脉**，它们穿经乙状结肠系膜，并形成与小肠动脉相似的血管弓。
7. 辨认向下进入盆腔并分布于直肠近端的**直肠上动脉**。追踪直肠上动脉至其分为**左支和右支**，左支和右支在直肠两侧下行进入盆腔。
8. 在左结肠动脉上方辨认沿近大肠脾曲内缘走行的**边缘动脉**。观察边缘动脉与中结肠动脉汇合成肠系膜上、下动脉之间的吻合。
9. 对应肠系膜上动脉，观察**肠系膜下静脉**的属支。
10. 修洁部分肠系膜下静脉，观察其在肠系膜下动脉的左侧向上走行。

11. 向上追踪肠系膜下静脉，观察其行经胰后方并汇入脾静脉或肠系膜上静脉，最终成为肝门静脉的一条属支。
12. 辨认位于腹膜后间隙的左输尿管，左输尿管紧邻肠系膜下动、静脉。观察血管在腹腔内下行，走行于输尿管前方，以此可区分输尿管和血管。
13. 引流降结肠和乙状结肠的淋巴管与肠系膜下动脉伴行。淋巴管汇入位于肠系膜下动脉根部的**肠系膜下淋巴结**。*注意在经过防腐处理的人体标本上，可能难以找到淋巴管，但一般情况下，可以找到肠系膜内的淋巴结。*
14. 把小肠和横结肠恢复至正确的解剖学位置。

大肠

1. 参见图 4.34。
2. 在右下象限，从**盲肠**开始逐一辨认**大肠**的各个部分。
3. 观察盲肠的活动度较大，且几乎被腹膜完全包裹，但盲肠本身没有按其名称命名的系膜。*注意盲肠属于腹膜内位器官，系膜的长度和活动度存在个体差异。*
4. 尝试辨识发自**回结肠动脉**的盲肠前、后**动脉**，它们供应盲肠。
5. 轻轻提起盲肠，观察盲肠与位于其下方行向下肢的**髂外血管**的毗邻关系。
6. 辨认附着于盲肠末端的**阑尾**位置。虽然阑尾的位置存在个体差异，但一般位于盲肠后位。
7. 观察阑尾所系附的**阑尾系膜**及阑尾系膜内的**阑尾动脉**。

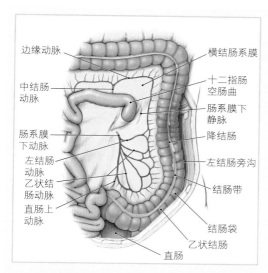

图 4.36 肠系膜下动脉的分支（前面观）

边缘动脉
中结肠动脉
肠系膜下动脉
左结肠动脉
乙状结肠动脉
直肠上动脉
横结肠系膜
十二指肠空肠曲
肠系膜下静脉
降结肠
左结肠旁沟
结肠带
结肠袋
乙状结肠
直肠

8. 在大肠的外面观察其区别于小肠的 3 个解剖特征：**结肠带**是沿大肠长轴走行的 3 条窄带；**结肠袋**是结肠壁突向外的袋状膨出；**肠脂垂**是脏腹膜包裹的散在的脂肪团块。

9. 再次参见图 4.33A 和图 4.36。

10. 辨认盲肠至**结肠右曲**之间的**升结肠**，它属于继发性腹膜后位器官。

11. 辨认位于**结肠左曲**和**结肠右曲**之间的**横结肠**，观察横结肠系膜悬吊的横结肠，在这个位置，横结肠的活动度较大。

12. 确认因肝的占位导致结肠左曲比结肠右曲略高。

13. 辨认结肠左曲至左下象限**降结肠**，它属于继发性腹膜后位器官。

14. 在左下象限，辨认**乙状结肠**和**乙状结肠系膜**。

15. 观察乙状结肠属于腹膜内位器官，在 S₃ 水平延续为直肠。

15. 观察乙状结肠属于腹膜内位器官，在 S_3 水平延续为直肠。

16. 观察位于盆腔内的直肠的上侧面。*注意直肠和肛管均位于盆腔内，因此将与盆腔脏器一起解剖。*

临床联系

阑尾炎

阑尾远端为盲端，属于腹膜内位器官。在临床上，由于炎症所致的阑尾炎常需要切除阑尾来进行治疗。如图 4.37 所示，大部分人的阑尾处于盲肠后位，个别人的阑尾位于盲肠下方，甚至伸入盆腔，其他位置的阑尾较罕见。对于阑尾炎患者，在行阑尾切除术之前，必须先确认病变阑尾的位置。

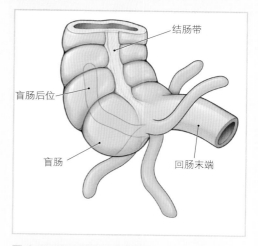

结肠带
盲肠后位
盲肠
回肠末端

图 4.37 阑尾的位置（前面观）

解剖回顾

1. 复习大肠各部分在腹部 4 个象限的相对位置。

2. 复习大肠各部分与毗邻结构的位置关系。

3. 复习肠系膜上、下动脉分布于大肠的分支。

4. 把大肠和其他腹腔脏器恢复至正常的解剖学位置。

5. 利用胚胎学教材复习胚胎后肠的发育过程。

十二指肠、胰和肝门静脉

解剖概述

十二指肠是小肠的一部分，介于胃和空肠之间，肝、胆囊和胰的导管均开口于此。胰被十二指肠的弯曲包绕，胰头朝向十二指肠降部（十二指肠第2段）。胰既是内分泌腺又是外分泌腺，接受来自腹腔干和肠系膜上动脉的血液供应。

解剖顺序如下：辨认十二指肠各部分；解剖胰；显示肝门静脉的组成。

解剖指导

十二指肠

1. 参见图4.38。
2. 向上翻开横结肠和大网膜至肋缘。
3. 钝性解剖剥离横结肠系膜，以及覆盖在十二指肠和胰前面的结缔组织。
4. 辨认十二指肠的**4个部分**。首先是 L_1 椎体水平的**上部（第1段）**，它起于胃的幽门，横向走行。
5. 观察肝十二指肠韧带，它连接至十二指肠上部，为小网膜的一部分。*注意十二指肠上部的大部分均位于腹腔内，膨隆的起始部称壶腹，临床上多称为十二指肠帽或十二指肠球。*
6. 辨认**十二指肠降部（第2段）**，它位于 L_2 椎体水平，居于腹正中线右侧，以及右肾门、右肾血管和下腔静脉的前方。*注意十二指肠降部位于腹膜后，胆总管和胰管开口于此。*
7. 辨认**十二指肠水平部（第3段）**，它位于 L_3 椎体水平，肠系膜上血管从其前方跨过，后方有下腔静脉、腹主动脉和肠系膜下静脉。
8. 辨认**十二指肠升部（第4段）**，它位于 L_2 椎体水平。*注意十二指肠升部大部分位于腹膜后，其末端转向前，于十二指肠空肠曲处与空肠相连。*

胰

1. 参见图4.38。
2. 辨认被十二指肠包绕的**胰**。*注意胰属于继发性腹膜后位器官，横跨中线并居于 $L_1 \sim L_3$ 椎体前方。*
3. 辨认与十二指肠降部毗邻的**胰头**，下腔静脉位于胰头的后方。
4. 在胰头的下缘辨认**钩突**，它是肠系膜上血管的后方的小突起。
5. 辨认**胰颈**，它位于肠系膜上血管前方，连接胰头和胰体的小部分。
6. 观察**胰体**，它从右向左上跨过腹主动脉前方。
7. 辨认**胰尾**，它是胰左侧狭窄的末端，位于脾肾韧带内，与脾门相邻。
8. 用探针从前面钝性解剖进入胰头，找到**主胰管**，并沿着胰颈和胰体追踪主

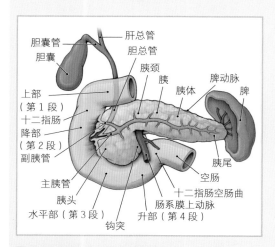

图4.38 胰和十二指肠（前面观）

胆囊管
胆囊
肝总管
胆总管
胰颈
胰
脾动脉
胰体
脾
上部（第1段）
十二指肠
降部（第2段）
副胰管
主胰管
胰头
水平部（第3段）
钩突
胰尾
空肠
十二指肠空肠曲
肠系膜上动脉
升部（第4段）

胰管。

9. 尝试辨认胰头上部行于胰管上方的**副胰管**。

10. 向下追踪胆总管，观察其在十二指肠降部的左侧与主胰管汇合。

11. 参见图 4.39。

12. 在胰头上方，辨认**胰十二指肠上前、后动脉**，它们均发自**胃十二指肠动脉**的分支——**胰十二指肠上动脉**。

13. 在胰头下方，辨认**胰十二指肠下动脉**。胰十二指肠下动脉通常为肠系膜上动脉的最靠近根部的分支，但其起源会有变异。

14. 回到腹腔干，沿着胰的上缘向左追踪**脾动脉**。

15. 清除胰前面残存的腹膜。可见 10 多条脾动脉分支供应胰体和胰尾，但是只命名了 2 条动脉：穿入胰颈的**胰背动脉**，以及在胰颈和胰尾之间进入胰体的**胰大动脉**。脾动脉也发出胃短动脉和胃网膜左动脉。

16. 胰的静脉与动脉相对应，汇入肠系膜上静脉和脾静脉中，并最终汇入肝门静脉。

肝门静脉

1. 参见图 4.40。

2. 辨认走行于胰后方且位于脾动脉下方的**脾静脉**。

3. 用探针或钝性解剖法将胰体后方的脾静脉游离出来，观察脾静脉明显更直、更平坦，而脾动脉则更迂曲且管壁厚。

4. 向右追踪脾静脉至其汇入肠系膜上静脉，形成**肝门静脉**。

5. 向上追踪肝门静脉，直至其分为**左、右支**后分别进入肝左、右叶。回忆肝门静脉在肝十二指肠韧带内走行并上行进入肝门。注意肝门静脉可能在入肝后才开始分支，此时在肝外无法观察到分支。

6. 尝试辨认汇入肝门静脉的**胃左静脉**。*注意胃左静脉可能在解剖腹腔干的分支时已被切除。*

7. 回到肠系膜下静脉的分布区域，向上追踪肠系膜下静脉，直到观察到其汇入肠系膜上静脉或脾静脉，或者肠系膜上静脉和脾静脉的交汇处。

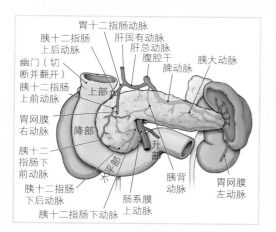

图 4.39　胰的血供（前面观）

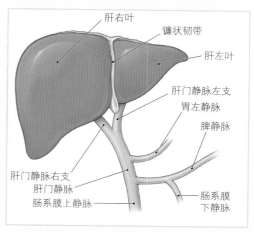

图 4.40　肝门静脉（前面观）

临床联系

门静脉高压

　　肝门静脉系统是肠道静脉回流的重要部分。肝门静脉系统缺乏静脉瓣。当门静脉阻塞时，门静脉内的血压升高（门静脉高压），可导致肝硬化，以及静脉的各属支充血。门静脉高压可导致胃食管静脉曲张。胃食管静脉曲张破裂出血为门静脉高压的高危并发症。

　　腹腔内有 4 个门静脉 – 腔静脉吻合，为门静脉血液回流腔静脉系统提供另外的途径：胃食管吻合（胃左静脉 / 食管静脉 / 奇静脉）、肛直肠吻合（直肠上静脉 / 直肠中、下静脉）、脐周吻合（附脐静脉 / 腹壁浅静脉）、腹膜后吻合（结肠静脉 / 腹膜后静脉）。

解剖回顾

1. 复习十二指肠各部分与周围结构的毗邻关系。
2. 复习腹腔干和肠系膜上动脉的分支。
3. 复习胰和十二指肠的血供。
4. 复习肝门静脉的组成和引流范围。
5. 追踪血液从小肠到下腔静脉的流动过程，说出沿途经过的所有静脉的名称。从降结肠处开始重复此练习。
6. 将各个腹腔脏器恢复到正常的解剖学

7. 利用胚胎学教材复习肝、胰和十二指肠的发育。

切除胃肠道

解剖概述

　　消化道各器官相互协同，帮助机体吸收营养，排出代谢废物。物理研磨的消化活动从口腔开始，沿食管向下到达胃和十二指肠后继续进行消化活动。在小肠内（主要由空肠负责）完成营养和化合物的吸收，在大肠内（主要是升结肠）完成水的重吸收。降结肠、乙状结肠和直肠主要负责储存粪便，由肛门排出粪便。

　　从腹腔内摘除胃肠道各脏器后，能更好地学习腹后壁和胃肠道脏器后部的特征；然而，即使未彻底摘除，依然可以学习各脏器的解剖关系。如摘除胃肠道脏器未纳入解剖实验室的学习要求中，或时间上不允许，可将腹腔内容物移向任意一边，使胃肠道脏器保持原位。

　　解剖顺序如下：切开胃；切开部分小肠和大肠；切断直肠和食管，用线结扎其两端，防止内容物溢出；于贴近主动脉处切断胃肠道动脉（腹腔干和肠系膜上、下动脉）；把胃肠道脏器整体切除，在体外进行学习。

解剖指导

切开胃

1. 抬高膈，辨认食管进入腹腔内所经过的**食管裂孔**。
2. 钝性解剖并修洁食管的前面和胃的贲门。
3. 参见图 4.41。
4. 用剪刀沿胃小弯的曲线剪开胃的前壁（**切口 1**）。

5. 沿胃底在水平方向延长切口至胃大弯（**切口 2**）。
6. 打开胃，在胃的内面辨认**胃黏膜皱襞**。必要时冲洗并清洁黏膜面，以观察其内部构造。由于胃黏膜皱襞可能因为胃扩张而变得平坦，因此有时有可能看不到。
7. 在**幽门管**前方的**幽门窦**处，观察胃体下部变窄。
8. 用探针插入幽门管，将胃前面的切口延

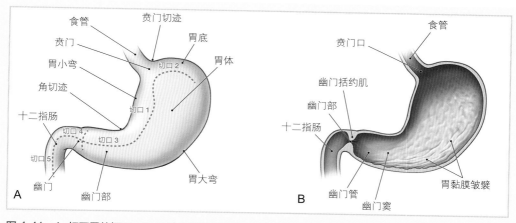

图 4.41　A. 打开胃的切口；B. 胃的内部特征（前面观）

长至幽门（**切口 3**）。

9. 在幽门部水平切口的末端再做一个垂直的小切口，打开胃的幽门部（**切口 4**）。

10. 辨认幽门管末端的**幽门括约肌**，该肌负责控制食物经**幽门口**进入十二指肠。

切开小肠和大肠

1. 将胃幽门部的纵向切口延长至十二指肠，按照十二指肠 4 段的走行切开其前壁（**切口 5**）。

2. 参见图 4.42。

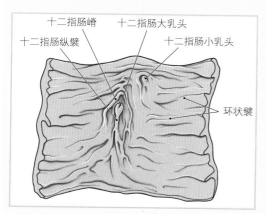

图 4.42　十二指肠降部的黏膜和十二指肠乳头（剖开图）

3. 打开十二指肠降部，辨认其**环状襞**。*注意与胃黏膜皱襞不同，小肠的皱襞呈横向走行且不会消失。*

4. 辨认十二指肠**大乳头**（Vater 壶腹），它是十二指肠降部后内侧壁的黏膜隆起，肝胰管（主胰管和胆总管）共同开口于此。*注意十二指肠大乳头的开放调节由乳头壁内的小型环状肌——肝胰壶腹括约肌（Oddi 括约肌）控制。*

5. 辨认十二指肠**小乳头**，它是副胰管的开口。如果存在的话，其多位于十二指肠大乳头上方约 2 cm 处。

6. 参见图 4.43。

7. 用剪刀在**空肠近端**和**回肠末端**各做一个 5 cm 的纵向切口。

8. 冲洗小肠切口内的黏膜，比较空、回肠黏膜的差异，可观察到空肠黏膜的环状襞比回肠的大且密集。

9. 尝试辨认出**孤立淋巴滤泡**，它是回肠内面的小的隆起。*注意消化道内其他部位也有淋巴组织，但观察难度较大；淋巴组织在回肠和盲肠处分布较多，这反映了两段肠管对免疫系统有一定的辅助作用。*

10. 参见图 4.44。

11. 用剪刀在**盲肠**前壁做一个约 7.5 cm 长的切口。冲洗黏膜，辨认位于**回盲瓣上、下唇**之间的回盲口。

12. 以阑尾为标志，辨认盲肠内面的**阑尾口**。

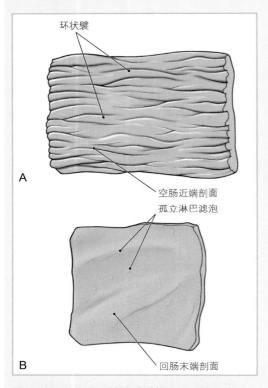

图 4.43　A. 空肠近端的黏膜特征；B. 回肠末端的黏膜特征（剖开视图）

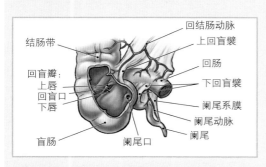

图 4.44　回盲瓣、盲肠和阑尾的血供（前面观）

切除胃肠道

　　解剖说明：如果你所在的实验室未要求切除胃肠道，可跳过下列解剖操作，将胃肠道的各个脏器保留在原位，进行余下的腹部解剖学习。

1. 参见图 4.45。

2. 在膈的下方辨认**食管**，切断穿过膈的迷走神经前、后干。

3. 用 1 根细线结扎穿出**食管裂孔**的食管（**线 1 的位置**），注意绳结不可过紧，以避免结扎处的食管断裂。*注意使用两根线结扎是无用的，无须行此操作。*

4. 在结扎处下方切断食管，确保食管的内容物保留于食管的管腔内（**切口 1**）。

5. 切断胃周围残存的腹膜结构，游离胃，把胃移至腹腔右侧，显露腹腔干的分支。

6. 在靠近腹主动脉的一端离断腹腔干，如腹腔干较长，切口处可保留一段主干。

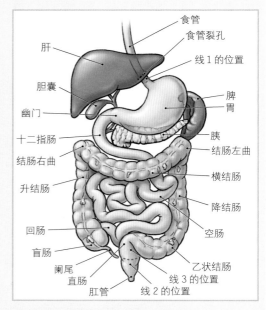

图 4.45　胃肠道的整体切除（前面观）

7. 向下方轻推胰颈和胰体，在主动脉旁将肠系膜上动脉离断，离断时保留 1 cm 的主干。

8. 握住脾并轻轻拉向前内侧，小心地从腹后壁游离脾的血管、胰尾和胰体。

9. 将手伸入十二指肠下方，把十二指肠和胰头从腹后壁游离下来。

10. 在靠近十二指肠空肠曲处离断十二指肠悬韧带。

11. 切断升结肠外侧的壁腹膜，从腹后壁游离升结肠。

12. 把升结肠卷向内侧，用手指从腹后壁游离升结肠的血管。

13. 用剪刀在近主动脉处剪断肠系膜下动脉，保留 1 cm 的主干。

14. 切断降结肠外侧的壁腹膜，用手指从腹后壁游离降结肠。

15. 把降结肠翻向内侧，用手指从腹后壁游离降结肠的血管。

16. 用手指分离包裹乙状结肠远端和直肠周围的筋膜和壁腹膜，轻轻地把它们从骶骨和左髂骨处分离开。

17. 尽可能地从直肠远端向上轻轻地挤压直肠，并将直肠腔内残余的内容物慢慢向上挤压，在乙状结肠远端获得内腔尽量空的一个直肠平面。

18. 尽量靠近盆腔下方，用线结扎直肠的空腔段（**线 2 的位置**），在这个结扎位置上方约 4 cm 处再结扎一次（**线 3 的位置**）。线要扎紧，但是不要过紧，以免结肠断裂。

19. 横断**上述两根线之间**的直肠（**切口 2**），应尽量避免残留的粪便内容物污染解剖区域。

20. 从盆腔取出直肠时，切断阻碍操作的直肠上动脉和所有筋膜。

21. 确保胃肠道、肝、胰和脾均无腹膜附着后，把它们从腹腔内取出；在取出腹腔内容物时托住肝，小心不要扭转或撕裂肝十二指肠韧带。

22. 在解剖台或解剖托盘上按解剖学位置重排腹腔脏器，从前面观察和学习各个脏器。

23. 追踪腹腔干和肠系膜上、下动脉的分支，直至其分布的部位。

24. 观察肝门静脉的形成，分析动、静脉血管分布模式的差异。

25. 把各个脏器翻过来，从后面重新学习血管的分布。

解剖回顾

1. 复习胃肠道黏膜的特征。

2. 比较小肠近、远端的环状襞在数量和结构上的差异。

3. 比较胃和大肠的黏膜特点，并把你的发现与器官的功能相联系。

4. 复习胃肠道中各种瓣结构的解剖学位置。

5. 将取下的腹腔脏器用大塑料袋装好，或根据解剖实验室的指导把它们放回腹腔。如使用塑料袋存放，需勤用防腐液处理以保持湿润。

腹膜后脏器

解剖概述

　　腹膜后脏器位于腹膜后间隙内，此间隙位于壁腹膜与腹后壁肌和骨骼之间（图 4.46）。腹膜后间隙内有肾、输尿管、肾上腺，主动脉、下腔静脉和腹部的交感干等。

　　肾负责排出代谢废物，并通过调节血容量、血压等途径维持内环境稳态。肾位于腹膜腔深部，肾周围有被肾筋膜分隔为内层和外层的两层脂肪缓冲垫。肾处于的腹膜后位置和脂

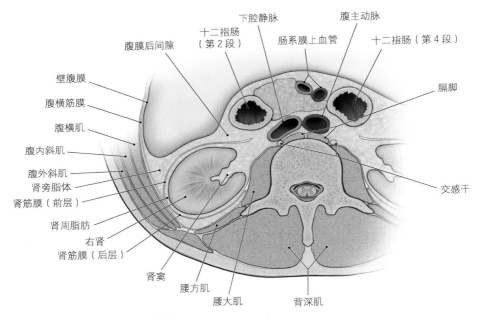

图 4.46　腹后壁横切面（下面观）

肪的保护层可通过横切面观察到。

　　解剖顺序如下：触诊腹膜后脏器并移除壁腹膜；打开肾筋膜，学习肾和肾上腺；解剖腹主动脉和下腔静脉；解剖腹后壁肌；探查腰丛；学习膈。

解剖指导

腹膜后血管

　　解剖说明： 如果胃肠道及相关脏器依然留存于腹腔，请把它们移出解剖操作区域。必要时用海绵或纸巾把腹后壁擦拭干净。

1. 参见图 4.47。
2. 辨认并触诊**腹主动脉**。向下修洁腹主动脉，确认其终止于 L4 水平，并在此处分为左、右髂总动脉。
3. 在腹主动脉右侧，辨认和触诊**下腔静脉**。**下腔静脉**在 L5 水平由左、右髂总静脉汇合而成。
4. 辨认**左肾静脉**。用探针从左肾越过中线追踪左肾静脉至下腔静脉。观察左肾静脉位于肾动脉和主动脉前方。

5. 辨认并修洁**左睾丸（或卵巢）静脉**。该静脉从下方汇入左肾静脉；**左肾上腺静脉**则从上方汇入左肾静脉。
6. 辨认**左肾动脉**，它走行于左肾静脉后方。追踪左肾动脉至肾门，观察其在进入肾之前分为数条**肾段动脉**。*注意副肾动脉较为常见，它是肾发育过程中形成的重要结构。副肾动脉是典型的解剖变异。*

　　解剖说明： 如果你解剖的是女性人体标本，请转至步骤 11。

7. 在男性人体标本上，辨认并修洁**睾丸动、静脉**，它们从腹股沟管深环向上走行。
8. 观察睾丸血管走行于输尿管前方，血管管径较小、管壁较薄。追踪血管时尽量

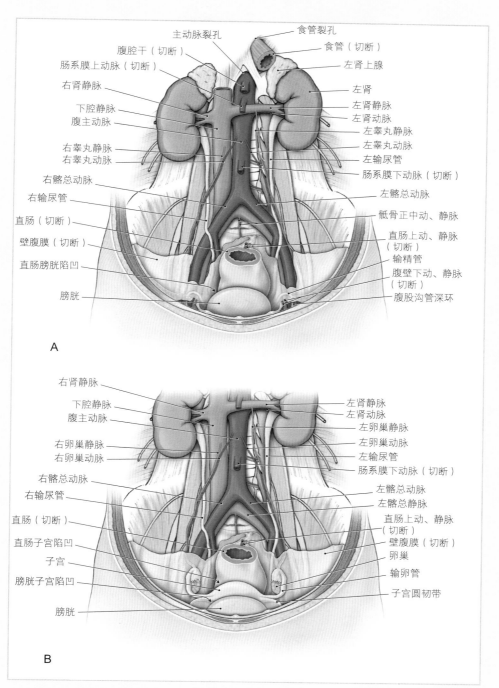

图 4.47 A，B. 腹膜后血管和泌尿系统（前面观）

避免损伤输尿管。

9. 在 L_2 水平，**左、右睾丸动脉**直接从肾动脉起点下方的腹主动脉的前壁发出。

10. 观察**左睾丸静脉**汇入左肾静脉，而**右睾丸静脉**则直接汇入下腔静脉。

   解剖说明：如果你解剖的是男性人体标本，请继续解剖**肾**。

11. 在**女性人体标本**上辨认并修洁**卵巢血管**。观察**卵巢动脉**从主动脉发出的部位，并将其与男性人体标本上睾丸动脉从主动脉发出的部位做对比。

12. 观察**左卵巢静脉**汇入左肾静脉，而**右卵巢静脉**汇入下腔静脉。

13. 向下追踪卵巢血管至盆腔，该血管跨过**髂外血管**，但暂不追踪其在盆腔内的走行。观察卵巢血管在下行过程中跨过输尿管前方。

肾

1. 参见图 4.43。

2. 在 T_{12} 和 L_3 水平脊柱的两侧，触诊腹膜后脂肪内的**肾**和**肾上腺**。

3. 用钝性解剖法撕开**肾筋膜**，将**肾**从**肾周脂肪**中分离出来。

4. 小心去除解剖区域内的肾周脂肪，以便于清楚观察两肾。在去除脂肪时，避免撕扯腹后壁的筋膜。

5. 观察紧贴腹后壁的肾，肾的前面朝向前外侧。

6. 观察**肾上极**，其与肾上腺之间有一层菲薄的肾筋膜分隔。

7. 钝性分离肾和肾上腺，确认二者的分界。*注意不要在剥离肾周脂肪时把肾上腺一起剥去。*

8. 保持右肾处在正常的解剖学位置，确认肾上腺位于其上方。

9. 确认右肾被腹膜覆盖，且紧邻结肠右曲、肝的脏面和十二指肠降部（第2段）。

10. 确认左肾被腹膜覆盖，且紧邻胰尾、结肠左曲、胃和脾。

11. 以左肾动脉为蒂，将左肾翻至右侧，观察左肾后面。

12. 辨认输尿管跨过髂总血管，钝性解剖并向下追踪输尿管至盆腔内一小段距离。

13. 观察输尿管腹段走行于睾丸（或卵巢）血管后方，再行至腰大肌前面。*注意切除胃肠道脏器前，可见左输尿管走行于肠系膜下动脉分支的后方。*

14. 参见图 4.48。

15. 向上追踪输尿管，观察其在**肾门**处与**肾盂**相连。

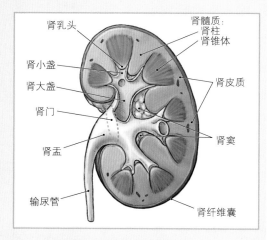

图 4.48　左肾冠状切面（前面观）

16. 观察肾门朝向前内侧，外侧缘朝向后外侧。

17. 用手术刀沿左肾的外侧缘把左肾沿纵轴剖开，分为前、后两半，再以肾盂为"铰链"，像翻书一样打开肾的两半。

18. 在肾的内面辨认**肾皮质**，它位于肾切面的外层（约占肾切面厚度的 1/3）。

19. 观察包绕肾皮质的**肾纤维囊**，它是较坚韧的薄层纤维囊，紧贴肾的表面。

20. 在肾皮质深面，辨认肾髓质，它位于肾切面的内层（约占肾切面厚度的 2/3）。观察肾髓质由**肾锥体**和分隔肾锥体的**肾柱**组成。

临床联系

肾结石

肾结石常形成于肾盏或肾盂处，小结石可经输尿管进入膀胱，大结石则可能嵌顿于输尿管的 3 个自然狭窄处：①肾盂与输尿管交接处，肾盂在此处缩窄移行为输尿管；②输尿管跨过骨盆上缘处；③输尿管进入膀胱的入口处。肾结石嵌顿可造成剧烈疼痛，直至结石通过狭窄处转移至其他部位或经有创或无创干预处理后疼痛才会消失。

21. 在肾锥体尖端，辨认**肾乳头**，其突入**肾小盏**内。**肾小盏**为杯状的空腔结构，是肾外管道系统的起始处。

22. 观察数个小的肾小盏汇合形成一个**肾大盏**，并汇入**肾盂**。肾盂的近侧端呈漏斗状，起于**肾窦**，然后离开肾门。*注意肾窦是肾实质内的空腔，其内有肾盂、肾盏、血管、神经和脂肪。*

23. 追踪肾盂至**输尿管**，输尿管是把尿液从肾输送至膀胱的肌性管道。

24. 把左肾恢复至正常的解剖学位置。

肾上腺

解剖说明：肾上腺质地脆弱，易撕裂且容易被误认为脂肪组织，解剖时务必小心。

肾上腺为内分泌腺，其血供丰富、血管脆弱，容易破裂。

1. 参见图 4.49。

2. 触诊肾周脂肪内的肾上腺。*注意肾上腺和周围脂肪组织界限不清，可利用腺体区域的血管分辨出肾上腺的边缘。*

3. 观察**右肾上腺**，它通常呈三角形，部分腺体位于下腔静脉后方。

4. 观察**左肾上腺**，它呈**半月形**，腺体较少且被遮盖。

临床联系

肾上腺的发育

肾和肾上腺的胚胎起源不同。发育过程中肾若未能迁移至正常的解剖学位置，肾上腺仍可在腹腔干外侧正常发育。进行肾移植时，要把患侧肾的肾上腺从肾筋膜相对薄弱处分离开。由于患侧肾可能尚保留少部分功能，切除肾可能会损伤肾上腺，故任何情况下均应把患侧肾保留在原位。为便于植入，一般会将供体肾置于髂窝，肾血管则与髂外血管吻合。

5. 观察肾上腺接收不同来源的多条动脉，解剖时应小心保护这些脆弱的小血管。

6. 辨认发自肾动脉的**肾上腺下动脉**，分离这些细小的血管时，宜用探针伸入血管所在脂肪组织中，并沿着与血管走行平行的方向进行分离。

7. 辨认发自膈下动脉的**肾上腺上动脉**，以及在腹腔干附近发自主动脉的**肾上腺中动脉**。

8. 把残余的肾周脂肪剥去。*注意与血管伴行的细小神经纤维。*

9. 观察汇入左肾静脉的左肾上腺静脉，而右肾上腺静脉直接汇入下腔静脉。

10. 肾上腺接收来自周围神经节的众多交感神经纤维，但是没有必要辨认分布于肾上腺的交感神经纤维。

腹主动脉和下腔静脉

1. 参见图 4.49。

2. 辨认**腹主动脉**，观察其始于 T_{12} 水平，由胸主动脉在膈下移行而来，至 L_4 水平终止并分为**左、右髂总动脉**。

3. 观察腹主动脉有 3 类分支：成对的脏支和不成对的脏支，以及成对的壁支。

4. 辨认起自中线处分布于胃肠道的不成对的脏支：**腹腔干、肠系膜上动脉**和**肠系膜下动脉**。

5. 辨认分布于 3 对腹腔脏器的成对的脏支：**肾上腺中动脉、肾动脉**和**性腺**（睾丸或卵巢）**动脉**。

6. 辨认分布于腹壁的成对的壁支：**膈下动脉**和**腰动脉**。

7. 至少辨认 4 对**腰动脉**中的 1 对，观察右腰动脉跨过腰椎并走行于下腔静脉后方。*注意双侧腰动脉均穿经腰大肌深部。*

8. 在膈下面修洁出**膈下动脉**，追踪其至膈下动脉至主动脉裂孔旁的主动脉上的起点。回顾膈下动脉发出肾上腺上动脉。

9. 在腹主动脉末端，修洁并辨认 L_4 水平的**髂总动脉**近侧端。髂总动脉供应盆腔和下肢的血供，将在解剖盆腔时学习。

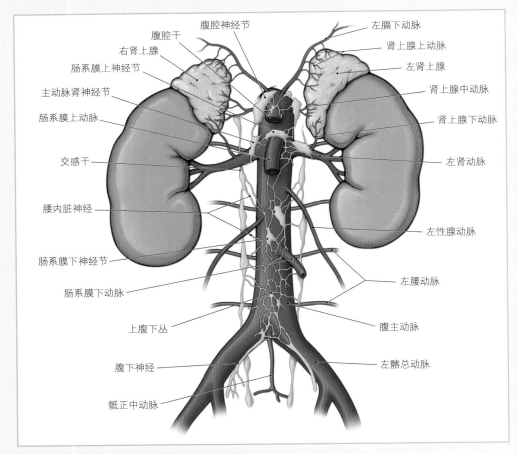

图 4.49 腹主动脉的分支和腰部的自主神经（前面观）

10. 观察环绕腹主动脉的**主动脉前神经节**，其发出的脏支构成了复杂的自主神经网络。

11. 尝试辨认**腹腔神经节、肠系膜上神经节、主动脉肾神经节和肠系膜下神经节**。

12. 观察来自主动脉前神经节并沿主动脉下段外侧走行的纤维连接**腹下丛**，通过**腹下神经**将自主神经信息传入和传出骨盆。

13. 参见图 4.47。

14. 辨认并修洁起自 L_5 水平的**下腔静脉**及其主要属支——**左、右髂总静脉**。回忆下腔静脉于 T_8 水平穿过膈并汇入右心房。

15. 观察下腔静脉直接（右侧）或间接（左侧）接收来自成对腹腔脏器的静脉回流（肾静脉、肾上腺静脉、**性腺**［睾丸或卵巢］静脉）。*注意下腔静脉并不接收来自胃肠道的不成对的静脉属支，因为门静脉收集了所有胃肠道的血液并引流入肝，再经肝静脉汇入下腔静脉。*

16. 辨认并修洁成对的壁支（腰静脉和膈下静脉），它们汇入下腔静脉。

解剖回顾

1. 复习每侧肾和周围结构的毗邻关系。
2. 追踪尿液从肾乳头经输尿管至骨盆缘的路径，注意可能存在的狭窄位置。
3. 复习每侧肾上腺的形状、位置、毗邻关系、动脉供应和静脉回流的特征。
4. 复习腹主动脉的分支。
5. 复习腰部自主神经节的位置。
6. 复习下腔静脉的属支。
7. 把肾和其他腹腔内容物恢复至正常的解剖学位置。

解剖指导

腹后壁肌

　　解剖说明：在辨认腹后肌群时，*请勿修洁肌群或剥去肌表面的筋膜，否则可能会损坏相应区域内的神经。*

1. 参见图 4.50。
2. 把肾和肾上腺移向中线，不要切断血管。切除腹后壁上剩余的脂肪组织和肾筋膜。
3. 辨认位于腰椎外侧的**腰大肌**。

腹后壁

解剖概述

　　腹后壁由脊柱、运动脊柱和下肢的肌群以及膈组成。腹后壁的神经发自 $T_{12} \sim L_4$ 脊神经的前支，腰丛（$L_1 \sim L_4$）在腰大肌内形成，在腰大肌外侧缘可见其分支。这些支配腹后壁的神经和支配下肢的腰丛神经将在解剖腹后壁时学习。

　　解剖顺序如下：解剖构成腹后壁的肌群；学习腰丛的分支和交感干的腹段。

4. 寻找**腰小肌**，观察其有一条走行于腰大肌前面的长而扁的肌腱。*注意腰小肌可以完全缺如，或仅见于一侧。*

5. 辨认位于腰大肌外侧髂窝内的**髂肌**。*注意髂肌和腰大肌在腹股沟韧带深面融合在一起，形成一个功能单位，合称为髂腰肌。*

6. 辨认**腰方肌**位于腰大肌外侧、髂嵴上方。

7. 复习腰大肌、腰小肌、髂肌和腰方肌的起止点、作用和相应的神经支配（**表4.2**）。

8. 辨认**腹横肌**，是本章开始时解剖的腹前外侧壁肌之一。

9. 观察位于腰方肌后方的腹横肌。

10. 确认每侧肾的后面借肾周脂肪和筋膜与膈、腰大肌、腰方肌和腹横肌毗邻。

11. 观察右肾上极靠近第 12 肋，而左肾上极略高，接近第 11 肋。

腰丛

解剖说明： 腰丛神经的分支模式存在个体差异。解剖时可利用神经与周围结构的毗邻关系（神经的分布区域或从腹腔穿出的位置）进行辨别。

1. 参见图 4.50。

2. 辨认位于腰大肌前面的**生殖股神经**。观察生殖股神经在腹股沟韧带上方分为**生殖支和股支**。

3. 辨认**生殖股神经生殖支**，它穿经腹股沟管深环进入腹股沟管。*注意生殖支为提睾肌的运动神经，提睾肌是上提睾丸的 1 块薄肌。*

4. 辨认**生殖股神经股支**，它于髂外动脉前面穿过腹股沟韧带深面。*注意股支支配腹股沟韧带下内侧一小部分皮肤的感觉。*

5. 用钝性解剖法剥离腹后壁外侧至腰大肌外侧的腹膜外筋膜。腰丛的分支走行于腹膜外筋膜内，小心不要损伤腰丛的分支。

6. 在第 12 肋下方约 1 cm 处寻找与肋平行的**肋下神经**。

7. 寻找**髂腹下神经**和**髂腹股沟神经**，它们在腰方肌前面陡直斜向下走行。通常此 2 支神经起自同一条神经干，分支前位置较高，走行到腹横肌处才分为两支。

8. 为正确辨认髂腹股沟神经，沿腹前外侧壁追踪髂腹股沟神经至腹股沟管，可见该神经随后穿出腹股沟管浅环。

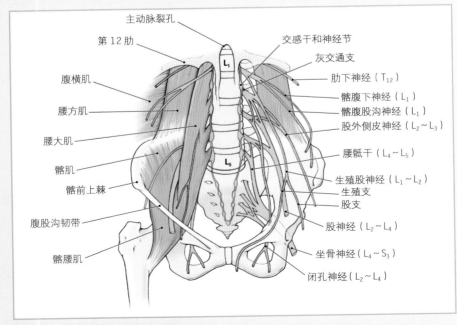

图 4.50　腰丛和腹后壁肌（前面观）

9. 辨认**股外侧皮神经**，它在髂前上棘旁穿行于腹股沟韧带深面，支配大腿外侧的皮肤。

10. 辨认腰大肌外侧的**股神经**，它位于腰大肌和髂肌之间的沟内。股神经支配髂肌，向下走行于腹股沟韧带深面，发出运动分支和感觉分支至大腿前面。

11. 辨认位于腰大肌内侧与之平行走行的**闭孔神经**。闭孔神经在盆腔外侧壁的髂总血管深面，支配大腿内侧的运动和感觉。

12. 辨认闭孔神经内侧的**腰骶干**。腰骶干是由 L_4 神经的前支和 L_5 的全部前支共同构成的一条粗大的神经干。追踪腰骶干一小段距离后，可见其进入盆腔后加入骶丛。

13. 在腹腔左侧，向近端追踪腰丛的每一个分支至腰大肌，观察腰丛的每个分支与腰大肌的关系。

14. 清理腹后壁以清楚显露腰丛的各个分支，以及穿经膈深面的每块肌的上部。

交感干腹段

1. 参见图 4.50。

2. 在腹后壁左侧辨认和修洁**交感干**，观察交感干位于膈脚和腰大肌之间的腰椎椎体前方。

3. 辨认**腰内脏神经**，它从腰交感神经节向前方走行至主动脉自主神经丛。

4. 沿生殖股神经逐块切除一侧的腰大肌，以充分暴露腰丛。*注意不要伤及腰血管或交感干。*

5. 切除腹股沟韧带深面近侧的腰大肌，将切下的各块肌放入组织收集箱内。

6. 切除腰大肌后，检查从椎间孔穿出的各支脊神经，确定每支有名称的神经所对应的脊神经水平（如股神经对应 L_2、L_3 和 L_4 脊神经）。

7. 辨认由交感神经节后方发出至腰神经前支的交通支。*注意由于交感干跨过腰椎椎体的前外侧面，故下腰部的灰交通支是全身最长的。*

8. 观察紧邻椎体外侧面的交通支。为了便于寻找交通支，可修洁从腹主动脉发出的腰动脉的起始段，观察腰动、静脉和神经的毗邻关系。

9. 复习腹腔脏器的自主神经分布。

解剖回顾

1. 利用**表 4.2** 复习腹后壁肌的起止点和作用。

2. 复习组成腹前外侧壁的 3 块肌（腹外斜肌、腹内斜肌和腹横肌）。

3. 向外周追踪腰丛的每条分支，并复习这些神经的支配区域。

4. 复习交感干腹段、腰内脏神经和交通支（灰、白交通支）。

5. 把腹腔内容物恢复至正常的解剖学位置。

膈

解剖概述

膈构成了腹腔的顶和胸腔的底，是重要的呼吸肌，分左、右两半（半膈）。膈上的裂孔允许一些结构穿行于胸腔和腹腔之间，且不影响呼吸功能。这些裂孔由高至低排列，包括腔静脉孔、食管裂孔和主动脉裂孔。

解剖顺序如下：辨认膈的各部分；复习膈神经；学习穿过膈的内脏大神经。

表 4.2　腹后壁肌群

名称	近侧附着点	远侧附着点	作用	神经支配
腰大肌	腰椎（椎体、椎间盘和横突）	股骨小转子	屈髋、后伸脊柱	$L_1 \sim L_4$（前支）
腰小肌	T_{12} 和 L_1 椎体的外侧面	髂耻隆起和髂骨弓状线	后倾骨盆	$L_1 \sim L_2$（前支）
髂肌	髂窝	股骨小转子	屈髋	股神经
腰方肌	第 12 肋和腰椎横突	髂腰韧带和髂嵴	侧弯脊柱、呼吸时固定胸廓	$T_{12} \sim L_4$（前支）

解剖指导

膈

　　解剖说明： 如果已切断肋，则将其翻向两侧以充分暴露解剖区域。如果尚未切断肋，请在进行下列操作前，先完成**翻开膈**的操作。

1. 参见图 4.51。
2. 用钝性解剖法剥离膈腹腔面的壁腹膜和结缔组织，保留膈下的血管。
3. 辨认**中心腱**，它是膈中心的腱膜，是膈的远侧附着点。心包与中心腱的上部融合。
4. 膈的肌性部可分为胸骨部、肋部和腰部。辨认膈的**胸骨部**，它是附着于剑突后面的两小束肌纤维。

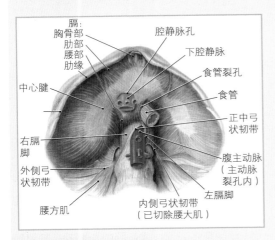

图 4.51　膈的孔裂（下面观）

5. 辨认膈的**肋部**，其肌纤维附着于下 6 对肋和肋软骨。
6. 辨认膈的**腰部**，它由左、右膈脚和起自内、外侧弓状韧带的肌纤维组成。
7. 辨认**右膈脚**，它附着于 $L_1 \sim L_3$ 椎体，并包绕食管形成**食管裂孔**。
8. 辨认**左膈脚**，它附着于 $L_1 \sim L_2$ 椎体。
9. 辨认**弓状韧带**，由腹横筋膜增厚形成，是膈肌纤维的近侧附着点。
10. 辨认**外侧弓状韧带**，它跨过腰方肌前面。辨认**内侧弓状韧带**，它跨过腰大肌前面。辨认**正中弓状韧带**（不成对），它于主动脉裂孔处跨过主动脉前面。
11. 辨认**腔静脉孔**，它于 T_8 水平穿过中心腱；观察**下腔静脉**经腔静脉孔穿过膈。
12. 辨认**食管裂孔**，它于 T_{10} 水平穿过右膈脚，观察**食管**和迷走神经干穿过此裂孔。
13. 辨认**主动脉裂孔**，它于 T_{12} 水平穿经膈后部。
14. 观察穿经主动脉裂孔的**主动脉**、奇静脉、半奇静脉和胸导管。
15. 观察从肌纤维和腹后壁肌之间穿过膈的**交感干**。
16. 在胸腔内辨认**左、右膈神经**，它们分别支配左、右侧膈的运动，以及膈的腹腔面（壁腹膜）和胸腔面（壁胸膜）、纵隔胸膜、浆膜心包和纤维心包壁层的感觉。覆盖在膈周边区的胸膜和腹膜的感觉功能由下位肋间神经（$T_5 \sim T_{11}$）和肋下神经支配。

17. 在膈上 4 cm 处切断右膈神经，以便移动膈。把膈的右侧半向下推。

18. 修洁**奇静脉**和**胸导管**并向下追踪，直至观察到二者穿经主动脉裂孔处。为确认奇静脉和胸导管穿经的孔洞，可用探针轻轻插入主动脉裂孔中，使之与主动脉平行，观察各结构的毗邻关系。

19. 辨认右侧胸腔内的**内脏大神经**，该神经于 $T_5 \sim T_9$ 水平发出。向下追踪内脏大神经，可见其穿经膈脚并进入腹腔。*注意大部分内脏大神经进入腹腔神经节，在此形成突触。*

20. 尝试辨认并修洁位于内脏大神经下方的内脏小神经，内脏小神经于 $T_{10} \sim T_{11}$ 水平发出。*注意内脏最小神经起自膈后附着处深面的 T_{12} 水平，故难以辨认。*

21. 寻找**腹腔神经节**，如果没有被切除，可在腹腔干从腹主动脉发出部位的左、右侧找到。观察腹腔神经节与胸内脏神经的连接。

22. 在腹腔神经节旁尝试寻找**乳糜池**。乳糜池为胸导管下端的薄壁的膨大结构。

临床联系

膈疝

由于腹内压改变、创伤或发育异常等原因，胸腔或腹腔的内容物从膈或膈旁边突入胸腔或腹腔而形成疝。胃从食管裂孔膨出进入胸腔即形成食管裂孔疝，虽然这是先天畸形，但胃从膈后部或直接穿经膈进入胸腔时会危及生命。

膈的痛觉由膈神经传导（$C_3 \sim C_5$），牵涉痛由锁骨上皮神经传导至肩部，这 2 条神经沿相同的脊神经水平向中枢传导。高位颈髓损伤可导致膈瘫痪，低位颈髓损伤一般不波及膈。一侧膈瘫痪时导致膈无法收缩（下降），此时胸部 X 线检查可见患侧膈比正常侧膈要高。

解剖回顾

1. 复习膈在骨性胸廓上的附着点。
2. 追踪胸主动脉穿经主动脉裂孔移行为腹主动脉的路径。
3. 复习食管和迷走神经干穿经食管裂孔的路径。
4. 复习膈上面心的位置，以及下腔静脉穿过肝和膈汇入右心房的路径。
5. 观察穿经主动脉裂孔的胸导管，以及穿经膈脚的内脏神经（内脏大、小和最小神经）。
6. 把腹腔内容物恢复至正常的解剖学位置。

第 5 章

盆部和会阴

盆部是位于躯干和下肢之间的过渡区。骨盆作为盆部的基础，为盆腔器官提供保护，并在下肢上方为脊柱提供强有力的支持。盆腔可以分为大骨盆（假骨盆）和小骨盆（真骨盆）。大骨盆是腹腔的延续，小骨盆是骨性骨盆围成的部分，它们的分界位于图 5.1 所示的骨盆入口平面。

盆腔内有直肠、膀胱和内生殖器。会阴是位于大腿之间的躯干部分。盆膈分隔会阴与盆腔。会阴包含肛管、尿道和外生殖器（男性的阴茎和阴囊，女性的外阴）。

因肛三角的结构在男、女性中相同，故本章从肛三角的结构开始解剖。内、外生殖器的解剖分两次操作，男性标本和女性标本各 1 次。要求学生掌握男性盆部、女性盆部及会阴的解剖。因此，每一个解剖组必须与其他组合作，分别解剖不同性别的人体标本。

临床联系

在解剖过程中，你可能会见到遗体捐献者的解剖变异、临床疾病、病理过程或内植物。本章将更详细地描述以下临床相关性问题。

骨盆

1. 性与性别参见**骨骼解剖**。
2. 输精管结扎术参见**精索**。
3. 睾丸的淋巴回流参见**睾丸**。
4. 男性尿道破裂参见**男性会阴浅隙**。
5. 包皮环切术参见**阴茎**。
6. 膀胱与盆腔腹膜参见**男性盆腔腹膜**。
7. 良性前列腺肥大与直肠指诊参见**男性直肠及肛管**。
8. 腹下神经损伤参见**男性盆腔神经**。
9. 大阴唇的淋巴回流参见**大阴唇**。
10. 产科注意事项参见**女性会阴深隙**。
11. 子宫参见**女性盆腔腹膜**。
12. 痔疮参见**女性直肠和肛管**。
13. 子宫动脉和子宫切除术参见**女性盆腔血管**。

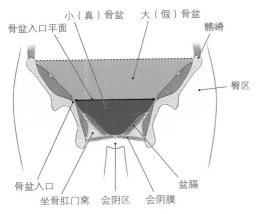

图 5.1 骨盆的冠状面（前面观）

肛三角

解剖概述

会阴是位于盆膈下方和大腿之间的菱形区域。为了便于描述，通常将会阴分为两个三角：尿生殖三角和肛三角。开始解剖时，关键是要理解这两个三角不在同一个平面上，盆膈将盆腔与会阴分隔开来。

坐骨肛门窝（坐骨直肠窝）位于肛三角内，是肛门两侧的一个楔形区。楔形的顶端指向上方的尾骨，而底部则位于皮下。坐骨肛门窝充满了疏松的脂肪，以适应骨盆内的物理变化，如排便时肛管的扩张或分娩时胎儿的移动。

解剖顺序如下：复习男性骨盆和女性骨盆的骨。切除臀区的皮肤，拉开臀大肌。解剖坐骨肛门窝的神经和血管。去除坐骨肛门窝的脂肪以显露盆膈下面。

骨骼解剖

在骨盆的骨架标本上辨认以下骨骼的特征。

骨盆的骨

1. 参见图 5.2。
2. 观察骨性**骨盆**是由 2 块**髋骨**与后面的**骶骨**连接而成。
3. 在骶骨下方，辨认由**尾骨**融合而成的尾椎，注意尾椎不与髋骨连接。
4. 在骨性骨盆的最低点辨认**坐骨粗隆**的粗糙区。*注意坐骨结节是腘绳肌和骶结节韧带*

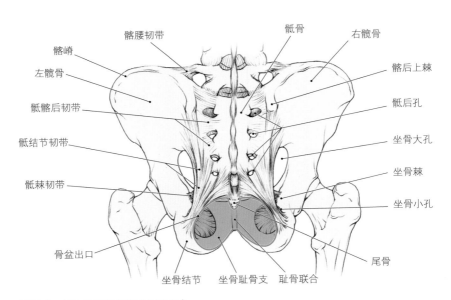

图 5.2 骨盆的骨和韧带（后面观）

的附着处。

5. 辨认髂骨上的**髂嵴**，它是骨性骨盆的最高点。

6. 沿髂嵴向后追踪，辨认**髂后上棘**。

7. 比较男性和女性的骨盆，观察女性坐骨结节间的距离大于男性。

8. 从后面辨认坐骨的**坐骨棘**，并观察这个骨性突起朝向骶骨。

9. 观察坐骨棘将**坐骨大切迹**和**坐骨小切迹**分开，并作为**骶棘韧带**的附着点。

10. 比较男性和女性的骨盆，观察女性坐骨棘间的距离大于男性。

11. 在骶骨上辨认**骶后孔**，并观察这些孔与**骶管**相通，与**骶前孔**相连。

12. 在骨盆的关节标本上观察**骶髂关节**有**骶髂后韧带**和**骶髂前韧带**加强。*注意骶髂关节是骶骨关节面和髂骨关节面之间的滑膜关节。*

13. 在骨盆的关节标本上观察**髂腰韧带**。髂腰韧带加强了**腰骶关节**，**棘上韧带**沿腰椎棘突走行至**骶正中嵴**。

14. 辨认**骨盆出口**，观察其前界为耻骨联合下缘，后界为尾骨尖，外侧界为**坐骨耻骨支**、**坐骨结节**和**骶结节韧带**。

15. 比较男性和女性的骨盆，观察女性的骨盆出口比男性的骨盆出口更大、更圆。

临床联系

自然性别与社会性别

一个人的性别是由染色体和性腺的发育决定的，在出生时已经确定了。本书所描述的男性和女性都是指先天性或出生时所确定的性别及相关的身体特征。男性的性腺是睾丸，而女性的性腺是卵巢。虽然可能发生染色体变异或发育变异，但为了更好地通过人体标本学习解剖学知识，在解剖过程中，我们暂且忽略非二元性别。

个体的性别与其自我意识、身份、表现和社会角色相关，需要注意的是，这并不是一个简单的二元分类。一个人根据其男性或女性特征或身体结构可被认定为男人或女人，甚至被归类为非二元性别、第三性别、雌雄同体、流动性别、中性人或变性人。青少年或成年人可能会经历性别焦虑症（GD），这是一种与出生性别及认同性别不匹配的情况，这种情况在跨性别群体中尤其普遍。

表面解剖

骨盆和会阴的表面解剖可以在人体标本上学习，尽管防腐处理可能使某些标本的骨骼和固定好的软组织难以区分。

肛三角

1. 参见图 5.3。

2. 将人体标本置于俯卧位，在后正中线触诊**尾骨尖**。

3. 在会阴的两侧触诊**坐骨结节**，这是肛三角和尿生殖三角的外侧边界点。

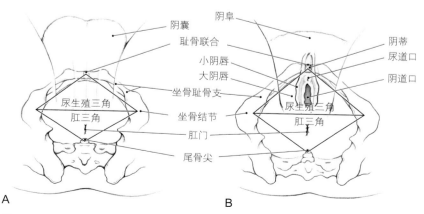

图 5.3 仰卧位时，男（A）、女（B）性尿生殖三角和肛三角的境界（下面观）

4. 辨认**肛三角**，它位于会阴的后部并包含**肛管**和**肛门**。

5. 从中线向外拉开臀沟，辨认**肛管的开口**。

6. 辨认**尿生殖三角**，它位于会阴前部并包含**尿道**和**外生殖器**。

7. 观察男性的尿生殖三角包含**阴茎**和**阴囊**。

8. 观察女性的尿生殖三角包含**外阴**，即女性的外生殖器。外阴包含**阴唇**（**小阴唇和大阴唇**）、**阴蒂**，以及位于**阴道前庭**的**阴道口和尿道口**。

解剖指导

臀区的皮肤切口

解剖说明：在切开皮肤之前，要确定使用全厚法或半厚法剥离或切除解剖部位的皮肤。

如果已经完成了下肢的解剖，将臀大肌翻向外侧，开始**坐骨肛门窝**的解剖。

1. 参见图 5.4。

2. 将人体标本置于俯卧位，从尾骨尖（S）开始，沿骶骨外侧缘和髂嵴向上切开至腋中线（T）。*注意如果背部皮肤已剥离，则此切口已经完成。*

3. 从骶正中嵴至尾骨尖（S）做正中皮肤切口，直至接近肛门后缘。

4. 环绕肛门做一个切口。

5. 从肛门前缘向股内侧面下约 7.5 cm 处（D）做一切口。

6. 从股内侧面（D）斜行经股后面至髂嵴下方约 30 cm 处（E）的股外侧面做一切口。

7. 如果要翻开皮肤，将髂嵴（T）到股外侧（E）之间未切开的外侧皮肤作为"铰链"，使皮肤沿臀区外侧面附着。将皮肤向外翻至腋中线。

8. 如果要剥离皮肤，从髂嵴（T）沿腋中线做一个垂直的皮肤切口至股外侧面（E）。

9. 如果使用半厚法剥离皮肤，则使用有齿钳或扣眼技术从内侧向外侧剥离皮肤，但不去除浅筋膜。在任何时候，皮肤都可以切成小块以便于操作。

10. 如果使用全厚法剥离皮肤，则可将臀大肌表面的浅筋膜与皮肤一同切除，注意不要切得太深。*不要切除坐骨肛门窝内臀大肌下面的浅筋膜。*

11. 如果要切除皮肤，应沿着边缘离断皮肤并将其放置于组织收集箱内。

臀区和坐骨肛门窝的浅筋膜

解剖说明：疏松的坐骨肛门窝脂肪是该区域浅筋膜的一部分，但其质地与坐骨结节上的致密脂肪不同。

尽管坐骨肛门窝内有相当多的脂肪，但该区域的解剖操作仍要缓慢进行，以免损伤该区域脆弱的神经血管结构。

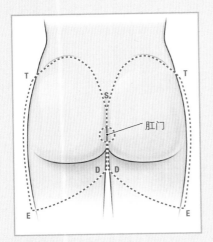

图 5.4　臀区的皮肤切口（后面观）

肛门

1. 参见图 5.5。

2. 如果浅筋膜没有与皮肤一起切除，则可切除臀大肌表面的浅筋膜并将其置于组织收集箱内。

3. 观察臀大肌外侧面的下部附着于**髂胫束**，髂胫束是股部致密的**阔筋膜**。

4. 在臀大肌下缘的浅筋膜内，努力寻找 1~2 支**臀下皮神经**。臀下皮神经是该区域的皮神经分支。

5. 去除剩余的浅筋膜，将其与深层脂肪和结缔组织分离，修洁臀大肌的下缘边界。*不用保留臀下皮神经，但注意不要破坏股部后面的阔筋膜。*

6. 在臀大肌边缘深面触诊**骶结节韧带**。*注意臀大肌内侧附着于骶结节韧带和骶骨。*

7. 向上牵拉臀大肌，扩大解剖视野，显露**坐骨肛门窝脂肪**。

8. 沿着臀大肌的上缘辨认**臀中肌**，但不要

切除上面覆盖的**臀筋膜**。

9. 参见图 5.6。

10. 在肛门外侧，用剪刀在坐骨肛门窝脂肪内朝臀大肌做一个约 3 cm 深的切口（**切口 1**）。

11. 使用解剖剪技术，或者你喜欢的钝性分离方法，用剪刀的钝性外缘或探针将脂肪撕或剥下来，以扩大坐骨肛门窝脂肪的开口。

12. 在坐骨肛门窝脂肪内，触诊并辨认**肛神经**和**血管**。

13. 保留肛神经和血管的分支，用钝性剥离法去除周围的脂肪，必要时用纸巾吸干解剖区域。*注意肛神经支配肛门外括约肌和肛门周围皮肤。*

14. 环绕肛门内侧钝性分离并修洁**肛门外括约肌**（坐骨肛门窝内侧界的一部分）。*注意肛门外括约肌有 3 个部分：环绕肛门的皮下部（通常解剖时会被破坏）、将肛门固定于会阴体和尾骨的浅部，以及与盆膈融合的环形肌，即深部。*

15. 钝性分离并修洁盆膈的下面（坐骨肛门

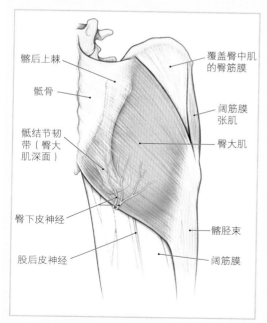

图 5.5 臀区的筋膜（后面观）

骼后上棘
骶骨
骶结节韧带（臀大肌深面）
臀下皮神经
股后皮神经
覆盖臀中肌的臀筋膜
阔筋膜张肌
臀大肌
髂胫束
阔筋膜

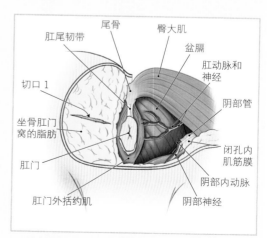

尾骨
肛尾韧带
臀大肌
盆膈
肛动脉和神经
切口 1
阴部管
坐骨肛门窝的脂肪
闭孔内肌筋膜
肛门
阴部内动脉
肛门外括约肌
阴部神经

图 5.6 坐骨肛门窝浅层（左）和深层（右）的解剖结构（下面观）

窝的内侧界和上界）。*注意坐骨肛门窝的下界是皮肤。*

16. 钝性剥离，显示闭孔内肌筋膜（坐骨肛门窝的外侧界）。

17. 在坐骨肛门窝的外侧，观察肛神经和血管经称为**阴部管**的间隙穿过闭孔内肌筋膜。

18. 轻轻牵拉肛血管和神经，观察闭孔内肌筋膜上有隆起的嵴，是阴部管的路径的

分界。

19. 将探针轻轻置于阴部管内，确认阴部管的路径，小心切开上覆的闭孔内肌筋膜，注意不要切断下面的神经和血管。

20. 观察肛血管和神经从阴部管下方进入坐骨肛门窝。*注意阴部管上面与坐骨小孔相通。*

21. 用钝性解剖法提起并修洁阴部管内容物，即**阴部神经**和**阴部内动**、**静脉**。

解剖回顾

1. 复习真骨盆的边界及将盆腔与会阴分开的盆膈的概念。

2. 在解剖标本上复习坐骨肛门窝的边界。

3. 复习肛门外括约肌的位置、血供及其作为可受意志控制的骨骼肌的神经支配模式。

4. 使用全厚法或半厚法翻开皮肤后，将翻开部分的皮肤恢复到解剖学位置。

男性外生殖器和会阴

解剖概述

如果解剖的是一具女性人体标本，请参考**"女性外生殖器、尿生殖三角和会阴"** 这一章节，此章节仅对男性人体标本进行学习。

在胚胎期，在睾丸下降过程中，阴囊由腹前壁外翻形成。因此，腹壁的大部分层次存在于阴囊内。阴囊的浅筋膜为肉膜，不含脂肪，但含平滑肌纤维（肉膜肌）。

精索包括输精管、睾丸血管、淋巴管和神经，这些结构连接着睾丸和盆腔。精索的内容物有 3 层筋膜层包围，精索的被膜来自腹前壁。在发育过程中，当睾丸和相关结构通过腹股沟管时，每一层腹壁结构都覆盖到精索上。

解剖顺序如下：从前面垂直切开阴囊；从腹股沟管浅环至阴囊追踪精索；从阴囊中摘除睾丸；解剖精索和睾丸。

骨骼解剖

在骨盆标本上辨认以下骨骼特征。

男性骨盆的骨骼

1. 参见图 5.7。

2. 确定组成髋骨的 3 块骨：**耻骨**、**坐骨**和**髂骨**。

3. **直立位时**（解剖学姿势），**髂前上棘**与耻骨前部的**耻骨结节**在同一冠状面上。此姿势下，骨盆入口平面与水平面所形成的角度约为 55°。

4. 在髋骨前面辨认**髂窝**。观察两侧的髂窝彼此相对，构成**假（大）骨盆**的外侧界，假骨盆为**骨盆（入）上口**以上的部分。

5. 观察骨盆上口。骨盆上口的后方为骶骨的骶岬和骶翼前缘，外侧为髂骨的弓状线，前方为耻骨的耻骨梳和耻骨嵴，它们在**耻骨联合**处汇合。

6. 观察小骨盆位于骨盆上口的下方，被骨包围。*注意小骨盆的下界为盆膈。*

7. 辨认**闭孔**，即骨盆前部的大开口。

8. 在解剖学姿势下进行观察：闭孔朝向下方，前界为**耻骨上支**，内侧界**坐骨支**，

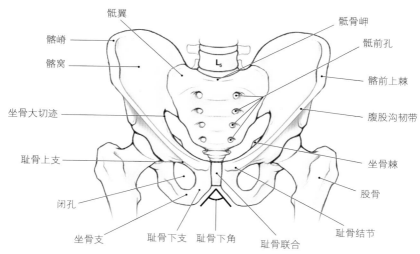

图 5.7　男性骨盆（前面观）

外侧界为**坐骨体**。

9. 观察坐骨耻骨支是由坐骨支和耻骨下支组成的，通常不易描述。

10. 比较男性和女性的骨盆，观察女性的**耻骨下角**（耻骨弓角）比男性的耻骨下角宽。

表面解剖

腹部的表面解剖可以在活体上或人体标本上学习。在人体标本上解剖时要注意，防腐处理可能会使一些标本的骨骼和软组织难以区分。

男性尿生殖三角

1. 参见图 5.8。

2. 将人体标本置于仰卧位，使其双腿充分向外张开并固定。

3. 辨认位于中线的男性生殖器——**阴茎**。

4. 观察阴茎体在耻骨区与**阴茎根**相连。

5. 在皮肤深面，辨认**阴茎悬韧带**。阴茎悬韧带穿过皮下组织，为阴茎提供纤维附着支持。

6. 在阴茎体的远端，辨认**阴茎（龟）头**，嵴

状突起的**龟头冠**是阴茎头与阴茎体的分界。*注意未割包皮的阴茎，阴茎头部分或全部被包皮覆盖。*

7. 辨认**尿道外口**，它位于男性尿道的远端。

8. 在阴茎后部，辨认**阴囊**，阴囊为两侧睾丸周围皮肤的延伸。

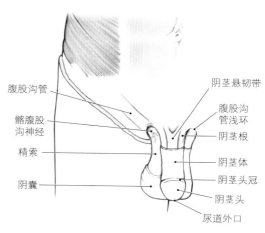

图 5.8　男性外生殖器的表面解剖（前面观）

解剖指导

阴囊

解剖说明：阴囊的解剖与女性人体标本大阴唇的解剖相对应。与解剖女性外生殖器的小组合作，进而观察和学习两性的外生殖器解剖。

1. 参见图 5.8。
2. 辨认从**腹股沟管浅环**穿出的**精索**。
3. 从腹股沟管浅环下方开始，用手指或钝器插入腹前壁下部的皮下组织深处，并插入阴囊沿精索下降的路径以分离出间隙。
4. 参见图 5.9。
5. 沿着扩大的间隙于阴囊前面做一个垂直

切口，切开皮肤、肉膜和浅筋膜，确保不切断精索（**切口 1**）。
6. 从阴囊中游离出睾丸和精索。
7. 辨认**阴囊韧带**（睾丸引带的遗迹），它是将睾丸下极固定于阴囊的带状组织。
8. 用剪刀剪断阴囊韧带。
9. 将睾丸从阴囊中摘除，但保留睾丸附着于精索。
10. 观察**阴囊中隔**将阴囊分成两个腔。

精索

解剖说明：仅对一侧精索进行以下解剖。

1. 参见图 5.9 和图 5.10。
2. 触诊精索并确定**输精管**在精索筋膜内的位置。观察输精管是精索中最硬的"条索状"结构。
3. 沿从腹外斜肌腱膜延续而来的**精索外筋膜**（**切口 1**）小心地做一垂直切口。
4. 轻轻分开精索外筋膜，尝试辨认来源于腹内斜肌及其腱膜的**提睾肌及其筋膜**。
5. 经提睾肌及其筋膜和最深处的精索第 3 层筋膜做一垂直切口，**精索内筋膜**来源于腹横筋膜（**切口 2**）。

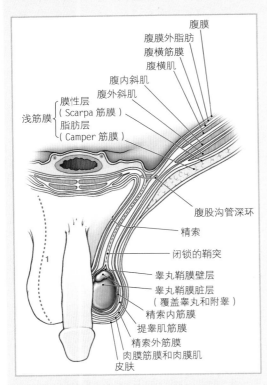

图 5.9 由腹前壁延伸而来的精索筋膜（前面观）

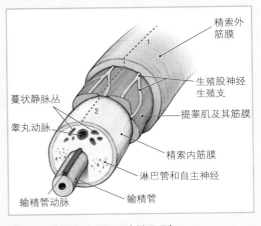

图 5.10 精索的横切面（斜面观）

输精管结扎术

通过外科手术，可在阴囊上部将输精管结扎或切除（输精管结扎术）。睾丸可以继续产生精子，但不能到达尿道。行输精管结扎术后，射精时精液将不再含有精子，导致男性不育。

6. 辨认已经显露的**输精管**，将其与周围的**蔓状静脉丛**钝性分离。

7. 在静脉丛内找到**输精管动脉**，这是一条位于输精管表面的小血管。

8. 沿输精管向上，穿过腹股沟管，追踪至腹股沟管深环。*注意输精管在腹壁下血管外侧穿过腹股沟管深环。*

9. 辨认**睾丸动脉**，将其从蔓状静脉丛中钝性分离出来。观察睾丸动、静脉的区别，动脉壁略厚且走行曲折。*注意感觉神经纤维、自主神经纤维和淋巴管与精索血管伴行，但它们太细，不便解剖。*

睾丸

1. 参见图 5.11。

2. 在阴囊内，可以看到睾丸被**鞘膜**覆盖，鞘膜是由腹膜壁层形成的浆膜囊，分为脏、壁两层。

3. 用剪刀在睾丸前面剪开睾丸外面的**鞘膜壁层**，充分暴露鞘膜腔。

4. 观察**鞘膜脏层**覆盖**睾丸**的前面、内侧面、外侧面，但不覆盖其后面。*注意鞘膜腔是一个内含少量浆液的潜在腔隙。*

5. 钝性解剖并向下追踪输精管至其与**附睾**的连接处。

6. 辨认**附睾头**，它是上端的膨大处，接收睾丸输出小管。

7. 辨认**附睾体**，它位于中部，直径比头部窄。下部的**附睾尾**转向上并汇入输精管。

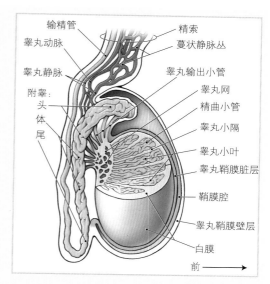

图 5.11 右侧睾丸和附睾的分部（外侧面观）

8. 用手术刀沿着睾丸前面从上极到下极纵向切开，但不要完全切开睾丸。

9. 把附睾作为"铰链"，像翻书一样将睾丸向两侧翻开。

10. 从切面上观察**白膜**的厚度，它是睾丸的纤维囊。

11. 辨认**睾丸小隔**将睾丸内部分隔为**睾丸小叶**。

12. 用针或尖头镊从睾丸小叶内分离出精曲小管，观察它们卷曲的外观和紧密的组织。

睾丸的淋巴回流

阴囊的淋巴回流至腹股沟浅淋巴结，阴囊炎症可引起腹股沟浅淋巴结疼痛和肿大。

与此相反，睾丸的淋巴沿睾丸血管经腹股沟管汇入腹腔的腰淋巴结（主动脉外侧淋巴结）和主动脉前淋巴结。睾丸肿瘤可转移至腰淋巴结和主动脉前淋巴结，而不是腹股沟浅淋巴结。

解剖回顾

1. 复习输精管从腹壁到睾丸的路径。
2. 复习精索被膜以及它们与腹壁层次的对应关系。
3. 追踪精子从精曲小管到射精管的路径。
4. 将翻开的组织恢复到解剖学位置。
5. 观摩女性人体标本解剖组，完成大阴唇解剖部分的 **"解剖回顾"**。

男性尿生殖三角

解剖概述

与腹前下部相似，会阴浅筋膜分为浅层的脂肪层和深层的膜性层。会阴浅筋膜脂肪层与 Camper 筋膜（腹壁浅筋膜脂肪层）及坐骨肛门窝和股部脂肪筋膜相连；会阴浅筋膜膜性层（Colles 筋膜）与腹壁浅筋膜膜性层（Scarpa

筋膜）及阴茎和阴囊的肉膜筋膜相延续，如图 5.12 所示。

男性尿生殖三角的解剖顺序如下：剥离尿生殖三角的皮肤；切除会阴浅筋膜，辨认会阴浅隙的内容物；切除阴茎的皮肤，学习阴茎的结构；描述会阴深隙的内容物，但不进行解剖。

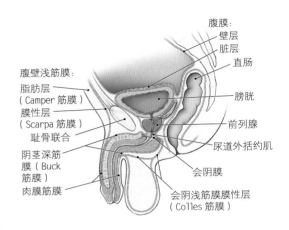

图 5.12　男性的会阴筋膜（正中矢状面观）

解剖指导

男性尿生殖三角的皮肤切口

解剖说明： 与解剖女性人体标本尿生殖三角的解剖小组合作，以比较两种性别的差异。建议采用半厚法剥离皮肤，以保持完整的皮下组织，因为切得太深容易损伤该区域的许多结构。为了便于解剖，将人体标本的躯干拉向解剖台的末端，解剖者站在人体标本的两腿之间。

1. 参见图 5.13。
2. 将人体标本置于仰卧位，使两腿充分向外张开并将其固定。
3. 在阴茎近端做一环形皮肤切口（R）。阴茎皮肤很薄，不要切得太深。
4. 在阴茎近端后方（R）做一正中皮肤切口，沿阴囊中隔切开阴囊，并将切口向后延续至肛门前缘（J）。

5. 在阴茎上方做一正中切口，至之前切除的腹部皮肤切口处。
6. 在阴茎上方跨正中线做一横切口至右股前部（N）和左股前部（N）。注意如果已经完成腹部解剖，此切口的一部分已

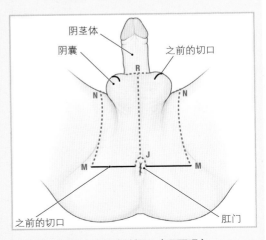

图 5.13　男性会阴的皮肤切口（下面观）

经完成。

7. 分别在每侧股前部（N）到股后部（M）做一皮肤切口，与在肛门前缘分叉的水平切口（J）对齐。

8. 从内侧向外侧翻开皮瓣。

9. 在股内侧切断阴囊和皮瓣，将它们放入组织收集箱中。

10. 如果人体标本股内侧的浅筋膜含有大量脂肪，可在切除皮肤的区域切除部分浅筋膜。

男性会阴浅隙

1. 参见图 5.15A。

2. 男性有 3 对肌（左和右）覆盖在阴茎根部的勃起组织上，并与勃起组织、伴行的**动脉、静脉**和支配这些结构的**神经**一起组成**会阴浅隙的内容物**。这 3 对肌分别是**坐骨海绵体肌、球海绵体肌**和**会阴浅横肌**。

3. 辨认**阴囊后神经和血管**，它们是**会阴动脉和神经的浅支**，分布于阴囊后部。*注意会阴动脉和神经的浅支经肛门外括约肌外侧进入尿生殖三角*。

4. 完成解剖前不需要辨认**会阴浅筋膜的膜性层（Colles 筋膜）**。通过触诊**坐骨耻骨支、坐骨结节**及**会阴膜**的后缘来复习 Colles 筋膜的附着点。*注意 Colles 筋膜构成了会阴浅隙的浅界*。

5. 用钝性解剖法找到位于尿生殖三角中线上的**球海绵体肌**。

6. 观察球海绵体肌覆盖在阴茎球表面。勃起组织的中央管内有尿道，尿道位于**会阴体**致密筋膜的前面。

7. 复习**球海绵体肌**的附着点和作用（**表 5.1**）。

8. 在球海绵体肌的外侧，修洁**坐骨海绵体肌**表面。坐骨海绵体肌覆盖在**阴茎脚**的浅面。

9. 用钝性解剖法尝试找到位于尿生殖三角后缘的**会阴浅横肌**。

10. 会阴浅横肌有固定**会阴体**的作用。会阴体是位于肛管前方和会阴膜后方的纤维肌性组织块。*注意会阴浅横肌很纤细，寻找较困难，不需要花太多时间寻找*。

11. 在会阴浅隙内的 3 块肌之间钝性分离和修洁一个小三角形的开口。

12. 在三角形的开口处辨认**会阴膜**。会阴膜是会阴浅隙的深界。

临床联系

男性尿道破裂

如果会阴的尿道海绵体部损伤，尿液、血液可渗漏至图 5.14 所示的会阴浅隙。如果阴茎深筋膜（Buck 筋膜）没有受损，尿液可以扩散到阴茎体；如果深筋膜发生破裂，尿液可以进入阴囊、阴茎，向上扩散至腹壁下部。尿液可在浅筋膜的膜性层（Scarpa 筋膜）和腹外斜肌腱膜（深筋膜）之间的间隙扩散。

相比之下，如果尿道的膜部或中间部破裂，则尿液和血液将进入会阴深隙。会阴深隙中的液体可能会通过泌尿生殖系统的裂孔进入盆腔，并在内部扩散到前列腺或膀胱周围。

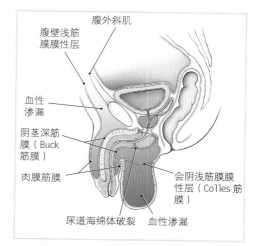

腹外斜肌
腹壁浅筋膜膜性层
血性渗漏
阴茎深筋膜（Buck 筋膜）
肉膜筋膜
会阴浅筋膜膜性层（Colles 筋膜）
尿道海绵体破裂
血性渗漏

图 5.14 如果会阴部的尿道海绵体部损伤，尿液、血液可渗漏至会阴浅隙并扩散至下腹壁（正中矢状面观）

13. 用手术刀沿正中缝切开球海绵体肌。*注意球海绵体肌很薄，不要切得太深。*

14. 切除人体标本左侧的球海绵体肌。

15. 参见图 5.15B。

16. 辨认**阴茎球**，在图中可见阴茎球延续为阴茎海绵体，并包含一段尿道海绵体。

17. 在人体标本的左侧，钝性剥离**阴茎脚**上的坐骨海绵体肌。

18. 确认阴茎脚附着于坐骨耻骨并延续为阴茎海绵体。

阴茎

　　解剖说明： 在解剖学姿势下，阴茎勃起时靠近腹前壁的一面称阴茎背侧面。阴茎浅筋膜（肉膜筋膜）不含脂肪，但含阴茎背浅静脉，如果皮肤切口太深，很容易被切断。

1. 参见图 5.15。

2. 辨认**阴茎根**，它是附着于坐骨耻骨支（尿道球和阴茎脚）的部分。

3. 辨认**阴茎体**，它是阴茎的下垂部分（阴茎海绵体和尿道海绵体）。

4. 辨认位于阴茎远端的**阴茎头**，可见其延续为尿道海绵体，内含尿道和勃起组织。尿道终止于**尿道外口**。

5. 在阴茎头的周围，辨认**阴茎头冠**。在未切包皮的标本上辨认**包皮**。

临床联系

包皮环切术

　　包皮环切术是指切除阴茎的包皮。包皮未切时会覆盖全部或部分阴茎头，而包皮环切术会让阴茎头完全或部分暴露。包皮囊是阴茎头与包皮之间的间隙，阴茎垢或分泌物可在包皮囊内蓄积，引起阴茎头刺激和阴茎头敏感。如果在勃起或性交过程中包皮没有足够的弹性从阴茎头完全缩回，这种情况称为包茎，可能需要手术治疗。

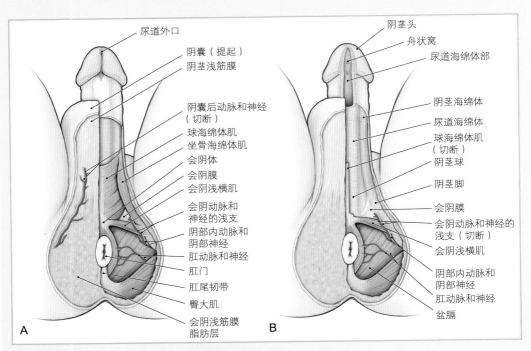

图 5.15 男性会阴浅隙的内容物。A. 浅层解剖；B. 深层解剖（下面观）

6. 在阴茎头的腹侧面中线位置观察**包皮系带**。包皮系带与阴茎体远端相连。

7. 用手术刀在阴茎腹侧面皮肤上做一正中浅切口。用探针轻轻地钝性分离阴茎体周围的皮肤，然后在阴茎头冠的近端将其离断。不要剥离阴茎头的皮肤。

8. 参见图 5.16。

9. 在阴茎的背侧，辨认并修洁**阴茎背浅静脉**。阴茎背浅静脉回流至**阴部外浅静脉**，阴部外浅静脉回流入大隐静脉。

10. 在阴茎背侧，用探针修洁**阴茎深筋膜**，在中线处辨认**阴茎背深静脉**（不成对）。*注意大部分阴茎的血液通过阴茎背深静脉回流入前列腺静脉丛*。

11. 辨认并修洁阴茎背深静脉两侧的**阴茎背动脉**（成对）。阴茎背动脉是阴部内动脉的终支。

12. 辨认并修洁**阴茎背神经**（成对），它位于中线两侧的阴茎背深动脉外侧。*注意阴茎背神经是阴部神经的分支*。

13. 钝性分离并向近端追踪阴茎背动脉和阴茎背神经。

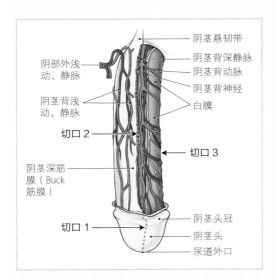

图 5.16　阴茎的动脉和神经。阴茎左、右侧皮肤和浅筋膜均被切除（背侧面观）

14. 观察阴茎背动脉和阴茎背神经在阴茎背侧出现之前走行于会阴膜深面。阴茎背深静脉穿过耻骨弓之间和会阴膜前缘并进入骨盆。*注意在阴茎体近端，阴茎背深静脉并不与阴茎背动脉和阴茎背神经伴行*。

尿道（阴茎）海绵体

解剖说明：男性尿道分为 4 部分：前列腺前部、前列腺部、膜部和海绵体（阴茎）部。海绵体部位于尿道海绵体内。为观察尿道海绵体的内部特征，沿中线纵向切开阴茎的阴茎头和阴茎体，然后将其中的一半横断。

1. 参见图 5.16。

2. 在阴茎头端辨认**尿道外口**。

3. 将探针插入尿道外口，用解剖刀分别从阴茎的背侧面和腹侧面沿阴茎的正中面将阴茎切开（**切口 1**）。*注意尿道海绵体部的走行可能不是一条直线或可能稍微偏离中心*。

4. 将探针向近端推进，继续切开阴茎，直到耻骨联合下方，两侧阴茎海绵体从尿道球部分开处（**切口 2**）。在探针的背侧，切口应该位于两侧阴茎海绵体之间，并可能纵向切开背深静脉。在探针的腹侧，切口应将尿道海绵体分成相等的两半。

5. 在尿道后面继续切开尿道球，但不要切开会阴膜。*注意尿道呈锐角弯曲并穿过会阴膜*。

6. 观察阴茎的矢状面，辨认**阴茎头**是尿道海绵体远端的膨大。*注意阴茎头在阴茎的远端覆盖了两个阴茎海绵体*。

7. 辨认尿道海绵体，它经过阴茎头且终止于尿道外口。

8. 在阴茎头上观察尿道海绵体下面，辨认尿道扩张形成的**舟状窝**。

9. 在尿道海绵体的近端（球部），寻找尿道球腺管的开口。*注意腺管的开口很小，可能看不到。*

10. 在阴茎左侧的阴茎体中份将其横断（**切口 3**）。

11. 参见图 5.17。

12. 阴茎深筋膜（Buck 筋膜）是封套筋膜，包绕尿道海绵体（1 根）、阴茎海绵体（成对）、阴茎背深静脉（1 条）、阴茎背动脉（成对）和阴茎背神经（成对）。

13. 在阴茎横断面的背侧面上辨认**阴茎海绵体**，它被称为**阴茎海绵体白膜**的厚筋膜包绕。*注意从中线切开阴茎时可能穿过了分隔阴茎海绵体的**阴茎中隔**。*

14. 在横切面的腹侧辨认**尿道海绵体**，观察其被**尿道海绵体白膜**包绕。

15. 学习尿道海绵体内的勃起组织，并确认尿道海绵体包绕尿道海绵体部。

16. 学习阴茎海绵体内的勃起组织，并辨认勃起组织中心的**阴茎深动脉**。*注意阴茎深动脉为阴部内动脉的分支。*

男性会阴深隙

解剖说明： 会阴深隙位于会阴膜（译者注：尿生殖膈下筋膜）深面。由于结构不容易辨认，一般不解剖。

1. 参见图 5.18。

2. 在正中矢状面上辨认**尿道膜部**，观察其穿过会阴膜。尿道膜部从会阴膜延伸到前列腺，是尿道中最短（约 1 cm）、最薄、最窄、最不易扩张的部分。

3. 在尿道膜部周围辨认**尿道外括约肌**。*注意尿道外括约肌是一种随意肌，收缩时会压迫尿道膜部并阻止尿液排出。*

4. 在尿道后外侧辨认**尿道球腺**。尿道球腺（成对）位于会阴深隙，但其导管穿过会阴膜开口于会阴浅隙的尿道海绵体部近端。

5. 沿会阴深隙后缘辨认**会阴深横肌**（成对）。会阴深隙内的肌与会阴膜一起被称为尿生殖膈。*注意会阴深横肌纤维的方向和功能与位于会阴浅隙内的会阴浅横肌相同。*

6. 复习**尿道外括约肌**和**会阴深横肌**的附着点和作用（**表 5.1**）。

7. 沿会阴深隙外侧缘向前走行，辨认**阴部内动、静脉的分支和属支**（最明显的是阴茎背动脉）及**阴部神经的分支**（最明显的是阴茎背神经）。*注意阴部神经血管结构支配尿道外括约肌、会阴深横肌和阴茎。*

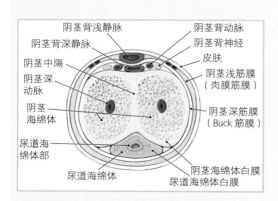

图 5.17　阴茎体中份的横断面（下面观）

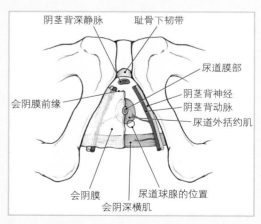

图 5.18　男性会阴深隙的内容物（下面观）

解剖回顾

1. 复习**表 5.1** 中男性会阴浅隙的肌。
2. 到女性人体标本解剖组观察会阴浅隙的内容物。
3. 复习阴部内动脉自盆腔内起点到阴茎背面的走行。
4. 复习阴部神经的走行和分支。
5. 复习阴茎背深静脉进入骨盆后汇入前列腺静脉丛的路径。
6. 复习男性尿道的分部。
7. 将尿生殖三角的肌和翻开的组织恢复到正确的解剖学位置。

男性盆腔

解剖概述

　　男性盆腔内有膀胱、男性内生殖器和直肠（图 5.19）。真骨盆内的器官常被归类为腹膜内位器官，因为它们位于腹膜内。盆腔位于盆膈和会阴膜之上。

　　解剖顺序如下：学习男性盆腔的腹膜；沿正中线剖开骨盆，学习盆腔的断面；从腹前壁开始追踪输精管至其位于膀胱和直肠之间的区域；学习精囊和前列腺。

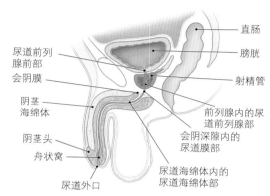

图 5.19　男性尿道的组成部分（正中矢状面观）

表 5.1　男性会阴浅隙和会阴深隙				
浅层肌群				
名称	**前附着点**	**后附着点**	**作用**	**神经支配**
球海绵体肌	在中线与对侧球海绵体肌相连	会阴体	压迫尿道球部以协助排尿或排精	会阴神经的深支（阴部神经的分支）
坐骨海绵体肌	阴茎脚	坐骨粗隆和坐骨耻骨支	压迫血液从阴茎脚进入阴茎海绵体的远端	会阴神经的深支（阴部神经的分支）
会阴浅横肌	会阴体（内侧附着点）	坐骨结节（外侧附着点）	固定会阴体	会阴神经（阴部神经的分支）
深层肌群				
名称	**前附着点**	**后附着点**	**作用**	**神经支配**
会阴深横肌	会阴体（内侧附着点）	坐骨结节（外侧附着点）	固定会阴体	会阴神经（阴部神经的分支）
尿道外括约肌	尿道周围		压迫尿道膜部并阻止尿液排出	会阴神经的深支（阴部神经的分支）

解剖指导

男性盆腔腹膜

1. 参见图 5.20。
2. 观察腹前壁内侧面耻骨以上的腹膜（1）。
3. 观察腹膜从腹前壁下方返折并覆盖膀胱尖（2）。
4. 观察男性的腹膜覆盖膀胱上面（3）和膀胱后面上部（4）。
5. 辨认**膀胱旁窝**（成对），它是位于膀胱外侧的腹膜腔浅凹。
6. 观察腹膜沿膀胱后面向下，毗邻精囊的上端（5）。
7. 用探针沿膀胱后方辨认**直肠膀胱陷凹**（6），它是位于膀胱和直肠之间的腹膜返折。*注意直肠膀胱陷凹是男性盆腔的最低点。*

临床联系

膀胱与盆腔腹膜

　　当膀胱充盈时，从腹前壁返折至膀胱的腹膜升至耻骨联合上方，此时，膀胱旁窝和直肠膀胱陷凹的深度和宽度增加。可用针在紧靠耻骨上方（耻骨弓上入路）处对充盈的膀胱行穿刺而不进入腹膜腔。从膀胱中直接收集尿液，以获得比经尿道导尿污染更少的样本。

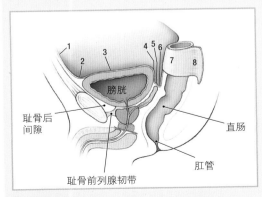

图 5.20　男性盆腔腹膜（正中矢状面观）

8. 观察腹膜覆盖直肠下段的前面（7）。
9. 辨认**直肠旁窝**（成对），它是位于直肠外侧的腹膜腔浅凹（8）。
10. 沿着盆腔后面向上追踪腹膜，观察腹膜在第 3 骶椎水平处形成乙状结肠系膜。

男性盆腔断面

　　解剖说明：沿正中线用锯子将骨盆剖成两半至 L_3 节段水平。随后，在 L_3 水平横断躯干的左侧半，切除左下肢和左侧半骨盆。右下肢和右侧半骨盆仍与躯干相连。

1. 参见图 5.21A。
2. 在男性盆腔中，从耻骨联合后方经膀胱上面做一正中切口（**切口 1**）。打开膀胱，必要时用海绵擦拭膀胱内部。
3. 在膀胱内辨认尿道内口并插入探针。以探针为引导，沿正中线切口向下继续切开膀胱，剖开尿道前列腺部和前列腺。
4. 向盆腔后方延伸正中切口（**切口 2**），切开直肠和乙状结肠远端的前、后壁。
5. 清洁直肠和肛管内部。*清洁和移动粪便时要小心，向老师请教适当的安全技巧。*
6. 用手术刀分别在距以下结构起始点约 1 cm 处（**切口 3**）将之离断：左侧髂总静脉、左侧髂总动脉、左侧睾丸血管和左侧输尿管。
7. 在 L_4 和 L_5 水平切断左腰动脉，将腹主动脉翻向腹腔右侧。
8. 用手术刀切开髂嵴上方约 2 cm 的左腹外侧壁肌，沿腹壁肌向内侧做切口至脊柱（**切口 4**）。
9. 在体壁的水平切口处切断左腰丛的神经，并在 L_3 水平切断左侧腰大肌和腰方肌的剩余纤维。
10. 参见图 5.21B。
11. 在会阴部，用手术刀在两半尿道球之间做一切口，从耻骨联合至尾骨，切口经

（图中标注）膀胱　耻骨后间隙　直肠　肛管　耻骨前列腺韧带

过会阴膜、会阴体和肛管（**切口 5**）。

12. 参见图 5.21C。

13. 将人体标本置于仰卧位，沿正中线从前向后锯开耻骨联合（**切口 6**），锯至耻骨联合下缘。

14. 将人体标本向右旋转 90°，使人体标本处于右侧卧位，固定人体标本或者让你的实验伙伴扶着人体标本，这样人体标本就不会移动或旋转。

15. 外展左下肢以便切断骶骨。

16. 从后向前锯断骶骨（**切口 7**），尽量不要锯入被手术刀切开的软组织之间，必要时将软组织从锯片的路径上牵开。

17. 用力将下肢分开，以扩大骶骨切口，并将正中切口向上延伸至第 3 腰椎。

18. 内收左下肢，用锯将左侧 L$_3$ 和 L$_4$ 之间的椎间盘锯断（**切口 8**），保留下方的腹主动脉。

19. 水平切口和垂直切口相接时，将人体标本恢复到仰卧位。

20. 切除任何妨碍离断左下肢的残余组织，将左下肢从人体标本上拉开。

21. 清洗直肠和肛管。

男性内生殖器

1. 参见图 5.22。

2. 辨认位于尿道球深面的**会阴膜**。*注意会阴膜在尿道球深部的边缘可辨认为一条细线。*

3. 在会阴膜上（深）面，辨认包绕**尿道膜部**的**尿道外括约肌**。*注意尿道外括约肌在标本断面上很难看到。*

4. 在骨盆切面上，辨认尿道的 4 个部分：前列腺前部、前列腺部、膜部和海绵体部。

5. **检查尿道前列腺部的内面**，它的长度约为 3 cm，并通过前列腺。

6. 参见图 5.23。

7. 在尿道前列腺部后壁正中线上辨认纵行的**尿道嵴**。

8. 尝试辨认**精阜**，即尿道嵴的膨大部。在标本上可见精阜两侧有**前列腺窦**。

9. 在精阜表面辨认**前列腺小囊**，即位于中线上的小开口。

10. 在两侧的前列腺小囊内辨认**射精管的开口**。

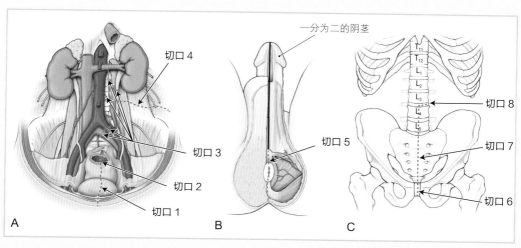

图 5.21　A. 离断男性骨盆的软组织切口（前面观）；B. 离断男性骨盆的会阴部切口（下面观）；C. 离断男性骨盆和左下肢的骨切口（前面观）

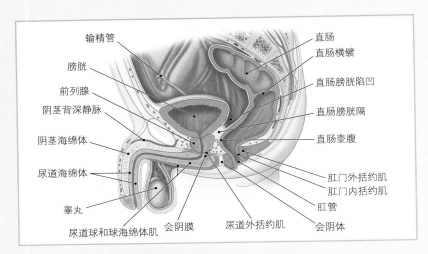

图 5.22　男性盆腔正中断面（正中矢状面观）

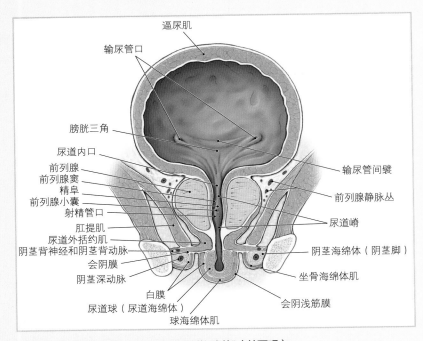

图 5.23　盆腔冠状面示膀胱和男性尿道近侧部（前面观）

11. 参见图 5.24。

12. 在腹前壁的内侧面，找到**输精管**在腹壁下血管外侧穿过**腹股沟管深环**的部位。

13. 钝性分离腹股沟管深环处的腹膜。从外向内剥离盆腔侧壁的腹膜。

14. 在直肠和膀胱之间的返折处剥离腹膜，并将其置于组织收集箱中。

15. 辨认**股环**，它位于**髂外血管**穿过腹股沟韧带下（深）方的内侧。

16. 从腹股沟管深环向骨盆中线方向钝性分离并追踪输精管，观察输精管上行经过髂内动脉分支的内侧和输尿管上方。

17. 追踪输精管进入直肠膀胱隔，即直肠与膀胱之间的盆腔筋膜，观察输精管与**膀胱底（后面）毗邻**。

18. 辨认**输精管壶腹**，即输精管末端前的膨大部。

19. 辨认**精囊**，它位于直肠膀胱隔内输精管壶腹的外下方。*注意精囊管与输精管连接，并在前列腺附近形成射精管。*

20. 从直肠膀胱隔中钝性分离精囊。由于射精管在穿过前列腺处纤细、易断，所以要小心操作。*注意射精管开口于尿道前列腺部的精阜上。*

21. 在膀胱下方辨认**前列腺**。

22. 观察前列腺**尖**部在下方，上方的底部紧贴膀胱颈。

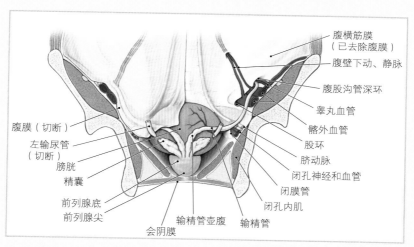

图 5.24　去除腹膜的男性膀胱和内生殖器（右侧）（后面观）

解剖回顾

1. 复习男性小骨盆内盆腔脏器的位置，并将其与女性人体标本的脏器位置进行比较。

2. 复习男性盆腔内的腹膜，比较男、女腹膜的差异。

3. 从附睾追踪输精管到射精管，复习此路径中输精管与血管、神经、输尿管和精囊的关系。

4. 观摩女性人体标本解剖组，从大阴唇追踪子宫圆韧带到子宫，并与输精管在男性盆腔中的走行进行对比。

5. 将右侧半骨盆上翻开的组织恢复到解剖学位置。

6. 将左下肢和左侧半骨盆恢复到解剖学位置。

男性膀胱、直肠和肛管

解剖概述

膀胱是储存尿液的器官。排空的膀胱位于盆腔内。当膀胱充盈时，膀胱可向上突出至腹腔。位于腹膜内的器官称为腹膜内位器官，腹膜内位器官被盆内筋膜包围。膀胱和直肠的下 2/3 位于腹膜下方，而直肠的上 1/3 则被腹膜部分覆盖。

在耻骨联合和膀胱之间有一个潜在的间隙，称耻骨后间隙（膀胱前间隙）。耻骨后间隙充满了脂肪和疏松的结缔组织，可以适应膀胱扩张。耻骨前列腺韧带是连接前列腺和耻骨内面的一束致密筋膜，此韧带确定了耻骨后间隙的下界。

解剖顺序如下：学习膀胱的组成部分；学习膀胱的内部结构；学习直肠和肛管的内部结构。

解剖指导

男性膀胱

1. 参见图 5.25。
2. 从膀胱**尖**开始辨认**膀胱的各部分**。**膀胱尖**朝向腹前壁，可借助附着的脐尿管进行识别。
3. **膀胱体**位于膀胱尖和膀胱底之间。膀胱底是膀胱后壁的下部，也称**膀胱基底部**。在男性人体标本上，观察膀胱底与输精管、精囊和直肠毗邻。
4. 辨认**膀胱颈**，它是尿道离开膀胱的部位。膀胱颈的壁增厚形成尿道内括约肌。*注意尿道内括约肌位于膀胱和尿道交界处，是自主神经控制的不随意肌。*

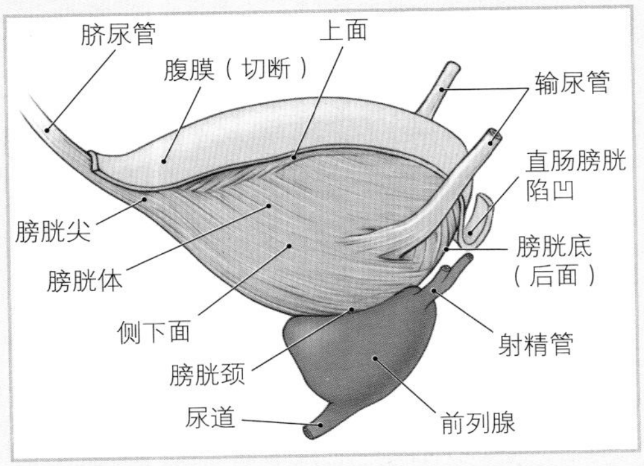

5. 观察**膀胱的上面**有腹膜覆盖，**后面**的上部也有腹膜覆盖，而下部被直肠膀胱隔的盆内筋膜覆盖。
6. 确认膀胱的**侧下面**（成对）被盆内筋膜覆盖，位于腹膜返折点的深面。
7. 参见图 5.23。
8. 检查**膀胱壁**，注意其厚度，观察膀胱壁由被称为**逼尿肌**的平滑肌束构成。*注意当膀胱排空时，衬于膀胱内面的大部分黏膜呈褶皱状，膀胱充盈时黏膜变光滑。*
9. 学习膀胱底的内面并辨认**膀胱三角**。膀胱三角是一个光滑的三角形黏膜区，位于**尿道内口**和两个**输尿管口**之间。*注意膀胱三角区现在已经一分为二了。*
10. 观察尿道内口位于膀胱三角下方的最低点。
11. 辨认**输尿管间襞**是伸展于两侧输尿管口之间的水平突起。
12. 将探针尖端插入输尿管口，观察输尿管斜行穿过膀胱肌层。当膀胱充盈（扩张）时，尿液聚集的压力将膀胱壁内的输尿管壁压扁，从而防止尿液回流到输尿管。
13. 找到输尿管跨过髂外动脉或髂总动脉的分叉处，钝性分离并追踪输尿管至膀胱底。

脐尿管　　　　上面
腹膜（切断）
输尿管
直肠膀胱陷凹
膀胱尖
膀胱体
膀胱底（后面）
侧下面
射精管
膀胱颈
尿道
前列腺

图 5.25　男性膀胱（外侧面观）

男性直肠和肛管

1. 参见图 5.22 和图 5.26。

2. 辨认**直肠**始于第 3 骶椎水平。

3. 在盆腔断面上，观察直肠沿着骶骨的弯曲走行。

4. 辨认**直肠壶腹**，是直肠向后形成约80°弯曲（肛直肠曲）（译者注：即骶曲）近端的膨大部分。观察直肠壶腹延续为肛管。

5. 辨认与直肠前壁紧邻的前列腺和精囊。

6. 检查直肠内面，观察其黏膜光滑，但是存在**直肠横襞**，通常右侧有一个直肠横襞，左侧有两个。*注意有些人体标本的直肠横襞很难辨认。*

7. 观察**肛管**。肛管长 2.5~3.5 cm，并穿过盆腔进入会阴的肛三角。

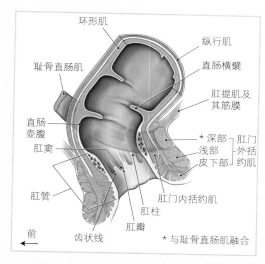

图 5.26　直肠末端、肛门括约肌和肛管（正中矢状面观）

临床联系

良性前列腺肥大与直肠指诊

　　尿道周围前列腺的良性腺瘤样增生称为良性前列腺肥大（BPH）。BPH 可引起尿道口或尿道前列腺部的部分或全部梗阻，并导致尿急、夜尿和排尿困难。BPH 也可引起感染、膀胱或者肾增大及勃起功能障碍。前列腺的大小和质地，特别是后叶（前列腺癌最常见的部位），可以通过直肠指诊（DRE）来评估。

---

8. 检查肛管内面，辨认**肛柱**是位于肛管近端的 5 ~ 10 条纵行的黏膜隆起。肛柱内有**直肠上动脉的分支**和**直肠上静脉的属支**。*注意在老年人中，肛管的黏膜特征可能很难辨别。*

9. 辨认由肛管的半月形黏膜皱襞形成的**肛瓣**。肛瓣与肛柱的远端相连。肛瓣和肛管壁之间有一个小的袋状凹陷称为**肛窦**。

10. 辨认**齿状线**，它是由所有肛瓣连接而成的不规则线。

11. 在剖开的标本上辨认**肛门外括约肌**。**肛门外括约肌**包绕肛管。*注意肛门外括约肌是骨骼肌，受意识控制。*

12. 在剖开的标本上辨认**肛门内括约肌**。*注意肛门内括约肌是平滑肌，不受意识控制。*

13. 观察肛管的纵行肌分隔肛门内、外括约肌。如果肛门内、外括约肌难以辨认，可以用手术刀在肛管上另做一个切口，以便观察。

解剖回顾

1. 在解剖标本上复习膀胱、直肠和肛管的结构特征。

2. 复习精囊、输精管壶腹、输尿管与直肠和膀胱底的毗邻关系。

3. 观摩女性人体标本解剖组，复习子宫、阴道、输尿管与直肠和膀胱底的毗邻关系。

4. 复习肾、输尿管在腹腔和盆腔的走行，以及膀胱作为储尿器官的功能。

5. 复习男性尿道，并将其与女性尿道进行比较。

6. 复习大肠的各个部分，回顾其在吸收水分、压实和排出粪便方面的作用。

7. 比较肛门外括约肌和肛门内括约肌的类型和神经支配。

8. 将所有翻开的组织恢复到解剖学位置。

男性髂内动脉和骶丛

解剖概述

在骶髂关节前，髂总动脉分叉形成髂外动脉和髂内动脉。髂外动脉分布于下肢，髂内动脉分布于盆腔。髂内动脉通常分为前干和后干。从前干发出的分支主要为脏支，分布于膀胱、内生殖器、外生殖器、直肠和臀区。从后干发出的分支是壁支，分布于盆壁和臀区。

盆腔的躯体神经丛（即骶丛和尾丛）位于盆腔脏器和盆壁之间，并嵌于盆内筋膜内。这些躯体神经丛由 L_4~Co_1 脊神经前支组成。盆腔的主要内脏神经丛是下腹下丛（盆丛），由腹下丛、骶内脏神经（交感神经）和盆内脏神经（副交感神经）组成。

解剖顺序如下：确认髂内动脉前干的分支；确认髂内动脉后干的分支；解剖骶丛的神经，然后解剖盆部交感干。

解剖指导

男性盆腔血管

解剖说明：与其他动脉相比，髂内动脉的分支模式变异最多。在解剖开始时需要注意的是，必须以分支分布的靶向区域来辨认分支，而不是以分支起始点或分支模式辨认分支。

盆腔血管的解剖可在剖开两半的盆腔左右侧同时进行；但是，建议你集中在右侧进行解剖，因为在左侧离断的下肢部分将进行更深层的解剖。

1. 参见图 5.27。

2. 辨认**髂内静脉**，并观察其属支大部分与附近伴行的动脉平行，但本质上是典型的静脉丛。为了解剖视野清晰，清除髂内静脉的所有属支，辨认并修洁相关的动脉。

3. 辨认**前列腺静脉丛**、**膀胱静脉丛**和**直肠静脉丛**的位置，所有这些静脉丛均回流

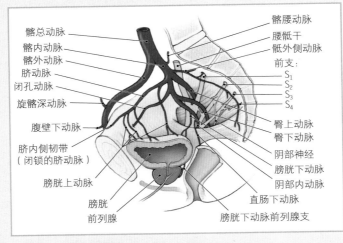

图 5.27　男性髂内动脉的分支（正中矢状面观）

入髂内静脉。

4. 在解剖标本上，辨认耻骨联合下方的**阴茎背深静脉**，确认它回流入前列腺静脉丛。

5. 辨认并修洁**髂总动脉**，向远端追踪至其分叉为**髂外动脉**和**髂内动脉**处。

6. 钝性分离并追踪髂内动脉进入盆腔。观察它从前、后两个主干上发出许多较小的血管。

7. 辨认髂内动脉后干的分支，从最后、最上的分支，即**髂腰动脉**开始。

8. 观察**髂腰动脉**从后干走向后方，然后走向外上方至**骶岬**、腰椎、腰骶干和闭孔神经。

9. 辨认**骶外侧动脉**，它分为上支和下支。

10. 观察骶外侧动脉的下支走行于骶神经前支的前方。*注意骶外侧动脉可与髂腰动脉共干。*

11. 辨认最大的后干分支——**臀上动脉**，它经梨状肌上方的坐骨大孔出盆腔。

12. 从**脐动脉**开始，辨认髂内动脉前干的分支。在脐内侧襞，找到**脐内侧韧带**（脐动脉的遗迹），钝性分离并向后方追踪其至脐动脉。

13. 辨认并修洁几条**膀胱上动脉**，它们起源于脐动脉下面并下行至膀胱外上部。

14. 在脐动脉下方，辨认**闭孔动脉**，它与**闭孔神经**一起进入闭膜管。找到闭孔动脉在盆腔外侧壁上进入闭膜管的部位，向后追踪至闭孔动脉起点。*注意约有 1/4 人群的闭孔动脉起源于髂外动脉或腹壁下动脉。异常的闭孔动脉越过骨盆缘进入闭膜管，在股疝的外科修补术中存在损伤闭孔动脉的风险。*

15. 追踪髂内动脉前干至盆底，辨认**臀下动脉**。

16. 观察臀下动脉通常经梨状肌下方的坐骨大孔穿出盆腔进入臀区。*注意臀下动脉*可能与阴部内动脉共干，或与臀上动脉共用一个主干，但不常见。

17. 辨认**膀胱下动脉**，它从髂内动脉前干的前面发出。观察膀胱下动脉行向膀胱底，为膀胱、精囊和前列腺供血。*注意膀胱下动脉仅为男性的分支命名；在女性中，它是阴道动脉的一个无名分支。*

18. 辨认**直肠下动脉**，它行向直肠内侧。直肠下动脉通常与膀胱下动脉共干，造成识别困难。*注意与膀胱下动脉相似，直肠下动脉发出的分支分布于精囊和前列腺。*

19. 在臀下动脉前面辨认**阴部内动脉**。观察阴部内动脉经坐骨大孔离开盆腔。在臀区，阴部内动脉经骶棘韧带后方进入坐骨小孔到达会阴。*注意阴部内动脉通常与臀下动脉共干。*

男性盆腔神经

解剖说明：盆腔神经的解剖可在左、右两侧骨盆的正中矢状面进行；但是，建议只在右侧进行解剖，因为在左侧离断的下肢部分将进行更深层的解剖。

1. 参见图 5.28。

2. 采用钝性分离法从骶骨和尾骨的前面游离直肠。

3. 向内侧牵拉直肠，辨认**骶丛**。观察骶丛紧邻梨状肌前面。

4. 在骶岬外侧，辨认并修洁**腰骶干**（L$_4$ 和 L$_5$ 的前支），确认其加入骶丛。

5. 在腰骶干下方，辨认 S$_2$ 和 S$_3$ 的前支，它们在梨状肌近端附着点之间穿出。

6. 辨认**坐骨神经**，观察它由 L$_4$~S$_3$ 神经前支组成。坐骨神经经坐骨大孔离开盆腔并进入臀区，通常在梨状肌下方离开盆腔。

7. 观察**臀上动脉**通常在腰骶干与 S$_1$ 神经前支之间穿过坐骨大孔，在梨状肌上方离开盆腔。

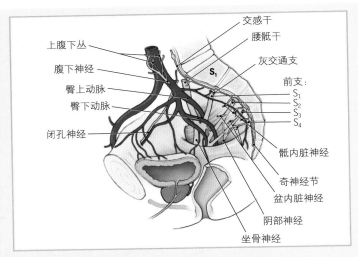

图 5.28　男性的骶丛和自主神经（正中矢状面观）

8. 观察**臀下动脉**通常从 S_2 和 S_3 神经前支之间穿过，但也可以从 S_1 和 S_2 神经前支之间穿过，并在梨状肌下方离开盆腔。

9. 辨认**阴部神经**，并观察其由 S_2、S_3 和 S_4 神经前支组成。*注意阴部神经在梨状肌下方经坐骨大孔出盆腔；阴部神经又经坐骨小孔进入会阴。*

10. 辨认**盆内脏神经**。观察盆内脏神经由 $S_2 \sim S_4$ 神经前支组成。*注意盆内脏神经含副交感节前纤维，支配盆腔器官和结肠左曲远端的消化管道直到肛管。*

11. 辨认**交感干骶部**位于骶骨前面，骶前孔内侧。观察**交感干**从腹腔延续至盆腔，两侧交感干在尾骨水平附近的中线处汇合形成**奇神经节**。

12. 辨认连接交感神经节和骶神经前支的**灰交通支**。*注意每条灰交通支均含有交感神经节后纤维，经前支分布于下肢和会阴。*

13. 辨认**骶内脏神经**是由 2 或 3 个骶交感神经节发出，观察其直接加入**下腹下丛**。*注意骶内脏神经内的交感神经纤维分布于盆腔脏器。*

14. 在一侧盆腔尝试向上追踪腹下丛至神经丛的密集部，形成**左**或**右腹下神经**。

15. 辨认**上腹下丛**，复习上腹下丛和下腹下丛自主神经的起源。

临床联系

腹下神经损伤

　　下腹下丛位于直肠、膀胱、精囊和前列腺外侧的盆筋膜内。盆腔手术可能会损伤下腹下丛及腹下神经。损伤自主神经丛可能导致小便失禁和勃起功能障碍。

解剖回顾

1. 复习腹主动脉及其终末支。

2. 在解剖标本上复习髂内动脉的分支及每个分支的分布区域。

3. 观察女性人体标本解剖组，复习女性特有的动脉（子宫动脉和阴道动脉）并注意它们与输尿管的关系。

4. 复习骶丛的组成，以及在盆腔内解剖过的骶丛分支。

5. 复习阴部神经从盆腔至尿生殖三角的走行。

6. 将所有翻开的组织恢复至解剖学位置。

男性盆膈

解剖概述

盆膈是盆腔的肌性底，由肛提肌和尾骨肌及覆盖于它们上、下面的筋膜组成。盆膈由前向后从耻骨联合伸展至尾骨，在侧面则附着于闭孔内肌筋膜。尿道和肛管穿过盆膈正中线上的开口，分别称为尿生殖裂孔和肛门裂孔。

解剖顺序如下：将盆腔脏器拉向内侧，辨认闭孔内肌、肛提肌腱弓和肛提肌；切除输精管、前列腺和肛管，翻开盆腔脏器。

解剖指导

解剖说明：仅在一侧的人体标本按如下顺序解剖。如果锯开骨盆时切除了左侧下肢，建议在左侧进行解剖操作，以保留右侧血管进入腹腔的延续性。

男性盆膈

1. 参见图 5.29A
2. 将直肠、膀胱、前列腺和精囊拉向内侧并辨认**盆膈**。
3. 钝性分离去除盆膈上面残余的脂肪和结缔组织。
4. 辨认并追踪闭孔动脉和神经，找到**闭膜管**穿过闭孔内肌的位置。
5. 透过肛提肌触诊坐骨棘内面并辨认**肛提肌腱弓**。观察肛提肌腱弓恰好位于坐骨棘和闭膜管连线的下方。*注意肛提肌腱弓是肛提肌的部分附着点。*

   解剖说明：依据前外侧的附着点辨认**肛提肌**的 3 块肌，学习但不解剖它们的后方附着点。

6. 参见图 5.29B。
7. 辨认**耻骨直肠肌**前端附着于耻骨体，后端附着于对侧的耻骨直肠肌（在正中缝上）。耻骨直肠肌构成尿生殖裂孔的边缘。两侧的耻骨直肠肌形成耻骨直肠悬带，以固定直肠的**直肠会阴曲**。*注意在排便时，耻骨直肠肌松弛，直肠会阴曲伸直，使排便更加容易。*

8. 辨认**耻尾肌**前端附着于耻骨体，后端附着于尾骨和**肛尾缝（韧带）**。
9. 辨认**髂尾肌**前外侧附着于肛提肌腱弓，后端附着于尾骨和肛尾缝。*注意肛提肌支撑盆腔脏器并抵抗腹内压增高。*
10. 辨认**尾骨肌**，它封闭盆膈后方。观察尾骨肌前方附着于坐骨棘，后方附着于尾骨的外侧缘和骶骨的最下部。
11. 将一根手指放入盆膈下方的坐骨肛门窝内，用另一只手的手指放在盆膈的上面，触诊盆膈，感受两手之间盆膈的厚度。
12. 翻转左下肢，观察**闭孔内肌**在会阴的盆膈下方构成坐骨肛门窝的外侧壁，而在盆膈上方构成盆腔的外侧壁。

    解剖说明：闭孔内肌内侧附着点位于闭孔的边缘和闭孔膜内面。闭孔内肌外侧附着于股骨大转子，我们将在解剖臀区时学习。

13. 观察尿道和肛管穿过盆膈中线上的开口，分别称为**尿生殖裂孔和肛门裂孔**。
14. 为了更好地显露盆膈，在距腹股沟管深环几厘米处切断输精管，并将输精管与盆腔脏器一起翻向内侧。
15. 如果构成盆膈的肌很难看到，则切断前列腺和肛管下方，再将内脏从盆壁上离断。保留与内脏连接的神经和血管，维持其位置关系，以便以后复习。
16. 复习盆部淋巴回流的一般路径，辨认**髂总淋巴结、髂内淋巴结、髂外淋巴结、骶淋巴结和腰淋巴结**的位置。

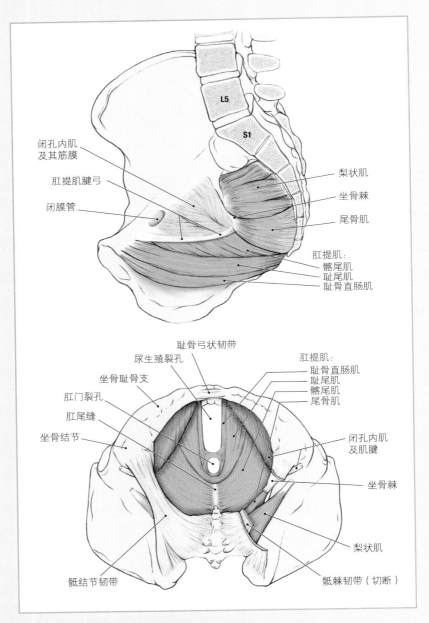

图 5.29　男性盆膈。A. 正中矢状面观；B. 下面观

解剖回顾

1. 复习盆膈肌的近端附着点和作用。
2. 复习髂内动脉各分支与盆膈的关系。
3. 复习骶丛和盆膈的关系。
4. 复习盆膈在构成盆腔和会阴之间边界中所起的作用。
5. 复习盆膈和会阴体在支撑盆腔和腹腔脏器中所起的作用。
6. 比较会阴内容物的淋巴回流和睾丸淋巴回流的区别。
7. 复习胸导管的构成，以全面理解该区域的淋巴回流。
8. 观察女性人体标本解剖组，系统复习女性盆腔的解剖。
9. 将所有翻开的组织恢复至解剖学位置。

女性外生殖器、尿生殖三角和会阴

解剖概述

如果已经解剖了男性人体标本，可在女性人体标本上复习本部分内容。

在胚胎期，男性外生殖器和女性外生殖器的起源类似，并在某个发育阶段内维持相似的形态学特征。因此，许多外生殖器的结构在异性中具有相应的同源物。女性的大阴唇是男性阴囊的同源物。然而，与阴囊只有肉膜不同，大阴唇包括 Camper 筋膜和肉膜筋膜。

会阴浅筋膜包含浅脂肪层和深膜性层。在女性中，浅脂肪层形成大阴唇的外形并与下腹壁（Camper 筋膜）、坐骨肛门窝和股部的脂肪相延续（图 5.30）。会阴浅筋膜的膜性层（Colles 筋膜）附着于坐骨耻骨支，后方延续至坐骨结节和会阴膜的后缘。会阴浅筋膜的膜性层构成了会阴浅隙的浅界。

会阴浅筋膜的膜性层（Colles 筋膜）与下腹壁浅筋膜的膜性层（Scarpa 筋膜）相延续。会阴浅筋膜的膜性层附着在会阴膜的后界。女性大阴唇不像男性阴囊一样有肉膜，但是有一层 Camper 筋膜。

女性尿生殖三角的解剖顺序如下：从腹股沟管浅环追踪子宫圆韧带一小段至大阴唇上方；观察外生殖器，切除大阴唇皮肤和会阴浅筋膜，辨认会阴浅隙的内容物，描述会阴深隙的内容物但不解剖。

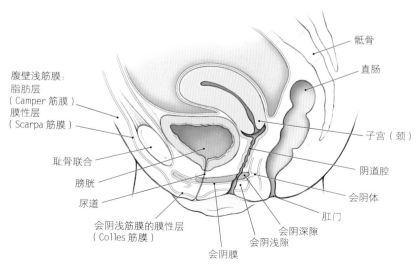

图 5.30　女性会阴的筋膜（正中矢状面观）

骨骼解剖

在骨盆关节标本上辨认以下骨骼特征。

女性骨盆骨骼

1. 参见图 5.31。
2. 辨认构成髋骨的3块骨：**耻骨**、**坐骨**和**髂骨**。
3. **直立位**时（解剖学姿势），观察**髂前上棘**与耻骨前部的**耻骨结节**位于同一冠状面上。
4. 在解剖学姿势下，观察骨盆入口平面与水平面约成55°角。
5. 在髋骨前面辨认**髂窝**。观察两侧的髂窝彼此相对，构成**假（大）骨盆**的外侧界，假骨盆为**骨盆（入）上口**以上的部分。
6. 观察骨盆上口。骨盆上口的后方为骶骨的**骶岬**和**髂翼前缘**，外侧为髂骨的弓状线，前方为耻骨的耻骨梳和耻骨嵴，它们在**耻骨联合**处汇合。
7. 观察小骨盆位于骨盆缘的下方并由骨包绕。注意小骨盆的下界是盆膈。
8. 辨认**闭孔**，它是骨盆前方的大开口。

9. 在解剖学姿势下，观察闭孔朝向下方，前界为**耻骨上支**，内侧界为**坐骨支**，外侧界为**坐骨体**。
10. 坐骨耻骨支是由坐骨支和耻骨下支组成的，通常不易描述。
11. 比较男性和女性的骨盆，观察女性的**耻骨下角**（耻骨弓角）比男性宽。

表面解剖

腹部的表面解剖可以在活体上或人体标本上学习。在人体标本上解剖时要注意，防腐处理可能会使一些标本的骨骼和固定的软组织难以区分。

女性尿生殖三角

1. 参见图 5.32。
2. 将人体标本置于仰卧位，使其双腿充分向外张开并固定。
3. 在阴阜区下方检查**女阴**（女性外生殖器）。
4. 观察阴阜是耻骨联合前方的女性外生殖器区域，有脂肪填充并有阴毛覆盖。
5. 辨认**大阴唇**并观察左、右大阴唇在前方的**唇前连合**汇合，在后方的**唇后连合**汇合。

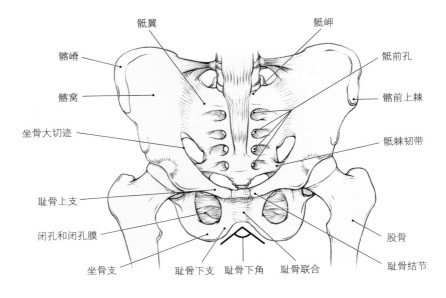

骶翼　　　　骶岬

髂嵴　　　　骶前孔

髂窝　　　　髂前上棘

坐骨大切迹　　　　骶棘韧带

耻骨上支　　　　

闭孔和闭孔膜　　　　股骨

坐骨支　　耻骨下支　耻骨下角　耻骨联合　　耻骨结节

图 5.31　女性骨盆（前面观）

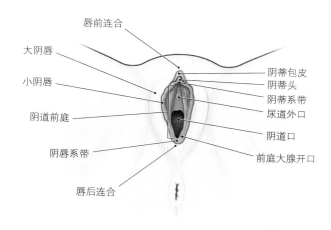

唇前连合

大阴唇

小阴唇

阴道前庭

阴唇系带

唇后连合

阴蒂包皮
阴蒂头
阴蒂系带
尿道外口
阴道口
前庭大腺开口

图 5.32　女性外生殖器的表面解剖（下面观）

小阴唇系带位于唇后连合前方。*注意大阴唇由脂肪填充并有阴毛覆盖。*

6. 在唇前连合后方辨认**阴蒂**。

7. 观察**阴蒂头**的背面有**包皮**覆盖，而**阴蒂系带**沿着腹侧面向后弯曲一小段距离。*注意女性阴蒂头、阴蒂包皮和阴蒂系带与男性阴茎为同源物，但是不含尿道。*

8. 在大阴唇内侧辨认**小阴唇**并观察其与大阴唇的不同，小阴唇无毛发覆盖。*注意小阴唇有许多皮脂腺且位于前庭球的浅面。*

9. 辨认两侧小阴唇间的**阴道前庭**区。

10. 在阴道前庭内，辨认位于前方的小的**尿道外口**和后方较大的**阴道口**。*注意尿道旁导管开口于尿道外口两侧，但在人体标本上不易被看到。*

解剖指导

大阴唇

解剖说明： 大阴唇的解剖对应于男性人体标本阴囊的解剖。与解剖男性外生殖器的小组合作，以观察和学习两性外生殖器的解剖。

1. 参见图 4.8C。

2. 在**腹股沟管浅环**处，辨认**子宫圆韧带**。

3. 用钝性解剖法展示子宫圆韧带出腹股沟管浅环，并分散到大阴唇脂肪组织中。*注意此处的子宫圆韧带结构纤细，在腹股沟管浅环处向远端仅能显示 1~2 cm。*

临床联系

大阴唇的淋巴回流

大阴唇的淋巴回流至腹股沟浅淋巴结。大阴唇的炎症可导致腹股沟浅淋巴结疼痛、肿大。

女性尿生殖三角的皮肤切口

解剖说明： 与解剖男性尿生殖三角的小组合作，比较两性尿生殖三角的解剖。推荐使用半厚法剥离皮肤，以保持完整的皮下组织，因为切得太深很容易损伤这个区域的结构。为了便于解剖，把人体标本的躯干拉向解剖台末端，解剖者站在人体标本的两腿之间。

1. 参考图 5.33。
2. 将人体标本置于仰卧位，使其双腿充分向外张开并固定。
3. 从肛门前缘（J）到唇后连合（K）沿正中线做一皮肤切口。
4. 从唇后连合开始（K），沿两侧大阴唇内侧面做皮肤切口。切口经小阴唇外侧，至唇前连合（R）。
5. 从唇前连合（R）至阴阜正中线（E）做一皮肤切口。
6. 从右侧大腿前面（N）经阴阜至左侧大腿前面（N）做一横切口。*注意如果已经完成腹部解剖，此切口已经存在。*
7. 从每侧大腿前面（N）至每侧大腿后面（M）做皮肤切口，切口方向与在肛门前缘分叉的水平切口一致。
8. 由内向外切除大阴唇皮肤。
9. 沿大腿内侧面离断皮瓣并将其置入组织收集箱内。
10. 如果人体标本大腿内侧面的浅筋膜有大量脂肪组织，可在去除皮肤的区域切除部分浅筋膜。

女性会阴浅隙和阴蒂

1. 参见图 5.34。

2. 在女性会阴，3 对肌（左和右）覆盖在阴蒂的勃起组织上，与营养支配这些肌的**动脉、静脉和神经**一起构成**会阴浅隙的内容物**。
3. 辨认会阴浅隙内的 3 对肌：**坐骨海绵体肌、球海绵体肌和会阴浅横肌**。
4. 辨认**阴唇后神经和血管**并观察其终支**会阴动脉和神经浅支**支配大阴唇后部。*注意会阴动脉和神经的浅支经肛门外括约肌外侧进入尿生殖三角。*
5. 在完成解剖前不需要辨认**会阴浅筋膜的膜性层（Colles 筋膜）**。通过触诊坐骨耻骨支、坐骨结节和会阴膜的后缘来复习 Colles 筋膜的附着点。*注意 Colles 筋膜构成会阴浅隙的浅界。*
6. 用探针在大阴唇外侧 2 cm 处钝性解剖会阴浅筋膜。清除大阴唇内的脂肪组织并将其置于组织收集箱内。
7. 用钝性解剖法找到**球海绵体肌**，其在小阴唇的深面覆盖前庭球。
8. 观察球海绵体肌在**会阴体**致密筋膜的前

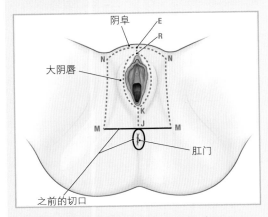

图 5.33　女性会阴的皮肤切口（下面观）

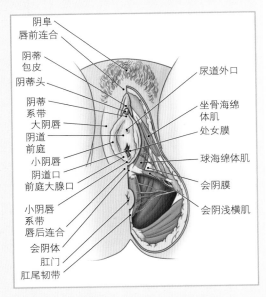

图 5.34　女性会阴浅隙的内容物（下面观）

方覆盖在**前庭球**表面。与男性不同，女性的球海绵体肌不在正中线与对侧肌融合。

9. 复习**球海绵体肌**的附着点和作用（表5.2）。

10. 在球海绵体肌外侧，用探针修洁覆盖在**阴蒂脚**浅面的**坐骨海绵体肌**表面。

11. 用钝性解剖法解剖尿生殖三角后缘，尝试寻找**会阴浅横肌**。

12. 会阴浅横肌有固定**会阴体**的作用。会阴浅横肌是位于肛管前方和会阴膜后方的纤维肌性组织块。*注意会阴浅横肌很纤细，寻找较困难，不要花太多时间寻找*。

13. 参见图 5.35。

14. 用钝性解剖法修洁会阴浅隙中 3 块肌之间的区域，直至形成一个小三角区。

15. 在三角区内辨认**会阴膜**。会阴膜是会阴浅隙的深界。

16. 在人体标本左侧，钝性解剖去除球海绵体肌并辨认**前庭球**。

17. 观察前庭球是勃起组织的延续，位于阴

道口外侧。在前庭球后方的会阴浅隙内找到**前庭大腺**。*注意在人体标本上，前庭大腺比较难找到*。

18. 两侧前庭球在前面汇合为**球连合**，并延续为**阴蒂头**。不要尝试找到球连合。

19. 在人体标本左侧，用钝性解剖法从阴蒂脚上剥离坐骨海绵体肌。观察阴蒂脚附着于坐骨耻骨支和会阴膜，并延续为阴蒂海绵体。

20. 学习阴蒂的勃起组织。两个阴蒂海绵体构成阴蒂体，阴蒂头覆盖两个阴蒂海绵体。

女性会阴深隙

　　解剖说明：会阴深隙位于会阴膜上（深面）。由于会阴深隙的内容物不易辨认，一般不解剖会阴深隙。

1. 参见图 5.36，学习**女性会阴深隙的内容物**。

2. 在正中矢状面辨认**尿道**并观察它穿过**会阴膜**。女性尿道从膀胱的尿道内口延续到阴道前庭的尿道外口（约 4 cm）。

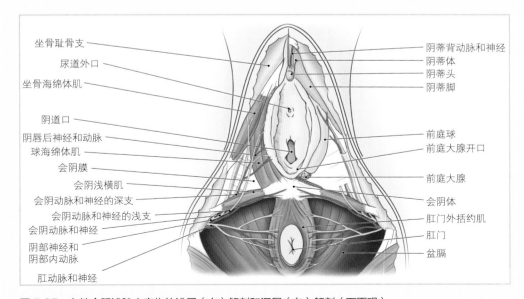

图 5.35　女性会阴浅隙内容物的浅层（右）解剖和深层（左）解剖（下面观）

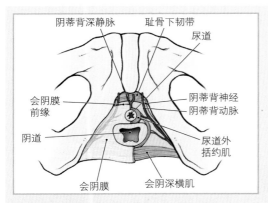

图 5.36 女性会阴深隙的内容物（下面观）

3. 在尿道膜部周围，观察**尿道外括约肌**。尿道外括约肌是随意肌，收缩时会压迫尿道膜部并阻止排尿。

4. 在尿道口后方辨认**阴道口**。

5. 沿会阴深隙后缘辨认**会阴深横肌**（成对）。会阴深隙内的肌和会阴膜一起统称为**尿生殖膈**。*注意会阴深横肌纤维的方向和功能与位于会阴浅隙内的会阴浅横肌相同。*

6. 复习**尿道外括约肌**和**会阴深横肌**的附着点和作用（**表 5.2**）。

7 沿会阴深隙外侧缘向前，辨认**阴部内动、静脉的分支**（最明显的是阴蒂背动脉）和**阴部神经的分支**（最明显的是阴蒂背神经）。阴部神经血管结构支配尿道外括约肌、会阴深横肌和阴蒂。

临床联系

产科注意事项

为了减轻分娩时的疼痛，可以阻滞多条神经。L_3 和 L_4 节段的椎管阻滞可麻醉腰部以下的部位（包括会阴、盆底和产道）。骶管硬膜外阻滞也可麻醉大部分会阴区、整个产道和盆底而不影响下肢。阴部神经阻滞是最局部的方法，仅阻滞阴部神经支配的部分会阴，不影响产道上部和子宫，母亲仍能感觉到子宫收缩。

在分娩过程中，当胎儿的头通过阴道时，肛门和肛提肌被挤向后方的骶骨和尾骨，尿道被挤向前方的耻骨联合。分娩时常发生会阴撕裂，必要时可通过手术扩大阴道口（外阴切开术）。如果会阴体撕裂，必须修复，以防止因盆底无力而导致膀胱、子宫或直肠下垂。

解剖回顾

1. 复习**表 5.2** 中女性会阴浅隙的肌。

2. 将尿生殖三角的肌恢复到正确的解剖学位置。

3. 复习女性会阴浅隙的内容物。观摩男性人体标本解剖组，观察会阴浅隙的内容物。

4. 从盆腔内的起点开始复习阴部内动脉的走行。

5. 复习阴部神经的分支和走行。

6. 复习女性尿道的路径，注意从膀胱至会阴的走行，并与男性尿道相比较。

7. 将翻开的各部分组织恢复到正确的解剖学位置。

女性盆腔

解剖概述

女性盆腔内有位于前方的膀胱及位于后方的女性内生殖器和直肠。**附件**这个术语指的是卵巢、输卵管和子宫韧带。

摘除子宫（子宫切除术，保留或不保留卵巢）是一种常见的手术。如果你解剖的人体标本子宫已经被切除，请在其他人体标本上观察。

解剖顺序如下：学习女性盆腔的腹膜；沿正中线剖开骨盆，学习剖开盆腔的断面；学习子宫和阴道的结构；从子宫追踪输卵管到卵巢；学习卵巢的结构。

表 5.2　女性会阴浅隙和会阴深隙

浅层肌群

名称	前附着点	后附着点	作用	支配
球海绵体肌	阴蒂海绵体	会阴体	挤压阴蒂球	会阴神经的深支（阴部神经的分支）
坐骨海绵体肌	阴蒂脚	坐骨结节和坐骨耻骨支	迫使血液从阴蒂脚流向远端的阴蒂海绵体	
会阴浅横肌	会阴体（内侧附着点）	坐骨结节（外侧附着点）	为会阴体提供支撑	会阴神经（阴部神经的分支）

深层肌群

名称	前附着点	后附着点	作用	支配
会阴深横肌	会阴体（内侧附着点）	坐骨结节（外侧附着点）	为会阴体提供支撑	会阴神经（阴部神经的分支）
尿道外括约肌	尿道周围		挤压尿道膜部并阻止排尿	会阴神经的深支（阴部神经的分支）

解剖指导

女性盆腔腹膜

1. 参见图 5.37。
2. 辨认耻骨上方腹前壁后面的腹膜（1）。
3. 观察腹膜从腹前壁向下返折并跨过膀胱尖（2）。
4. 观察腹膜走行在膀胱上面（3）而不是后面。
5. 辨认**膀胱旁窝**（成对），它是位于膀胱外侧的腹膜腔浅凹。
6. 向后追踪腹膜并观察其从膀胱上面走行至子宫，在此处形成膀胱子宫陷凹（4）。
7. 观察女性腹膜覆盖子宫底和子宫体（5），并与阴道穹后壁相邻。
8. 观察腹膜覆盖子宫和直肠之间的浅凹，即**直肠子宫陷凹**（6）。直肠子宫陷凹是女性盆腔的最低点。

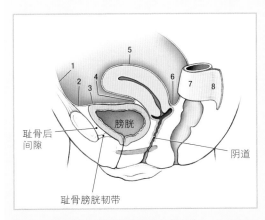

图 5.37　女性盆腔腹膜（正中矢状面）

膀胱
耻骨后间隙
阴道
耻骨膀胱韧带

临床联系

子宫

　　成年女性的子宫在膀胱上面，呈前倾位或前屈位。在怀孕期间，子宫能够在腹腔内扩张，它会挤压膀胱使其无法充盈，从而增加了孕妇的排尿频率。

　　在童年期和青春期，子宫会持续生长。在一次或多次妊娠后，子宫壁会变厚。分娩后，子宫将变小。在停经后，子宫的体积和厚度都将显著减小。子宫肌瘤导致的月经过多和子宫内膜异位症导致的盆腔痛等都可以行子宫切除术治疗。

9. 沿盆腔后面向上追踪腹膜至直肠前面（7），观察腹膜在第 3 骶椎水平处形成乙状结肠系膜。

10. 辨认**直肠旁窝**（成对），它是直肠外侧的腹膜腔浅窝（8）。

阔韧带

1. 参见图 5.38。

2. 辨认**子宫阔韧带**。子宫阔韧带由两层腹膜形成，从子宫侧面向两侧伸展至盆腔侧壁。*注意两层阔韧带之间包裹的结缔组织称为子宫旁组织。*

3. 观察**输卵管**，它被包绕在子宫阔韧带的上缘内。包绕输卵管的子宫阔韧带部分称为**输卵管系膜**。

4. 悬吊卵巢的子宫阔韧带部分称为**卵巢系膜**。邻近子宫体的子宫阔韧带部分是**子宫系膜**。

5. 辨认**子宫圆韧带**（成对），它在子宫阔韧带前层可见。

6. 观察子宫圆韧带跨过盆腔边缘，从腹壁下血管外侧的腹股沟管深环出腹腔。子宫圆韧带通过腹股沟管而终止于大

阴唇。

7. 辨认**卵巢韧带**（成对），它是子宫阔韧带内的一条纤维索，连接卵巢和子宫。

8. 辨认**卵巢悬韧带**（成对），它是覆盖卵巢血管的腹膜皱襞。

9. 观察卵巢悬韧带从腹后壁延伸至大骨盆。

10. 盆内筋膜包括明显的致密结缔组织。①**子宫骶韧带**（成对）：从子宫颈延伸至骶骨，位于**直肠子宫襞**内。②**子宫颈横韧带**（成对）：从子宫颈延伸到盆腔侧壁。③**耻骨子宫颈韧带**（成对），从耻骨延伸到子宫颈。*注意盆内筋膜包含被动支持子宫的致密结缔组织。*

女性盆腔断面

解剖说明： 沿正中线将骨盆剖成两半，至 L₃ 节段水平。随后，在 L₃ 水平横断躯干的左侧半，切除左下肢和左侧半骨盆。右下肢和右侧半盆腔仍与躯体相连。

1. 参见图 5.39A。

2. 在女性盆腔中，从耻骨联合后方做一正中切口（**切口 1**）。切口从膀胱上面沿正中线切开，打开膀胱，必要时用海绵擦

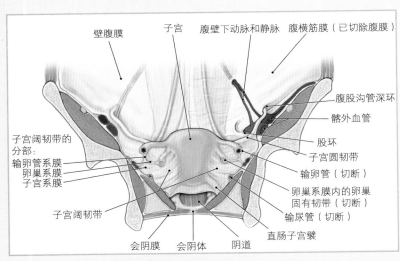

壁腹膜　　　子宫　　腹壁下动脉和静脉　腹横筋膜（已切除腹膜）

腹股沟管深环

髂外血管

股环

子宫阔韧带的分部：
输卵管系膜
卵巢系膜
子宫系膜

子宫圆韧带

输卵管（切断）

卵巢系膜内的卵巢
固有韧带（切断）

输尿管（切断）

子宫阔韧带

直肠子宫襞

会阴膜　　会阴体　　阴道

图 5.38 子宫、阔韧带和女性内生殖器已切除腹膜（右侧）（后面观）

拭膀胱内部。

3. 将子宫置于正中位置，并用解剖刀沿子宫正中面切开子宫，此切线可能和骨盆正中线并不一致（**切口 2**）。子宫切除术后的女性人体标本可能有也可能没有完整的子宫或其他盆腔脏器。

4. 经子宫颈正中线向下延伸切口至阴道穹隆。

5. 向盆腔后方延伸正中切口，切开直肠和乙状结肠远侧部的前、后壁（**切口 3**）。

6. 清洁直肠和肛管内部。清洁和移动粪便时要小心，向老师请教适当的安全技巧。

7. 用解剖刀分别在左侧髂总静脉、左侧髂总动脉、卵巢血管和左侧输尿管起点远端 1 cm 处离断（**切口 4**）。

8. 在 L$_4$ 和 L$_5$ 节段水平切断左腰动脉，将腹主动脉翻向腹腔右侧。

9. 用解剖刀在髂嵴上方约 2 cm 处的左腹外侧壁肌上做一切口，切口向内侧延伸至脊柱（**切口 5**）。

10. 在左侧腰丛神经跨过水平切口处切断，用解剖刀在 L$_3$ 水平切断左侧腰大肌和腰

方肌的残留肌纤维。

11. 参见图 5.39B。

12. 辨认膀胱内的尿道内口，并插入探针。以探针为引导，继续沿正中线切断膀胱下部，切开尿道。

13. 在会阴处，将探针插入尿道外口。以探头为引导沿正中线切口把阴蒂分为左、右两半。将此切口向后延伸，将尿道和阴道分为左、右两半（**切口 6**）。

14. 沿中线将切口从尾骨尖延伸至会阴膜、会阴体和肛管（**切口 7**）。

15. 参见图 5.39C。

16. 将人体标本置于仰卧位，由前向后在正中线锯开耻骨联合，停在耻骨联合下缘（**切口 8**）。

17. 将人体标本向右旋转 90°，使人体标本右侧卧位，固定人体标本或让你的同伴扶着人体标本，这样人体标本就不会倒下或旋转。

18. 让你的实验伙伴外展人体标本的左下肢以便切割骶骨。

19. 由后向前锯开骶骨（**切口 9**）。不要锯入解剖刀切开的软组织之间，必要时将软

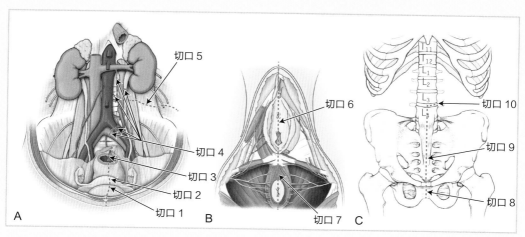

图 5.39　A. 女性半骨盆的软组织切口（前面观）；B. 女性半骨盆的会阴切口（下面观）；C. 女性半骨盆和左下肢与骨盆离断的骨切口（下面观）

组织从锯片的路径上牵开。

20. 用力分开下肢，以扩大骶骨的锯口，并将正中切口向上延伸至第 3 腰椎。

21. 内收左下肢，锯断 L₃ 和 L₄ 之间的左侧椎间盘部分（**切口 10**），保留下方的腹主动脉。

22. 水平切口和垂直切口相连时，将人体标本恢复到仰卧位。

23. 切除任何妨碍离断左下肢的残余组织，将左下肢从人体标本上拿开。

24. 清洗骨盆两侧的直肠和肛管。

女性内生殖器

1. 参见图 5.40。

2. 从膀胱至**尿道外口**追踪向前下方走行的尿道断面，尝试辨认**尿道外括约肌**。*注意尿道外括约肌可能看不到。*

3. 在标本的切面上辨认**阴道**。观察阴道前壁比阴道后壁短。

4. 在阴道内，辨认**阴道穹隆**。阴道穹隆包绕大部分子宫下面（即**宫颈**），阴道穹

隆分为**前穹**、**后穹**和**侧穹**（成对：左和右）。

5. 观察阴道后壁（近阴道后穹处）与衬于直肠子宫陷凹上的腹膜相邻。

6. 学习**子宫**，观察其与阴道长轴呈约 90° 的前倾角。*注意子宫位置会随膀胱充盈和妊娠而改变。*

7. 辨认**子宫底**，它是输卵管附着处上方的圆形部分。

8. 在子宫底下方，辨认**子宫体**。观察子宫体的**膀胱面**朝向膀胱子宫陷凹，而**肠面**朝向直肠子宫陷凹。*注意子宫阔韧带附着在子宫体的外侧面。*

9. 辨认**子宫峡**，即**子宫颈**上方的缩窄部分。**子宫颈**是子宫的厚壁部分，伸入阴道腔。

10. 参见图 5.41。

11. 辨认**子宫腔**。在矢状面上，子宫腔是一个狭长的缝隙，而在冠状面上，它呈三角形。

12. 观察子宫壁分为明显的 3 层。子宫壁的

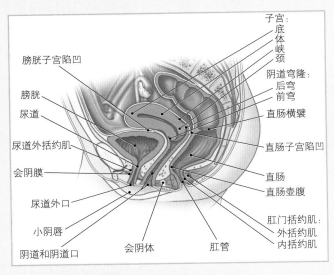

图 5.40 女性盆腔的正中切面（正中矢状面观）

大部分由厚层肌构成，称为**子宫肌层**。**子宫内膜**是子宫壁的最内层，由子宫黏膜构成，而**子宫外膜**覆于子宫外表面。

注意子宫阔韧带内的组织称为子宫旁组织。

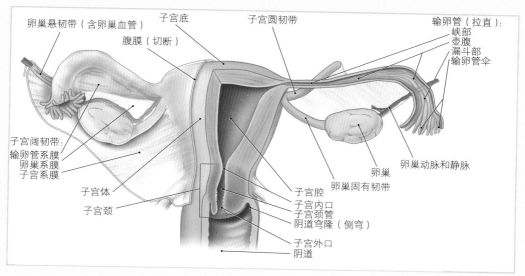

图 5.41　子宫、输卵管、卵巢和子宫阔韧带（后面观）

解剖回顾

1. 复习女性盆腔内脏器的位置。
2. 观摩男性人体标本解剖组，观察男性盆腔脏器的位置。
3. 复习女性盆腔的腹膜。观摩男性人体标本解剖组，比较女性和男性腹膜的不同。
4. 从腹股沟管浅环追踪子宫圆韧带至子宫。
5. 比较输精管和子宫圆韧带在盆腔内的走行。
6. 复习子宫阔韧带的分部，并复习盆内筋膜被动支持子宫的功能。
7. 将翻开的组织恢复到解剖学位置。

女性膀胱、直肠和肛管

解剖概述

膀胱是尿液的储存器。膀胱排空时位于盆腔内，而充盈时可上升至腹腔。膀胱是腹膜外位器官，由盆内筋膜包绕。在耻骨联合和膀胱之间存在一个潜在间隙，称耻骨后间隙（膀胱前间隙）。耻骨后间隙充满了脂肪和疏松结缔组织，以适应膀胱的扩张。耻骨膀胱韧带是在耻骨后间隙内连接膀胱颈和耻骨的一束致密筋膜，此韧带确定了耻骨后间隙的下界。直肠下 2/3 由盆内筋膜包绕，直肠上 1/3 由部分腹膜覆盖。

解剖顺序如下：学习膀胱的分部；学习膀胱的内部结构；学习直肠和肛管的内部结构。

解剖指导

女性膀胱

1. 参见图 5.42。
2. 从膀胱**尖**开始辨认**膀胱的各个部分**，**尖**朝向腹前壁，可借附着的脐尿管进行识别。
3. 观察**膀胱体**位于膀胱尖和**膀胱底**之间。膀胱底是膀胱后壁的下部，也称为膀胱基底部。
4. 观察膀胱底附近的阴道和子宫。*注意男性的膀胱底与输精管、精囊和直肠相邻。*
5. **膀胱颈**是尿道离开膀胱的部分，膀胱颈的壁增厚形成**尿道内括约肌**。*注意尿道内括约肌位于膀胱和尿道的连接处，是自主神经控制的不随意肌。*
6. **膀胱上面**有腹膜覆盖。膀胱**后面**紧邻宫颈前部和阴道前壁，膀胱与它们之间隔着一层薄的盆内筋膜。

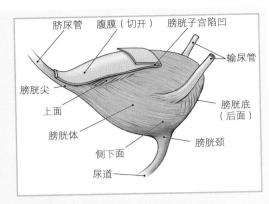

图 5.42 女性膀胱的分部（外侧面观）

7. 膀胱**侧下面**（成对）有盆内筋膜覆盖且位于腹膜转折点的下方。
8. 检查**膀胱壁**，注意它的厚度并观察它由逼尿肌的平滑肌束构成。*注意大部分衬于膀胱内面的黏膜，在膀胱排空时黏膜形成皱褶，而充盈时黏膜变得平滑，以适应膀胱扩张。*
9. 参见图 5.43。

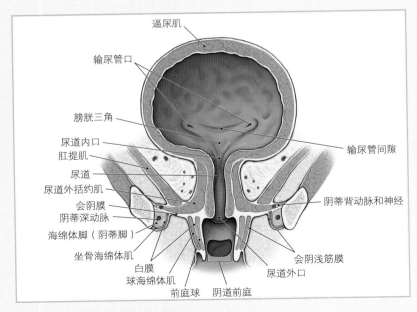

图 5.43 女性膀胱和尿道的冠状面（前面观）

10. 学习膀胱底内面并辨认**膀胱三角**。膀胱三角是由**尿道内口**和 2 个**输尿管口**构成的一个平滑的黏膜三角区。**输尿管间襞**是两输尿管口之间的隆起。

11. 在切开的膀胱底内面，辨认**膀胱三角**的一半。观察尿道内口位于膀胱最低点。

12. 将探针尖端插入输尿管口，观察输尿管斜行穿过膀胱肌层。当膀胱充盈（扩张）时，尿液聚集的压力将膀胱壁内的输尿管壁压扁，从而防止尿液回流到输尿管。

13. 找到输尿管跨过髂外动脉或髂总动脉的分叉处，钝性分离并追踪输尿管至膀胱底。观察输尿管走行于**子宫动脉**下方和**阴道动脉**上方。

女性直肠和肛管

1. 参见图 5.40 和图 5.44。

2. **直肠**始于第 3 骶椎水平。在盆腔断面上，观察直肠沿骶骨的弯曲走行。

3. 辨认**直肠壶腹**，它是直肠向后形成约 80° 弯曲（肛直肠曲）（译者注：即骶曲）的近端膨大部分。观察直肠壶腹延续为肛管。

4. 检查直肠内面，观察除直肠横襞以外的黏膜是光滑的。通常右侧有一个直肠横襞，左侧有两个直肠横襞，有些人体标本的直肠横襞很难辨认。

5. 观察**肛管**仅长 2.5 ~ 3.5 cm，经盆腔进入会阴部的肛三角。

6. 检查肛管内面，辨认**肛柱**是位于肛管近端的 5 ~ 10 条纵行的黏膜隆起。肛柱内**有直肠上动脉的分支和直肠上静脉的属支**。*注意在老年人中，肛管的黏膜特征可能很难辨别。*

7. 辨认肛管的半月形黏膜皱襞形成的**肛瓣**，肛瓣与肛柱的远端相连。在肛瓣和肛管壁之间有一个小的袋状凹陷，称为**肛窦**。

8. 辨认**齿状线**，它是由所有肛瓣连接而成的不规则线。

9. 在剖开的标本上辨认**肛门外括约肌**，肛门外括约肌包绕肛管。*注意肛门外括约肌是骨骼肌，受意识控制。*

临床联系

痔疮

痔疮是肛管周围静脉的扩张，常发生于成人，可伴有或不伴有病理学改变。痔疮由致腹内压升高的因素（如肥胖或妊娠）和肝硬化导致的门静脉高压所致。肛柱内血压升高和静脉充血形成内痔。内痔有黏膜覆盖，黏膜受自主神经支配并对疼痛刺激不敏感。外痔是直肠下静脉属支的扩张，有皮肤覆盖，对疼痛刺激非常敏感，因为此处由躯体神经支配（肛神经）。

10. 在剖开的标本上辨认**肛门内括约肌**。*注意肛门内括约肌是平滑肌，不受意识控制。*

11. 观察肛管的纵行肌将内、外括约肌分隔。如果肛门内、外括约肌难以辨认，可以用解剖刀在肛管上另做一个切口，以便观察。

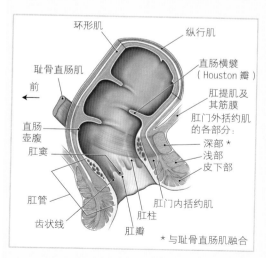

环形肌　　　　　　　纵行肌

耻骨直肠肌

前

直肠壶腹

肛窦

肛管

齿状线

直肠横襞（Houston 瓣）

肛提肌及其筋膜

肛门外括约肌的各部分：
深部 *
浅部
皮下部

肛门内括约肌

肛柱

肛瓣

* 与耻骨直肠肌融合

图 5.44　远端直肠、肛门括约肌和肛管（正中矢状面观）

解剖回顾

1. 在解剖标本上复习膀胱、直肠和肛管的特征。
2. 复习子宫、阴道和输尿管与直肠和膀胱底的毗邻关系。
3. 观摩男性人体标本解剖组，并复习精囊、输精管壶腹和输尿管与直肠和膀胱底的毗邻关系。
4. 复习肾、输尿管在腹腔和盆腔的走行，以及膀胱作为储尿器官的功能。
5. 复习女性尿道。观摩男性人体标本解剖组并复习男性尿道的分部。
6. 复习大肠的所有分部并复习其在水分吸收、成便和排便方面的功能。
7. 复习肛门外括约肌是骨骼肌，可随意支配；肛门内括约肌是平滑肌，是非随意支配肌。

解剖指导

女性盆腔血管

解剖说明： 盆腔血管的解剖可在剖开两半的盆腔两侧同时进行；但是，建议在右侧进行解剖，因为在左侧离断的下肢部分将进行更深层的解剖。

1. 参见图 5.45。
2. 辨认**髂内静脉**，并观察其属支与附近的动脉大致平行，但本质上是典型的静脉丛。为了解剖视野清晰，可清除髂内静脉的所有属支以便分离相关动脉。
3. 辨认**膀胱静脉丛、子宫静脉丛、阴道静脉丛和直肠静脉丛**的位置。*注意所有的静脉丛都引流入髂内静脉。*
4. 辨认并修洁**髂总动脉**，向远端追踪至其分叉为**髂外动脉**和**髂内动脉**处。

女性髂内动脉和骶丛

解剖概述

在骶髂关节前方，髂总动脉分叉形成髂外动脉和髂内动脉。髂外动脉分布于下肢，髂内动脉分布于盆腔。髂内动脉通常分为前干和后干。从前干发出的分支主要为脏支，分布于膀胱、内生殖器、外生殖器、直肠和臀区。从后干发出的分支是壁支，分布于盆腔壁和臀区。

盆腔的躯体神经丛（骶丛和尾丛）位于盆腔脏器和盆壁之间，并嵌于盆内筋膜内。这些躯体神经丛由 L_4~Co_1 脊神经前支组成。盆腔的主要内脏神经丛是下腹下丛（盆丛），由腹下丛、骶内脏神经（交感神经）和盆内脏神经（副交感神经）组成。

解剖顺序如下：确认髂内动脉前干的分支；确认髂内动脉后干的分支；解剖骶丛的神经，随后解剖盆部交感干。

5. 用钝性解剖法追踪髂内动脉进入盆腔并观察其前、后主干发出许多小血管。
6. 开始辨认髂内动脉后干的分支，最靠后、最靠上的分支就是**髂腰动脉**。
7. 观察**髂腰动脉**从后干走向后方，然后走向外上方至**骶岬**、腰椎、腰骶干和闭孔神经。
8. 辨认**骶外侧动脉**发出的上支和下支。观察下支走行于骶神经前支的前方。*注意骶外侧动脉可与髂腰动脉共干。*
9. 辨认最后一个也是最大的后干分支—**臀上动脉**，它经梨状肌上方的坐骨大孔出盆腔。
10. 从**脐动脉**开始，辨认**髂内动脉前干的分支**。在脐内侧襞，找到**脐内侧韧带**（脐动脉的遗迹），钝性分离并向后方追踪至脐动脉。

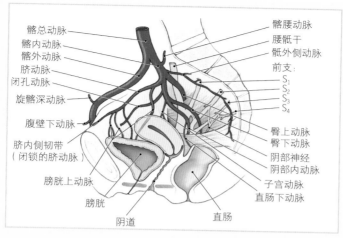

图 5.45　女性髂内动脉的分支（正中矢状面观）

11. 辨认并修洁几条**膀胱上动脉**，它们起源于脐动脉下面并下行至膀胱外上部。

12. 在脐动脉下方，辨认**闭孔动脉**，它**与闭孔神经**一起进入闭膜管。找到闭孔动脉在盆腔外侧壁上进入闭膜管的部位，向后追踪至其起点。*注意约有 1/4 人群的闭孔动脉起源于髂外动脉或腹壁下动脉。异常的闭孔动脉越过骨盆缘进入闭膜管，在股疝的外科修补术中存在损伤的风险。*

13. 追踪髂内动脉前干至盆底，辨认**臀下动脉**。

14. 观察臀下动脉通常穿经梨状肌下方的坐骨大孔出盆腔进入臀区。*注意臀下动脉可能与阴部内动脉共干，或与臀上动脉共用一个主干，但不常见。*

15. 辨认**子宫动脉**，它沿子宫阔韧带下附着点走行。

16. 钝性分离并追踪子宫动脉到子宫外侧面并观察其跨过输尿管上方。一般而言，子宫动脉分为大的上支（营养子宫体、子宫底）和小的下支（营养子宫颈、阴道）。

17. 观察阴道侧穹与子宫动脉的密切关系。*注意在活体上，可在阴道侧穹感受到子宫动脉的搏动。*

18. 辨认**阴道动脉**。阴道动脉横穿盆底，位于输尿管下方，供应阴道和膀胱。*注意男性人体标本没有阴道和子宫动脉，但有膀胱下动脉。*

19. 辨认输尿管并观察其走行于阴道动脉和子宫动脉之间。

临床联系

子宫动脉和子宫切除

　　输尿管近端和阴道侧穹附近的子宫动脉具有重要的临床意义。行子宫切除术时，需要结扎和离断子宫动脉。输尿管跨过子宫动脉的地方可能被无意钳夹、结扎或切断，这会对肾造成严重的损伤。为了复习子宫动脉和输尿管的毗邻关系，可用"桥下流水"帮助记忆。"水"是指输尿管内的尿，而"桥"指的是子宫动脉。

20. 在臀下动脉前面辨认**阴部内动脉**。观察阴部内动脉经坐骨大孔离开盆腔。在臀区，阴部内动脉经骶棘韧带后方进入坐骨小孔到达会阴。*注意阴部内动脉通常与臀下动脉共干。*

女性盆腔神经

1. 参见图 5.46。

2. 用手指从骶骨和尾骨前面游离出直肠。

3. 向内侧牵拉直肠，辨认**骶神经丛**。观察骶神经丛紧邻梨状肌的前面。

4. 在骶岬的外侧，辨认并修洁**腰骶干**（L_4 和 L_5 脊神经前支）。腰骶干加入骶丛。

5. 在腰骶干下方，辨认 S_2 和 S_3 的前支在梨状肌近端附着点之间穿出。

6. 辨认**坐骨神经**，观察其由 $L_4 \sim S_3$ 脊神经前支构成。坐骨神经穿经坐骨大孔离开盆腔进入臀区，通常在梨状肌下方出盆。

7. 观察**臀上动脉**通常在腰骶干和 S_1 **脊神经前支**之间穿经坐骨大孔，在梨状肌上方出盆。

8. 观察**臀下动脉**通常从 S_2 和 S_3 脊神经前支之间穿过，但也可以从 S_1 和 S_2 脊神经前支之间穿过，并在梨状肌下方出盆。

9. 辨认**阴部神经**，观察其由 S_2、S_3 和 S_4 脊神经前支组成。*注意阴部神经穿坐骨大孔经梨状肌下方出盆。阴部神经穿坐骨小孔进入会阴。*

10. 辨认**盆内脏神经**。观察盆内脏神经由 S_2、S_3 和 S_4 脊神经前支组成。盆内脏神经含副交感节前纤维，支配盆腔器官以及从结肠左曲远端到肛管的消化管。

11. 辨认**交感干的骶部**位于骶骨前面，骶前孔内侧。观察**交感干**从腹部延续至盆部，两侧的交感干在尾骨水平附近的中线处汇合形成**奇神经节**。

12. 辨认连接交感神经节和骶神经前支的**灰交通支**。*注意每一条灰交通支均含有交感神经节后纤维，经脊神经前支分布到下肢和会阴。*

13. 辨认起自 2 个或 3 个骶交感神经节的**骶内脏神经**，并观察其直接加入**下腹下丛**。*注意骶内脏神经含有交感神经纤维分布于盆腔脏器。*

14. 在盆腔右侧，尝试向上追踪腹下丛至神经丛的密集部，形成**右腹下神经**。用插图辨认上腹下丛，复习上腹下丛和下腹下丛自主神经的起源。

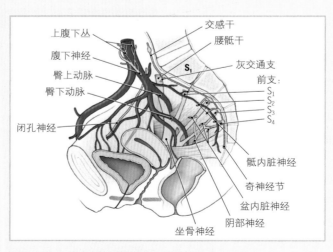

图 5.46　女性骶丛和自主神经丛（正中矢状面观）

解剖回顾

1. 复习腹主动脉及其终末支。
2. 在解剖标本上复习髂内动脉的分支及每条分支的分布区域。
3. 复习子宫和阴道动脉与输尿管的毗邻关系。
4. 复习骶丛的形成和盆腔内解剖过的骶丛分支。
5. 在解剖标本上复习阴部神经从盆腔至尿生殖三角的走行。
6. 将所有翻开的组织恢复至解剖学位置。

解剖指导

女性盆膈

解剖说明：在人体标本一侧按如下顺序解剖。如果锯开骨盆时切除了左侧下肢，建议解剖左侧以保留右侧血管进入腹腔的延续性。

1. 参见图 5.47A。
2. 向内侧牵拉直肠、阴道、子宫和膀胱并辨认**盆膈**。
3. 用钝性解剖法去除盆膈上面的所有残余的脂肪和结缔组织。
4. 辨认并追踪闭孔动脉和神经，找到**闭膜管**穿过闭孔内肌的位置。
5. 透过肛提肌触诊坐骨棘内面并辨认**肛提肌腱弓**。
6. 观察肛提肌腱弓恰好位于坐骨棘和闭膜管连线的下方。*注意肛提肌腱弓是闭孔筋膜增厚的部分且是肛提肌的部分附着点。*
7. 依据前外侧的附着点辨认**肛提肌**的 3 块肌，学习但不解剖它们的后方附着点。
8. 参见图 5.43 和图 5.47B。
9. **耻骨直肠肌**（成对）前端附着于耻骨体，后端附着于对侧耻骨直肠肌（在正

女性盆膈

解剖概述

盆膈是盆腔的肌性底，由肛提肌和尾骨肌及覆盖它们上、下面的筋膜组成。盆膈由前向后从耻骨联合伸展至尾骨，在侧面则附着于闭孔内肌筋膜。尿道、阴道和肛管穿过盆膈正中线上的开口，分别称为尿生殖裂孔和肛门裂孔。

解剖顺序如下：将盆腔脏器拉向内侧，辨认闭孔内肌、肛提肌腱弓和肛提肌。切除尿道、阴道和肛管，翻开盆腔脏器。

中缝上）。耻骨直肠肌构成尿生殖裂孔的边缘，两侧的耻骨直肠肌形成耻骨直肠悬带，以维持直肠的**直肠会阴曲**。*注意在排便时，耻骨直肠肌松弛，直肠会阴曲伸直，排便更加容易。*

10. **耻尾肌**（成对）前端附着于耻骨体，后端附着于尾骨和**肛尾缝**。
11. **髂尾肌**（成对）前外侧附着于肛提肌腱弓，后端附着于尾骨和肛尾缝。*注意肛提肌支撑盆腔脏器并抵抗腹内压增高。*
12. 辨认**尾骨肌**（成对），它封闭盆膈后方。尾骨肌前方附着于坐骨棘，后方附着于尾骨的外侧缘和骶骨的最下部。
13. 将一根手指放入盆膈下方的坐骨肛门窝内，用另一只手的手指放在盆膈的上面，触诊盆膈，感受两手之间盆膈的厚度。
14. 翻转左下肢，观察**闭孔内肌**在会阴的盆膈下方构成坐骨肛门窝的外侧壁，而在盆膈上方构成盆腔的外侧壁。

解剖说明：闭孔内肌内侧附着点位于闭孔的周缘和闭孔膜内面。闭孔内肌外侧附着于股骨大转子，我们将在解剖臀区时学习。

15. 观察尿道、阴道和肛管穿过盆膈中线的开口，分别称为**尿生殖裂孔**和**肛门裂孔**。

16. 如果仍然很难看到构成盆膈的肌，可以在膀胱、阴道和肛管下方切断，将内脏从盆壁上离断。保留与内脏连接的神经和血管，维持其位置关系，以便以后复习。

17. 复习盆部淋巴回流的一般路径，确认**髂总淋巴结、髂内淋巴结、髂外淋巴结、骶淋巴结和腰淋巴结**的位置。

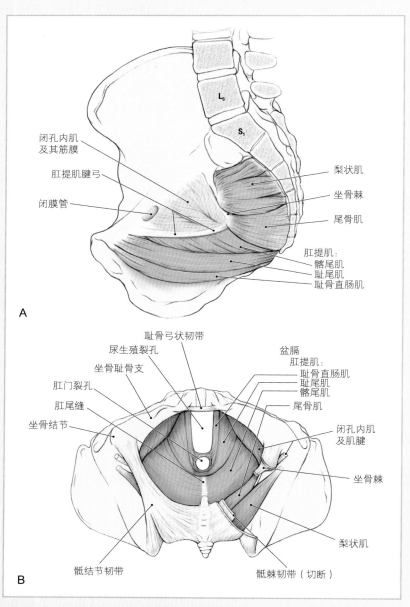

图 5.47　女性盆膈。A. 正中矢状面观；B. 下面观

解剖回顾

1. 复习盆膈各肌的近端附着点和作用。
2. 复习髂内动脉分支与盆膈的关系。
3. 复习骶丛与盆膈的关系。
4. 复习盆膈作为盆腔和会阴边界及其在支撑盆腔和腹腔脏器时所发挥的作用。
5. 比较会阴结构的淋巴回流和卵巢淋巴回流的差异。
6. 复习胸导管的构成，以全面理解该区域的淋巴回流。
7. 观摩男性人体标本解剖组，全面复习已解剖的男性盆腔。

第 6 章

下肢

下肢有承重、运动和维持身体平衡的功能。尽管下肢与上肢的发育具有相似的组成模式，但下肢以牺牲灵活性为代价提高了其结构强度。下肢可分为 4 部分：髋部、股部、小腿和足。值得注意的是，英文术语 *leg* 仅指介于膝和踝之间的下肢部分，并不是指整个下肢。

临床联系

在解剖过程中，你可能会见到遗体捐献者的解剖变异、临床疾病、病理过程或内植物。本章将更详细地描述以下临床相关性问题。

下肢

1. 静脉曲张和隐静脉切开术参见**下肢前面的浅筋膜**。
2. 股三角和股疝参见**股三角**。
3. 髌腱（股四头肌）反射参见**阔筋膜张肌**。
4. 臀肌注射参见**髋关节的外旋肌**。
5. 坐骨神经损伤参见**股部后骨筋膜鞘**。
6. 腓总神经损伤参见**小腿前骨筋膜鞘**。
7. 股骨颈骨折参见**髋关节**。
8. 膝关节损伤参见**膝关节后入路**。
9. 踝关节损伤参见**踝关节**。

下肢浅筋膜

解剖概述

下肢浅筋膜中包含脂肪、淋巴、浅静脉和皮神经。在活体上，透过皮肤可以看到下肢浅静脉，下肢浅静脉可用于静脉穿刺或插管。在标本上，下肢浅静脉不明显。

解剖顺序如下：剥离下肢的全部皮肤；解剖浅静脉和皮神经；选择性地保留浅静脉和皮神经，去除皮下结缔组织和脂肪；学习股部深筋膜。

骨骼解剖

在骨架或分离的下肢骨上辨认以下骨性结构。

髋骨前面

1. 参见图 6.1。
2. 在髋骨前面观上，辨认髋骨由 3 块骨构成：**耻骨**、**坐骨**和**髂骨**。

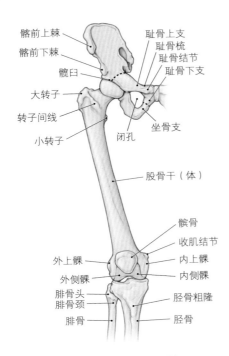

图 6.1　右侧髋、股和膝的骨（前面观）

髂前上棘
髂前下棘
髋臼
大转子
转子间线
小转子

耻骨上支
耻骨梳
耻骨结节
耻骨下支

坐骨支
闭孔

股骨干（体）

髌骨
收肌结节

外上髁
外侧髁
腓骨头
腓骨颈
腓骨

内上髁
内侧髁
胫骨粗隆
胫骨

3. 3 块骨在**髋臼**处融合，髋臼是杯状凹陷并构成髋关节的关节窝。在青少年时期，3 块骨在髋臼处通过 "Y" 形软骨连结在一起，成年骨性融合后这一结构消失。

4. 在骨盆的前面，辨认髂骨的两个结构：**髂前上棘**和**髂前下棘**。

5. 沿**耻骨梳**和**耻骨结节**追踪骨盆入口的环形界线。

6. 将骨盆置于解剖学姿势，确认耻骨结节和髂前上棘位于同一冠状面内。

7. 辨认**闭孔**并观察它的上界是**耻骨上支**，内下界是由**耻骨下支**和**坐骨支**构成的坐骨耻骨支。

股骨前面

1. 参见图 6.1。

2. 在股骨近端的外上面，辨认**大转子**。

3. 在股骨近端的前面，追踪**转子间线**自大转子斜向内下走行至**小转子**。

4. 在股骨远端外侧面，辨认位于**外侧髁**上的**外上髁**。

5. 在股骨远端内侧面，辨认位于**内侧髁**上的**内上髁**及其上的**收肌结节**。

胫骨、腓骨的近侧端前面和髌骨

1. 参见图 6.1。

2. 在胫骨的近端，辨认**内侧髁**和**外侧髁**。

3. 观察**腓骨头**与胫骨外侧髁下方相关节，但不与股骨相关节。

4. 在胫骨近端的前面，辨认**胫骨粗隆**。

5. 在**髌骨**上，辨认前面和关节（后）面。

表面解剖

　　可在活体或人体标本上学习下肢的表面解剖。在标本上，注意防腐的组织固定处理会使骨性结构和软组织较难区分。

下肢前面

1. 参见图 6.2。

2. 将人体标本置于仰卧位。

3. 自髌骨外侧起，触诊**髂嵴**。

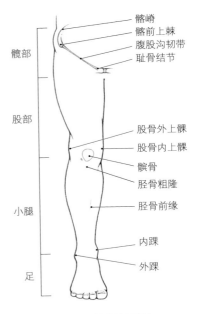

髂部
股部
小腿
足

髂嵴
髂前上棘
腹股沟韧带
耻骨结节

股骨外上髁
股骨内上髁
髌骨
胫骨粗隆
胫骨前缘

内踝
外踝

图 6.2　右下肢的表面解剖（前面观）

4. 在髋骨前面，沿髂嵴向前辨认**髂前上棘**。*注意即便是在脂肪较多的人体标本上都可以摸到髂前上棘，因为小 Camper 筋膜在此处发育。*

5. 将手指沿髂前上棘向内下方经腹股沟韧带移动至耻区，触诊**耻骨结节**。

6. 在下肢中部介于股部和小腿之间，在膝前区触诊膝盖骨或**髌骨**。

7. 观察与活体相比，经防腐固定后标本的髌骨活动度相对较小。

8. 分别在膝的内侧和外侧，触诊**股骨内上髁**和**股骨外上髁**。

9. 从小腿前面膝以下部位开始，触诊**胫骨粗隆**，继续向下至踝触诊**胫骨前缘**。

10. 分别在踝的内侧和外侧触诊**内踝**和**外踝**。

解剖指导

　　解剖说明： 在开始做皮肤切口之前，应注意下肢皮肤切口过深会非常容易损伤浅静脉和皮神经。因此，建议在剥离下肢内侧和前面的皮肤时使用半厚法技术。

下肢的皮肤切口

1. 参见图 6.3A。

2. 将人体标本置于仰卧位。

3. 自髂前上棘（F）沿着腹股沟韧带（Q）到耻骨结节做一皮肤切口。*注意如果已经完成腹部解剖，这个切口已经存在。*

4. 自耻骨结节向下沿股内侧面（D）做延长切口。*注意如果已经完成阴部解剖操作，这个切口已经存在。*

5. 提起腹股沟韧带（Q）表面的皮肤，确认这一区域皮肤和皮下组织的深度。

6. 自腹股沟韧带中点（Q）向下经髌骨到小腿的胫骨粗隆（R）做一垂直切口，将股部的皮肤二等分。

　　解剖说明： 沿股部做皮肤切口时，尽量保护深面的浅静脉，膝部皮肤的切口不要太深，以免损伤深面的肌腱。

7. 自胫骨粗隆（R）沿胫骨前缘将垂直切口向下延长到踝上方（S）。

8. 自足背继续延长小腿的垂直切口至足趾近端（G）。

9. 小心地在足背上的趾蹼近侧（H 到 H）做一浅的横行切口。*注意足背的皮肤很薄，一定不要切得太深。*

10. 自小腿前面（S）分别向内踝和外踝做横行切口。

11. 自胫骨粗隆（R）绕小腿前面分别向内侧和外侧做横行切口。

12. 将标本置于仰卧位，从腹股沟韧带中点（Q）的垂直切口开始剥离下肢的皮肤，直到足背（G）。尽可能地向内侧和外侧分离并翻起皮肤。

13. 根据需求，可做额外的横行切口以加快剥离速度。

14. 沿足的内侧面和外侧面（I 到 H）在外周部离断足背皮肤，小心勿损伤足底增厚的皮肤。

15. 如果要解剖足趾，可从经趾蹼的水平线（H 到 H）沿每个足趾的背中线向趾甲的近端（P）做一切口，并切除每个足趾背面的皮肤。

16. 参见图 6.3B。

17. 将人体标本置于俯卧位。

18. 如果臀区的皮肤之前没有被剥离，自内侧向外侧离断臀部和髋部外侧面的皮肤（F 到 E）。

19. 从臀沟下方（T）至膝下方（U），沿股部后中线做一切口，将在胫骨粗隆（R）处的水平切口平分。

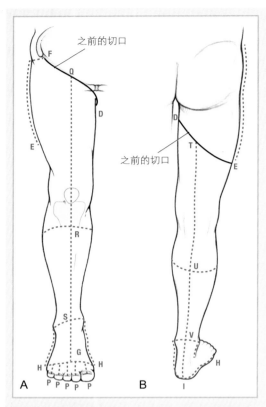

图 6.3　右下肢的皮肤切口。A. 前面观；B. 后面观

下肢后面的浅筋膜

1. 参见图 6.4B。
2. 将人体标本置于俯卧位，探查下肢后面**浅筋膜**中穿行的结构。
3. 辨认并修洁**小隐静脉**，它在踝部走行于外踝后方。观察小隐静脉起自**足背静脉弓**的外侧端。
4. 钝性分离并向上追踪小隐静脉，观察其穿过覆盖腘窝表面的腘筋膜并注入腘静脉。
5. 在小腿后面辨认**腓肠神经**。观察腓肠神经在小腿后面中部穿深筋膜并与小隐静脉伴行。*注意腓肠神经支配足踝外侧面的皮肤。*
6. 在腘窝的后面辨认**股后皮神经**，由于其上部走行于深筋膜深面，因此很难向上追踪。*注意该神经的分支穿过深筋膜，支配股后区和腘窝的皮肤。*
7. 如果之前的操作未切断或切除**臀神经**的话，辨认支配臀区皮肤的这些神经。
8. 观察**臀上皮神经**（$L_1 \sim L_3$ 后支）支配臀上部皮肤。
9. 观察**臀中皮神经**（$S_1 \sim S_3$ 后支）支配臀中部皮肤。
10. 观察**臀下皮神经**（$S_2 \sim S_3$ 后支）和**股后皮神经**（$S_1 \sim S_3$ 后支）的分支围绕臀大肌下缘支配臀下部的皮肤。
11. 切除臀部、股部和小腿后面所有残留的浅筋膜，仅保留深筋膜和已经解剖的皮神经与浅静脉。

20. 继续自膝下方（U）延长皮肤切口到踝后跟腱（V）的表面。
21. 沿踝后跟腱（V）向下延长皮肤切口至跟骨下面（I），注意切口不要太深。
22. 延长膝和踝在下肢前面的横行切口至其与下肢后面（T 到 I）的垂直切口汇合。
23. 自下肢后中线（T 到 I）开始，向内侧和外侧剥离下肢的皮肤。
24. 切除股部和小腿部的皮肤并放入组织收集箱中，不要切除足底的皮肤。

　　解剖说明：保留部分皮肤会影响深层次解剖结构的观察，因此建议切除全部皮肤。如果皮肤是大块剥离的，在后面的操作中可用其包裹解剖后的颈部以避免干燥。

下肢前面的浅筋膜

1. 参见图 6.4A。
2. 将人体标本翻至仰卧位。
3. 在踝部辨认并修洁走行于内踝前方的**大隐静脉**。

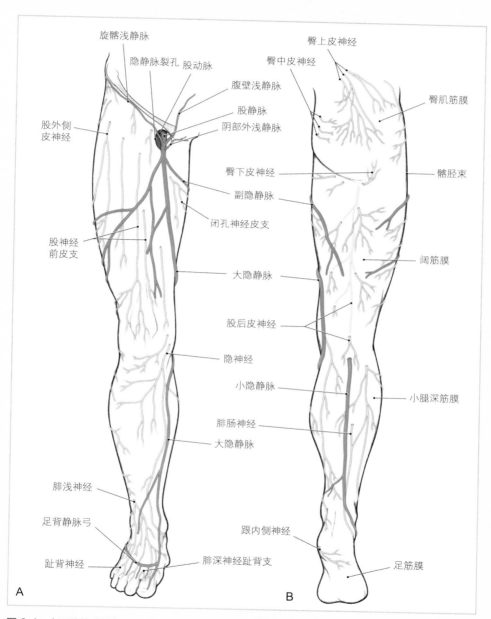

图 6.4　右下肢的皮神经、浅静脉和深筋膜。A. 前面观；B. 后面观

4. 追踪大隐静脉至足部，观察该静脉起始于**足背静脉弓**内侧。

5. 钝性分离并追踪大隐静脉至膝部，观察其走行于股骨内上髁的后面。*注意大隐静脉位于膝的后方，因而在屈膝时可降低血管的张力。通常该静脉距离髌骨后方大约一个手掌宽的距离。*

6. 继续向上追踪大隐静脉至股部，观察其自膝开始走向前外侧，最终在股部近侧的前面汇入股静脉，但先不要追踪至其汇入点。

7. 沿大隐静脉的走行，可见许多无名浅静脉汇入大隐静脉，此外，还有连接大隐静脉和深静脉系统的**穿静脉**。

8. 在股内侧中部，辨认收集股内侧浅筋膜和皮肤的有名属支**副隐静脉**。

9. 在腹股沟韧带下方约 4 cm 处，观察大隐静脉穿过**隐静脉裂孔**注入股静脉。

解剖说明： 隐静脉裂孔是股部深筋膜（阔筋膜）的薄弱区，这一部分的操作将在后面学习，现在不要解剖这部分。

10. 在隐静脉裂孔处，观察**阴部外浅静脉**、**腹壁浅静脉**和**旋髂浅静脉**注入大隐静脉。

11. 在股部近侧，辨认**股外侧皮神经**，该神经在腹股沟韧带外侧端的深面下行，支配股外侧的皮肤。

12. 辨认支配股前部皮肤的**股神经前皮支**。观察股神经前皮支在大隐静脉的外侧进入浅筋膜。

13. 在膝内侧面，辨认**隐神经**穿出深筋膜并与大隐静脉伴行进入小腿。*注意隐神经是股神经的分支，支配小腿前内侧和踝与足内侧的皮肤。*

14. 在大隐静脉的内侧，辨认支配股内侧皮肤的**闭孔神经皮支**。

15. 在小腿远端 1/3 处，辨认**腓浅神经**在外踝的上方穿出**小腿深筋膜**，该神经向下进入足背。*注意腓浅神经支配足背，并发出支配足趾皮肤的趾背神经。*

16. 在足背的第 1 和第 2 足趾间，辨认**腓深神经趾背支**。*注意这种足趾间的分布方式常用于检查腓深神经的功能。*

静脉曲张和隐静脉切开术

　　浅静脉和穿静脉具有可防止血液反流的瓣膜。如果静脉瓣膜功能不全，则会导致静脉扩张和迂曲，这便是我们所熟知的*静脉曲张*。

　　在临床上，大隐静脉可用作插管的入口，为患者长时间给药、输血或输入电解质。大隐静脉的手术入路是在内踝前方皮肤做一个小的切口，这便是隐静脉切开术。在冠脉搭桥术中还可选择部分大隐静脉作为供体血管，但血管的方向需要颠倒以免瓣膜阻碍动脉血流。

17. 参见图 6.5。

18. 在股部近侧，尝试辨认位于腹股沟韧带下约 2 cm 的**腹股沟浅淋巴结水平组**。

19. 辨认围绕在**大隐静脉**近端的**腹股沟浅淋巴结垂直组**。*注意腹股沟浅淋巴结收集*

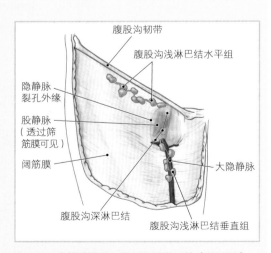

图 6.5　隐静脉裂孔和腹股沟浅淋巴结（前面观）

下肢、腹前壁下部、臀部、会阴和外生
殖器的淋巴液。

20. 在**隐静脉裂孔**筋膜的深面，辨认**腹股沟
深淋巴结**，但此时不要解剖这些结构。
*注意腹股沟深淋巴结收集浅淋巴结并在
腹股沟韧带深面经股管汇入腹部的淋
巴结。*

21. 去除股前部、小腿和足部的浅筋膜，尽
量保留浅静脉、皮神经和深筋膜。

22. 参见图 6.4。

23. 自臀肌表面的**臀肌筋膜**开始，查看下肢
深筋膜。

24. 逐渐向下查看股部的**阔筋膜**，观察其在
外侧增厚形成**髂胫束**。

25. 辨认**小腿深筋膜**（小腿部的深筋膜），
观察和比较其与阔筋膜的紧张度和
厚度。

26. 辨认**足筋膜**（足部的深筋膜）。

解剖回顾

1. 自远端向近端追踪浅静脉，注意观察穿静
脉注入深静脉的位置。
2. 在解剖的下肢标本上复习每条皮神经的位
置和分布模式。
3. 复习深筋膜的范围和在骨上的附着点，说
出深筋膜各部分的名称。
4. 复习下肢的淋巴回流。

股部前骨筋膜鞘

解剖概述

　　阔筋膜借肌间隔与股骨相连接并形成 3 个
骨筋膜鞘：前（伸肌）骨筋膜鞘、内侧（收肌）
骨筋膜鞘和后（屈肌）骨筋膜鞘（图 6.6）。每
个骨筋膜鞘内的肌群主要接受一条神经的运动
支配。因此，前骨筋膜鞘对应于股神经，内侧
骨筋膜鞘对应于闭孔神经，后骨筋膜鞘对应于
坐骨神经的分支。介于两个骨筋膜鞘交界区的
肌可接受两条神经的双重支配。

　　股部前骨筋膜鞘内有髂腰肌、缝匠肌和股
四头肌（股直肌、股外侧肌、股中间肌和股内
侧肌）。为了便于解剖，耻骨肌和阔筋膜张肌

将与前骨筋膜鞘内的肌群一并解剖。股动脉
（下肢的主要供血血管）、股神经及其诸多分
支走行于前骨筋膜鞘中。

　　解剖顺序如下：复习股部阔筋膜，学习隐
静脉裂孔；打开阔筋膜前面的上部以显露股三
角；解剖股三角，向下追踪股三角内的血管；
辨认缝匠肌，解剖收肌管；打开阔筋膜前面的
下部，学习其他股前群肌。

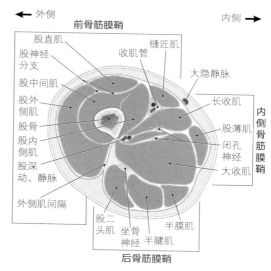

图 6.6　右侧股部横断面（下面观）

解剖指导

隐静脉裂孔

1. 参见图 6.7。
2. 清除阔筋膜前面所有残留的浅筋膜。
3. 清除隐静脉裂孔周围的腹股沟浅淋巴结，保留大隐静脉。
4. 向上追踪大隐静脉，观察其在腹股沟韧带下方约 4 cm 处穿过**隐静脉裂孔**。
5. 用探针解剖大隐静脉穿过阔筋膜处的结缔组织，确认**隐静脉裂孔外缘**。
6. 隐静脉裂孔是阔筋膜上的一个自然开口，其表面有薄层筋膜覆盖。
7. 追踪大隐静脉进入隐静脉裂孔，观察大隐静脉注入**股静脉**的前面。
8. 辨认缝匠肌走行于阔筋膜深面。
9. 在阔筋膜上，用剪刀从隐静脉裂孔至**缝匠肌**做一个垂直切口（**切口 1**）。
10. 在阔筋膜上，用剪刀从隐静脉裂孔上缘至**髂前上棘**的下方做一个与腹股沟韧带平行的水平切口（**切口 2**）。
11. 在阔筋膜上，用剪刀从隐静脉裂孔上缘至**耻骨结节**的下方做第 2 个与腹股沟韧带相平行的水平切口（**切口 3**）。

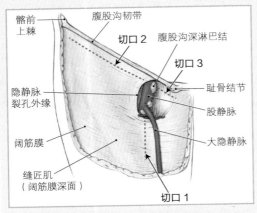

髂前上棘　腹股沟韧带　切口 2　腹股沟深淋巴结　切口 3　耻骨结节　股静脉　大隐静脉　切口 1　隐静脉裂孔外缘　阔筋膜　缝匠肌（阔筋膜深面）

图 6.7　打开右侧股三角上的阔筋膜（前面观）

12. 用钝性解剖法将阔筋膜提起并与深层结构分离。

股三角

1. 参见图 6.8。
2. 将阔筋膜向内侧和外侧翻开，打开**股三角**的浅界或"顶"。
3. 用剪刀将股三角和股部近端前面的阔筋膜清除。
4. 观察股三角以**腹股沟韧带**为底（**上界**），缝匠肌和长收肌交点构成的尖指向下方。
5. 辨认并修洁**缝匠肌**的近侧端，它构成了**股三角的外侧界**。
6. 辨认并修洁**长收肌**的近侧端，它构成了**股三角的内侧界**。
7. **股三角的内容物**自外向内依次为**股神经、股动脉和股静脉**。*注意股三角内还有脂肪、筋膜、淋巴、股动脉和股神经的分支及股静脉的属支（包括大隐静脉）。*

临床联系

股三角和股疝

　　在股三角内，可在腹股沟韧带中点下方约 3 cm 处触及股动脉的搏动。股静脉内侧紧邻股动脉，外侧为股环的间隙。自股动脉插入的导管向上可进入主动脉及其分支。自股静脉插入的导管向上可进入下腔静脉和右心房。

　　股环是形成疝的潜在部位。腹腔内容物经股环进入股管而形成股疝。由于股环周围的结构坚韧，因此股疝易于嵌顿。

8. 拉开股动脉、股静脉和股神经，辨认构成**股三角底**的 2 块肌——外侧的**髂腰肌**和内侧的**耻骨肌**。*注意髂肌和腰大肌在腹股沟韧带下方汇合成髂腰肌。*
9. 辨认**股鞘**，它是腹横筋膜向股部的延

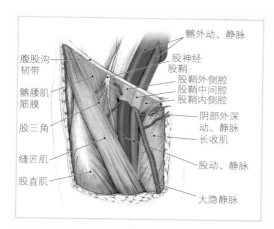

髂外动、静脉
股神经
股鞘：
腹股沟韧带
股鞘外侧腔
髂腰肌筋膜
股鞘中间腔
股鞘内侧腔
股三角
阴部外深动、静脉
长收肌
缝匠肌
股动、静脉
股直肌
大隐静脉

图 6.8 右侧股三角的境界和内容物（前面观）

伸，并包绕股血管。*股鞘分为 3 个腔。*

10. 辨认股动脉位于股鞘**外侧腔**，而股静脉位于股鞘**中间腔**。

11. 股鞘内侧腔也称为**股管**，其近侧端开口于腹腔，称**股环**。*注意股管中有淋巴管和淋巴结，从腹股沟韧带的腹侧面更易于看清。*

12. 观察腹股沟韧带深面自外侧向内侧穿行的结构排列情况（包括股鞘内容物），可以记忆为 "NAVL"，即：股神经（**N**erve）、股动脉（**A**rtery）、股静脉（**V**ein）和淋巴（**L**ymphatics）。

13. 在股三角底处辨认**股神经**，股神经位于股鞘外，股动脉的外侧。

14. 向下追踪股神经可见其发出许多分支。*注意股神经支配股前群肌和股前部的皮肤。*

15. 确认**股神经前皮支**沿缝匠肌前面穿阔筋膜进入浅筋膜。

16. 在股三角内用钝性解剖法修洁**股动脉**和**股静脉**。

17. 参见图 6.9A。

18. 在股三角尖的下方，观察**股动、静脉**走行于缝匠肌和长收肌之间，进入的间隙

称为**收肌管**。不要解剖收肌管，这一操作将在后面进行。

19. 参见图 6.9B。

20. 在腹股沟韧带的下方，辨认并修洁发自股动脉浅面并上行的**腹壁浅动脉**。

21. 辨认并修洁自股动脉深面向外侧发出的**旋髂浅动脉**和向内侧发出的**阴部外浅动脉**。

22. 向内侧轻轻地牵拉股动脉，辨认**股深动脉**。观察股深动脉与股动脉平行走行，但股深动脉位于长收肌的后方。*注意股深动脉供应内侧骨筋膜鞘和后骨筋膜鞘。*

23. 辨认并修洁自股深动脉发出的**旋股外侧动脉**。*注意旋股外侧动脉常起自股深动脉的起始处（靠近股动脉），但也可以直接起自股动脉。*

24. 向外侧追踪旋股外侧动脉，在股直肌上端深面观察旋股外侧动脉通过 3 条主要的分支（升支、横支和降支）供应股外侧部的肌肉与软组织。

25. 辨认**升支**向上走行于阔筋膜张肌深面并与臀上动脉吻合。

26. 辨认**横支**走行于股直肌深面并与旋股内侧动脉吻合。

27. 辨认**降支**也走行于股直肌深面，在股中间肌前面下行，在膝部与膝动脉相吻合。

28. 参见图 6.9C。

29. 辨认发自股深动脉的**旋股内侧动脉**。*注意旋股内侧动脉通常发自于股深动脉的起始处（靠近股动脉），但也可以直接发自于股动脉。*

30. 旋股内侧动脉直接向后走行于耻骨肌和髂腰肌之间。*注意除营养该区的软组织外，旋股内侧动脉也是股骨颈重要的血供来源。*

31. 尽量修洁位于血管后方的髂腰肌和耻骨肌表面。

32. 复习髂腰肌和耻骨肌的附着点与作用（**表 6.1**）

收肌管与缝匠肌

1. 参见图 6.9。

2. 辨认**收肌管**，它是位于缝匠肌深面的筋膜腔。

3. 观察收肌管始于**股三角尖**，终于膝上方的**收肌腱裂孔**。*注意收肌管内有股动、静脉（二者穿过收肌腱裂孔后进入腘窝）和股神经的 2 个分支。*

4. 沿缝匠肌表面，用剪刀从髂前上棘至股骨内上髁剪断阔筋膜。

5. 用钝性解剖法将**缝匠肌**与包绕它的深筋膜分离，观察缝匠肌既跨过髋关节又跨过膝关节。

6. 向外侧牵拉缝匠肌，确认其上、下端的附着点和支配它的血管与神经。

7. 复习缝匠肌的附着点与作用（**表 6.1**）。

8. 向外侧牵拉缝匠肌，观察收肌管内的股血管被致密结缔组织鞘包裹。

9. 用剪刀自前面打开收肌管，检查股血管的排列关系。观察此处的**股静脉**位于**股动脉**后方。股三角内的股静脉与股动脉并排，静脉位于动脉的内侧。

10. 沿股动脉经**收肌腱裂孔**钝性解剖动脉血管，此时股动脉已更名为**腘动脉**。

11. 在收肌管内辨认**股内侧肌神经**和**隐神经**。*注意股内侧肌神经是支配股内侧肌的运动神经，隐神经是支配小腿、踝和足内侧的皮神经。*

12. 在一侧标本上，切断缝匠肌中部，并将其两端向上和向下翻开（**切口 1**）。

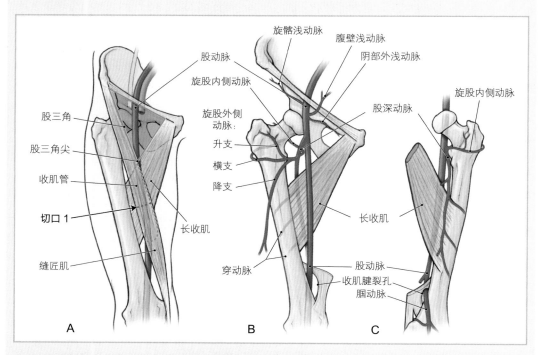

图 6.9　A. 股动脉通过股三角和收肌管的路径（前面观）；B. 股动脉的分支（前面观）；C. 股深动脉和旋股内侧动脉的路径（后面观）

股四头肌

1. 参见图 6.10。

2. 用剪刀将阔筋膜自股三角尖向下至髌骨上方做一垂直切口。

3. 在髌骨上方做一个阔筋膜的横切口，切口从股骨内上髁延伸至股骨外上髁。

4. 钝性分离并充分打开阔筋膜，向外侧追踪阔筋膜的内面，确认其附着于**外侧肌间隔**。*注意外侧肌间隔附着于股骨后面的粗线。*

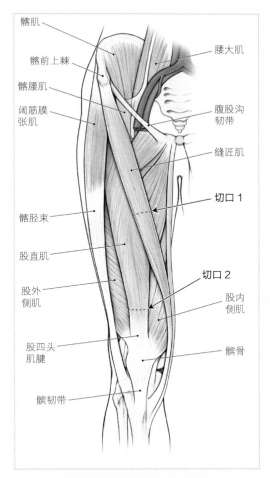

图 6.10　右侧股部前骨筋膜鞘（前面观）

（图中标注：髂肌、髂前上棘、髂腰肌、阔筋膜张肌、髂胫束、股直肌、股外侧肌、股四头肌腱、髌韧带、腰大肌、腹股沟韧带、缝匠肌、切口 1、切口 2、股内侧肌、髌骨）

5. 辨认**股四头肌**（股直肌、股外侧肌、股内侧肌和股中间肌），观察其占据股部前骨筋膜鞘的大部分区域。

6. 观察所有股四头肌的肌腱在髌骨上方汇聚形成**股四头肌腱**。

7. 在髌骨下方，辨认**髌韧带（腱）**附着于胫骨粗隆。*注意髌骨是一个籽骨，这意味着它是在腱内形成的，因此股四头肌下端最终止于胫骨粗隆。*

8. 在股前部中线处辨认并修洁**股直肌**表面，观察其同时跨过髋关节和膝关节。

9. 在股前部外侧辨认并修洁**股外侧肌**。

10. 在股前部内侧辨认并修洁**股内侧肌**。

11. 牵拉股直肌，辨认位于其深面、股外侧肌和股内侧肌之间的**股中间肌**。

12. 在标本的一侧，横断股直肌（**切口 2**），向上和向下翻开股直肌并显露其深面的肌。

13. 复习股四头肌各部的附着点与作用（**表 6.1**）。

14. 参见图 6.11。

15. 观察旋股外侧动脉降支位于股中间肌前面和股直肌的深面。

16. 在股直肌与股四头肌的其他 3 块肌之间辨认支配股前群肌的**股神经运动支**。*注意股神经除支配股四头肌外，还支配缝匠肌和耻骨肌。*

阔筋膜张肌

1. 参见图 6.10。

2. 在股部外侧面，辨认**髂胫束**。髂胫束是增厚的阔筋膜。

3. 提起股前部其余的阔筋膜，沿髂前上棘至股骨外侧髁的外侧切开。保持股部外侧面的大部分阔筋膜不受干扰，确认髂胫束的前缘。

4. 在髂胫束的近端，辨认**阔筋膜张肌**。*注意尽管阔筋膜张肌位于髋部前面，但由*

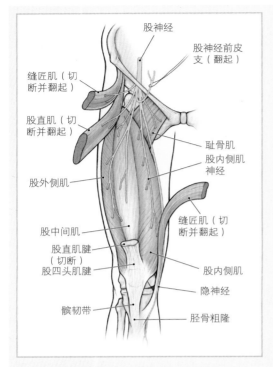

图中标注：
- 股神经
- 股神经前皮支（翻起）
- 缝匠肌（切断并翻起）
- 股直肌（切断并翻起）
- 股外侧肌
- 股中间肌
- 股直肌腱（切断）
- 股四头肌腱
- 髌韧带
- 耻骨肌
- 股内侧肌神经
- 缝匠肌（切断并翻起）
- 股内侧肌
- 隐神经
- 胫骨粗隆

图 6.11　股神经的分支（前面观）

于其受臀上神经的支配而常被分类为臀肌。

5. 观察阔筋膜张肌在髂前上棘下方包裹于

阔筋膜内，远端与髂胫束相连。髂胫束加固了膝关节的外侧面，是阔筋膜张肌和臀大肌的附着点。

6. 在阔筋膜上做一个与阔筋膜张肌前面平行的短切口。

7. 用钝性解剖法分离阔筋膜张肌的内、外侧面与阔筋膜。

8. 切除小部分阔筋膜以显露阔筋膜张肌的前外侧面，但不要伤及髂胫束或肌的附着点。

9. 复习阔筋膜张肌的附着点与作用（**表6.1**）。

临床联系

髌腱（股四头肌）反射

　　敲击髌腱可引发髌腱反射（股四头肌反射、膝跳反射）。髌腱反射可以检查股神经和脊髓 $L_2 \sim L_4$ 节段的功能。敲击髌腱刺激了股四头肌内的肌梭，传入冲动经股神经传导至脊髓的 $L_2 \sim L_4$ 节段。脊髓内的中间神经元将来自后角的感觉信息快速传递给灰质前角运动神经元胞体。股神经将传出冲动传递至股四头肌，正常情况下会引起股四头肌的短暂收缩。

解剖回顾

1. 在解剖标本上复习股三角的境界与内容物。

2. 复习股动脉的起源、走行及其在股部的分支。

3. 在解剖标本上复习**表 6.1** 中股部前骨筋膜鞘内各肌的附着点及作用。

4. 复习股部前骨筋膜鞘内各肌的运动神经支配方式，注意接受双神经支配的肌肉。

5. 将股部前骨筋膜鞘内的肌恢复到解剖学位置。

股部内侧骨筋膜鞘

解剖概述

　　股部内侧骨筋膜鞘中包含 6 块肌：股薄肌、长收肌、短收肌、耻骨肌、大收肌和闭孔外肌。该肌群受闭孔神经支配。股部内侧骨筋膜鞘的作用是内收髋关节，因此也被称为股内收肌群。

　　解剖顺序如下：清除股内侧的阔筋膜。学习股薄肌。股内收肌群借助下述结构彼此分隔：旋股内侧动脉、股深动脉和闭孔神经的分支。

表 6.1	股前肌群			
股前面				

名称	近端附着点	远端附着点	作用	神经支配
耻骨肌	耻骨梳与耻骨上支	股骨耻骨肌线	内收和屈曲髋关节	股神经和闭孔神经
髂腰肌	髂窝（髂肌）、$T_{12} \sim L_5$ 椎体和横突（腰大肌）	股骨小转子	屈曲髋关节	股神经
缝匠肌	髂前上棘	胫骨近端内侧面	屈曲和外旋髋关节，屈曲和内旋膝关节	
阔筋膜张肌	髂前上棘	髂胫束	外展、内旋和屈曲髋关节	臀上神经
股四头肌				

名称	近端附着点	远端附着点	作用	神经支配
股直肌	髂前下棘	胫骨粗隆	屈曲髋关节、伸展膝关节	股神经
股内侧肌	粗线内侧唇和转子间线			
股外侧肌	粗线外侧唇和大转子		伸展膝关节	
股中间肌	股骨前外侧面			

解剖指导

股部内侧骨筋膜鞘

1. 参见图 6.12。
2. 从股三角的内侧界开始向内侧钝性分离阔筋膜与内侧骨筋膜鞘中的肌。
3. 提起股内侧面的阔筋膜，辨认**股薄肌**位于股部最内侧。
4. 用剪刀剪断阔筋膜在骨盆上的附着点，并沿着内侧肌间隔剪断阔筋膜，在此过程中小心勿伤及股薄肌。
5. 切除剪下的阔筋膜并将其放入组织收集箱。
6. 钝性分离并确定股薄肌的边界，观察该肌同时跨过髋关节和膝关节，因此可以辅助两个关节运动。
7. 复习股薄肌的附着点、作用及神经支配（**表 6.2**）。

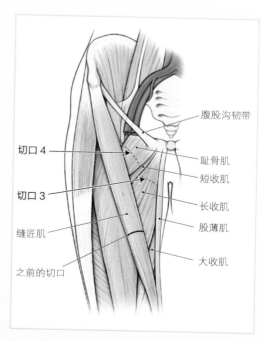

腹股沟韧带
切口 4
耻骨肌
短收肌
切口 3
长收肌
股薄肌
缝匠肌
大收肌
之前的切口

图 6.12 　右侧股部内侧骨筋膜鞘（前面观）

8. 在股薄肌外侧，辨认**长收肌**和**耻骨肌**。复习耻骨肌是股三角底的一部分。

9. 触摸并确认股薄肌、耻骨肌和长收肌均附着于耻骨。

10. 在股三角内，辨认**股深动脉**发自股动脉。

11. 向下追踪股深动脉，观察其走行于耻骨肌的前面和长收肌的后面。

12. 钝性分离并确认耻骨肌和长收肌的边界，注意保护股深动脉。

13. 复习长收肌和耻骨肌的附着点、作用与神经支配（**表 6.2**）。

14. 分别向内侧和外侧轻拉长收肌与耻骨肌，辨认位于深面的**短收肌**。

15. 在长收肌的后方向下追踪股深动脉，观察其向下走行于长收肌和短收肌之间。

　　解剖说明：以股深动脉为标志，将长收肌和短收肌分开。

16. 在标本的一侧，钝性分离并轻轻提起长收肌。

17. 在上端附着点下 5 cm 处横断长收肌（**切口 3**），分别向上和向下翻开断端，显露**短收肌**。

18. 在切断长收肌的同侧标本上，钝性分离并小心提起耻骨肌，自长收肌断端附近横断耻骨肌（**切口 4**）。

19. 修洁股深动脉，辨认 1~2 条**穿动脉**。*注意穿动脉穿过短收肌和大收肌，绕过股骨，供应股部后骨筋膜鞘内的肌。*

20. 参见图 6.13。

21. 在长收肌与耻骨肌断端的深面辨认**闭孔神经**。

22. 观察闭孔神经在股部内侧骨筋膜鞘内分为前、后两支。前、后支分别位于短收肌的前面和后面。

23. 在短收肌的前面，辨认**闭孔神经前支**。

24. 在耻骨肌深面，向上追踪至闭孔神经前支，以此神经为标志，将耻骨肌与短收

肌分开。*注意短收肌的上界位于耻骨肌深面。*

25. 钝性分离并修洁短收肌，注意勿伤及闭孔神经前支。

26. 轻轻提起短收肌，辨认**大收肌**位于长收肌深面和股薄肌内侧。*注意大收肌有腘绳肌（坐骨）部和收肌部，因此兼具两个肌群的作用和神经支配。*

27. 辨认**闭孔神经后支**位于短收肌和大收肌之间。

28. 向上钝性分离闭孔神经后支，以此神经为标志，将短收肌和大收肌分开。

29. 复习短收肌和大收肌的附着点、作用与神经支配（**表 6.2**）。

30. 分离耻骨肌和髂腰肌，辨认**闭孔外肌**。*注意要清楚显示闭孔外肌，应将耻骨肌*

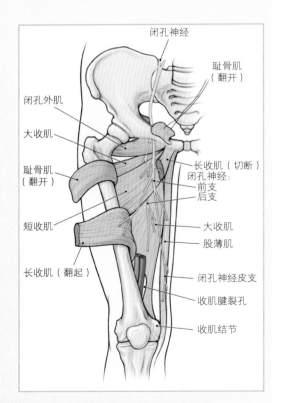

图 6.13　右侧闭孔神经的分支（前面观）

和髂腰肌横断并翻开，这步操作我们将在后面的髋关节解剖中进行。

31. 复习闭孔外肌的附着点、作用与神经支配（表 6.2）。

32. 向下追踪大收肌的腘绳肌部肌腱至其附着点**收肌结节**。

33. 在大收肌腱的外侧，观察**收肌腱裂孔**，这是大收肌上的一个孔。

34. 观察股动脉和股静脉经收肌腱裂孔从前骨筋膜鞘进入后骨筋膜鞘。*注意收肌腱裂孔是股动、静脉更名为腘动、静脉的分界点。*

解剖回顾

1. 在解剖标本上复习**表 6.2** 中每块肌的附着点和作用。

2. 从起始处追踪股深动脉至终支，即第 4 穿动脉。

3. 自起始处追踪旋股内侧动脉至其走行于髂腰肌和耻骨肌之间。

4. 向上追踪闭孔神经的前支和后支，直至短收肌上缘。

5. 复习股部内侧骨筋膜鞘内肌的运动神经支配方式，注意接受双神经支配的肌。

6. 将股部内侧骨筋膜鞘内的肌恢复到正常的解剖学位置。

臀部

解剖概述

臀部位于骨盆的后面，是下肢的最上部。臀肌具有使髋关节后伸、外展和外旋的功能。

解剖步骤如下：去除臀部浅筋膜；确定臀大肌的边界；将臀大肌翻向外侧，显露其深面的肌；学习臀大肌深面的肌；学习臀部的血管和神经。

骨骼解剖

在骨架标本或分离的下肢骨标本上辨认以下骨性特征。

表 6.2 股内侧肌群（内收肌群）				
大腿内侧				
名称	近端附着点	远端附着点	作用	神经支配
股薄肌	耻骨体和耻骨下支	胫骨上端内侧面	内收髋关节、屈曲和内旋膝关节	闭孔神经
耻骨肌	耻骨上支	耻骨肌线	内收髋关节	闭孔神经和股神经
长收肌	耻骨嵴下方的耻骨体	粗线中 1/3		闭孔神经
短收肌	耻骨体和耻骨下支	耻骨肌线和粗线的近侧部		
大收肌	坐骨耻骨支和坐骨结节	臀肌粗隆、粗线、内侧髁上线（收肌部）、股骨收肌结节（腘绳肌部）	内收和后伸髋关节	闭孔神经（收肌部）、坐骨神经的胫神经部（腘绳肌部）
闭孔外肌	闭孔外缘及闭孔膜（内侧附着点）	股骨转子窝（外侧附着点）	外旋髋关节	闭孔神经

髋后面

1. 参见图 6.14。
2. 辨认**髂骨**上面的**髂嵴**。
3. 在髂骨外侧面，辨认**臀后线、臀前线**和**臀下线**。
4. 在髂骨的后面，辨认**坐骨大切迹**。坐骨大切迹位于**坐骨棘**的上方，是髂骨的一部分。**坐骨小切迹**位于坐骨棘的下方，是**坐骨**的一部分。
5. 在骨盆标本上辨认连于骶骨和坐骨棘之间的**骶棘韧带**。观察坐骨大切迹与骶棘韧带构成了**坐骨大孔**边缘的一部分。

6. 在骨盆标本上辨认连于骶骨和**坐骨结节**之间的**骶结节韧带**。观察坐骨小切迹与骶结节韧带构成了**坐骨小孔**边缘的一部分。

股骨近端后面

1. 参见图 6.14。
2. 在股骨近端的后外侧辨认**大转子**。
3. 大转子后内侧的凹陷为**转子窝**。
4. 在股骨近端后面辨认位于大转子和**小转子**之间的**转子间嵴**。
5. 在转子间嵴中部附近辨认**方形结节**。
6. 辨认股骨近端转子间嵴下方的**臀肌粗隆**。

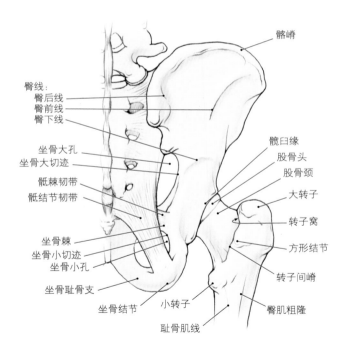

图 6.14　右侧臀部的骨骼（后面观）

解剖指导

臀大肌

1. 参见图 6.15。
2. 将人体标本置于俯卧位。
3. 辨认**臀大肌**，观察其向下附着于髂胫束，并借助髂胫束附着于胫骨外侧髁。*注意臀大肌既直接附着于股骨臀肌粗隆，又附着于连接至外侧肌间隔的阔筋膜。臀大肌有效地附着于股骨全长，因而成为股部强有力的伸肌。*
4. 辨认并修洁臀大肌的下缘，从内侧骶骨和尾骨的附着点附近开始。
5. 如果之前未解剖过臀下皮神经，可沿臀大肌的下缘辨认该神经，但不要花太多的时间。
6. 钝性分离并确定臀大肌的上缘。
7. 去除臀大肌后面的阔筋膜，修洁肌表面。

8. 观察阔筋膜在臀大肌表面较薄，但在该肌上面增厚形成**臀腱膜**。观察臀腱膜从臀大肌上缘延伸至髂嵴并覆盖臀中肌。
9. 自臀大肌上缘开始钝性分离臀腱膜与臀大肌（**切口 1**）。*注意臀腱膜可与阔筋膜紧密相连，可使用剪刀将其剪断。*
10. 在臀大肌下缘的附近，经臀大肌肌腹触诊骶结节韧带，并观察其走行方向。
11. 自臀大肌上缘离断臀大肌的内侧附着点，将臀大肌从髂骨、骶骨和骶结节韧带的附着处翻开（**切口 2**）。*注意臀大肌常紧密附着于骶结节韧带全长，在向外侧翻开臀大肌的过程中，小心不要切断骶结节韧带。*
12. 在向外侧翻开臀大肌的同时，触诊位于臀大肌中央附近的**臀下动、静脉和神经**。*注意臀大肌仅受臀下神经的支配，但其血供来自臀上动脉和臀下动脉。*
13. 在靠近臀大肌肌腹处，用剪刀剪断臀下血管和神经。
14. 钝性分离臀大肌深面的其余结构，将臀大肌外翻，使其仅附着于外侧附着点——髂胫束和臀肌粗隆。
15. 复习臀大肌的附着点和作用（**表 6.3**）。

臀中肌和臀小肌

1. 参见图 6.15。
2. 用解剖刀沿髂嵴切开臀腱膜（**切口 3**），用剥离皮肤的方法去除臀腱膜，显露臀中肌。*注意臀腱膜与臀中肌附着紧密，臀腱膜属于臀中肌的附着点。*
3. 辨认**臀中肌**，钝性分离并确定其边界。
4. 观察臀中肌较臀大肌的附着点更靠上，即便是臀大肌位于其解剖学位置时也可以看到臀中肌。
5. 复习臀中肌的附着点、作用与神经支配（**表 6.3**）。
6. 参见图 6.16。

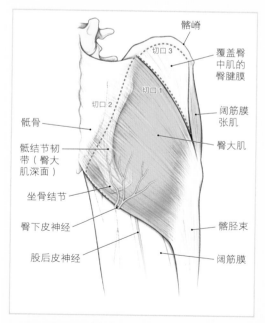

图 6.15　右侧臀部浅层解剖（后面观）

7. 在臀中肌的内下方辨认**梨状肌**，观察其大致位于臀中部。*注意梨状肌上缘邻近臀中肌下缘。*

8. 钝性分离并打开臀中肌与梨状肌间的间隙，辨认**臀上血管**。

   解剖说明：辨认臀小肌时，必须翻开臀中肌上部。

9. 在覆盖臀中肌与深面臀小肌之间的筋膜平面追踪臀上血管的走行。

10. 用剪刀沿臀上血管的走行横断臀中肌，小心勿伤及神经血管结构。

11. 轻轻地将臀中肌断端分别向上和向下翻开，辨认**臀小肌**和**臀上神经**。*注意不离断臀中肌则看不到臀小肌。*

12. 追踪臀上神经的分支至臀中肌和臀小肌。*注意臀上神经的分支向外侧走行，在髂前上棘下方支配阔筋膜内的阔筋膜张肌。*

13. 复习臀小肌与阔筋膜张肌的附着点、作用及神经支配（**表6.3**）。

髋关节的外旋肌

1. 参见图6.16。

2. 钝性分离并修洁梨状肌的上缘，观察**臀上动脉**、**静脉**和**神经**自梨状肌上缘离开盆腔进入臀部。

3. 钝性分离并修洁梨状肌的下缘，观察其位于**臀下动脉**和**静脉**断端的上方。

4. 在梨状肌下的间隙内辨认**上孖肌**。观察梨状肌穿过并几乎填满坐骨大孔，而上

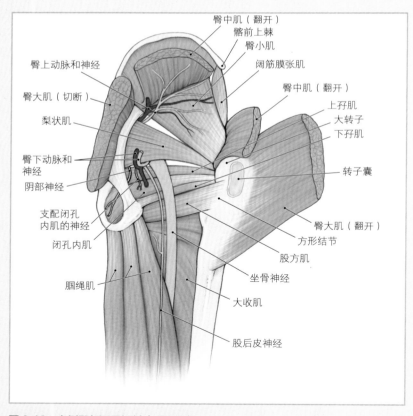

图6.16 右侧臀部深层解剖（后面观）

孖肌则起自坐骨棘。

5. 在梨状肌的下方辨认**坐骨神经**，它是体内最粗大的神经，有胫神经和腓总神经两大分支，在此解剖部位可能不能分辨。

　　解剖说明：偶有坐骨神经在离开盆腔时已分为 2 支，腓总神经自梨状肌上缘或梨状肌中央穿出，胫神经自梨状肌下缘穿出。

6. 纵向切开坐骨神经后方的阔筋膜，向下追踪坐骨神经 6 cm 或 7 cm 进入股部。

7. 在坐骨神经的内侧辨认**股后皮神经**。

8. 向上追踪股后皮神经，观察其位于**臀下血管**和**神经**的外侧。

9. 在梨状肌下缘的内侧附近辨认支配**闭孔内肌的神经**、**阴部内动脉和静脉**，以及**阴部神经**。

10. 观察阴部神经和阴部内血管在梨状肌与上孖肌之间经坐骨大孔穿出盆腔，然后穿坐骨小孔进入会阴部。*注意阴部神经和阴部内血管分支支配肛三角和尿生殖三角。*

11. 在**上孖肌**与**下孖肌**之间辨认**闭孔内肌腱**。*注意上、下孖肌均附着于闭孔内肌腱，可能不易辨认。*

12. 用探针确认闭孔内肌经坐骨小孔离开小骨盆。

13. 在下孖肌的下方辨认并修洁**股方肌**。

14. 复习闭孔内肌、上孖肌、下孖肌和股方肌的附着点、作用及神经支配（**表 6.3**）。

临床联系

臀肌注射

　　通常将臀部分为 4 个象限，以便描绘臀肌注射的安全区。自髂嵴的最高点向下做垂线，经髂嵴最高点和坐骨结节连线的中点做水平线，用以构建 4 个象限。

　　外上象限是臀肌注射相对安全的区域，因为臀上神经和血管在此处已分为多支，而且在这个区域很少有刺伤坐骨神经的可能。药物注射到下方的两个象限很可能会损伤坐骨神经或自梨状肌下缘穿出的神经和血管，注射到内上象限则可能会损伤臀上神经和血管。

解剖回顾

1. 复习**表 6.3** 中每块肌的附着点和神经支配。

2. 学习臀部肌群的功能，包括髋关节的后伸、外展和外旋。

3. 复习臀部的临床解剖及臀肌注射的安全区。

4. 辨认梨状肌并向外侧追踪至其在股骨大转子上的附着点。

5. 学习臀部的血管及其与梨状肌的关系。

6. 复习骶丛及其如何构成坐骨神经，注意臀部肌群受骶丛神经分支支配。

7. 将臀部肌恢复到其正常的解剖学位置。

股部后骨筋膜鞘和腘窝

解剖概述

　　股部后骨筋膜鞘内有股后群肌：股二头肌、半膜肌和半腱肌。股后群肌的作用是后伸髋关节和屈曲膝关节。股后群肌通常被称为腘绳肌，它不包括股二头肌短头，因为它仅跨过膝关节。

　　解剖顺序如下：学习股部后骨筋膜鞘中的肌；学习坐骨神经及其分支；向下解剖至腘窝；辨认腘窝的肌性边界，学习腘窝内容物。

表 6.3 臀肌				
名称	近端附着点	远端附着点	作用	神经支配
臀大肌	髂骨后面到臀后线、骶骨和尾骨后面、骶结节韧带	髂胫束和臀肌粗隆	后伸和外旋髋关节	臀下神经
臀中肌	髂骨外面的臀前线和臀后线之间、臀筋膜	股骨大转子外侧面	外展和内旋髋关节	臀上神经
臀小肌	髂骨外面的臀前线和臀后线之间	股骨大转子前面		
阔筋膜张肌	髂前上棘	髂胫束	外展、内旋和屈曲髋关节	
梨状肌	骶骨前面	股骨大转子(外侧)	外旋髋关节	S_1 和 S_2 前支
闭孔内肌	闭孔内缘和闭孔膜内面			支配闭孔内肌的神经
上孖肌	坐骨棘(内侧)	股骨大转子(外侧)和闭孔内肌腱		
下孖肌	坐骨结节(内侧)			支配股方肌的神经
股方肌	坐骨结节(内侧)	方形结节(外侧)		

骨骼解剖

在骨架标本或分离的下肢骨标本上辨认以下骨性特征。

髋后面和股骨

1. 参见图 6.17。
2. 在坐骨的下面辨认**坐骨结节**的粗糙面。
3. 在股骨后面，辨认**粗线**的**内侧唇**和**外侧唇**。
4. 自粗线内侧唇向上追踪至**耻骨肌线**，耻骨肌线转向内侧至股骨**小转子**。
5. 向下追踪粗线至其分开为**内侧髁上线**和**外侧髁上线**（位于**腘面**的两侧），然后再逐渐过渡到**内上髁**和**外上髁**。
6. 在内上髁上辨认**收肌结节**。
7. 观察内、外上髁紧邻股骨远端的两个膨大——**内侧髁**和**外侧髁**。

胫骨和腓骨近侧端后面

1. 参见图 6.17。
2. 在腓骨的近侧端辨认腓骨**头**，观察其向**尖**端变窄。

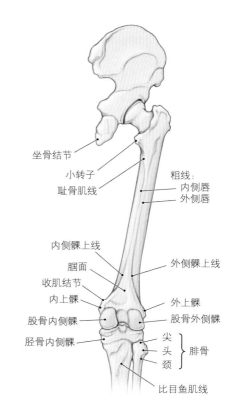

图 6.17   右侧髋部、股部和膝部的骨骼（后面观）

3. 在紧邻腓骨头的下方，辨认变窄的腓骨**颈**。

4. 在胫骨的近侧端，辨认**内侧髁**和**外侧髁**。

5. 在胫骨近端的后面，辨认斜行的**比目鱼肌线**。

解剖指导

股部后骨筋膜鞘

1. 参见图 6.18。

2. 将人体标本置于俯卧位。

3. 用剪刀延长为显露**坐骨神经**而在阔筋膜上做的垂直切口，将切口从臀大肌水平延伸到膝部。

4. 将阔筋膜分别翻向内侧和外侧，追踪**坐骨神经**至其分支为**胫神经**和**腓总神经**。*注意在坐骨神经分支前，因两组神经纤维已在坐骨神经内形成，所以可将坐骨神经分为胫神经部和腓总神经部。*

5. 修洁坐骨神经表面的筋膜，观察其进入**股二头肌长头深面**（前面），然后下行至膝部后面的**腘窝**。*注意坐骨神经可在臀部就分支为胫神经和腓总神经，也可在股后区的任何水平或腘窝处分支。*

6. 在臀部辨认**股后皮神经**并向下追踪，观察其发出的皮支穿过阔筋膜进入股部后面。

7. 在股部后面的外侧面，辨认并修洁**股二头肌长头**。

8. 牵拉股二头肌长头，辨认并修洁**股二头肌短头**。

9. 复习股二头肌的附着点和作用（**表 6.4**）。

10. 在股部内侧，辨认并修洁**半膜肌**。*注意半膜肌因其上端宽大的膜样肌腱而得名。*

11. 在半膜肌的外侧，辨认并修洁**半腱肌**。*注意半腱肌因其下端的长索样肌腱而得名。*

12. 观察半腱肌肌腱在下方走行于半膜肌后面。

13. 复习半膜肌和半腱肌的附着点与作用（**表 6.4**）。

14. 追踪坐骨神经分支，观察其**胫神经部**分支支配腘绳肌，**腓总神经部**分支支配股二头肌短头。

> **临床联系**
>
> **坐骨神经损伤**
>
> 坐骨神经损伤可能会导致严重的外周神经功能受损，包括屈膝肌和膝以下所有肌群的麻痹，下肢后面、小腿前面、足背与足底皮肤的广泛感觉障碍。坐骨神经痛是沿坐骨神经走行的放射性疼痛，常由椎间盘突出、椎管狭窄或骨刺引起。

15. 确认**大收肌的腘绳肌部**起于坐骨结节，位于股后群肌上方起点的深面。

16. 观察大收肌位于股部前骨筋膜鞘内，构成股部后骨筋膜鞘的前界。

腘窝

1. 参见图 6.18。

2. 辨认**腘窝**的菱形边界，外上界由股二头肌构成，内上界由半腱肌和半膜肌构成。

3. 在膝内侧，观察**缝匠肌**、**股薄肌**和**半腱肌**汇集于胫骨近侧端，因其鹅足样的外观而被称为**鹅足**。*注意股部的 3 个骨筋膜鞘中各有 1 块肌参与构成鹅足，这使得每个骨筋膜鞘中都有屈膝关节肌。*

4. 辨认腘窝的外下界由**腓肠肌外侧头**和**跖**

肌构成，腘窝的内下界由**腓肠肌内侧头**构成。

5. 观察腘窝的后界由皮肤和深（腘）筋膜构成，其前界由股骨腘面、膝关节囊后面和腘肌构成。

6. 在腘窝上角，坐骨神经通常分支成**胫神经**和**腓总神经**。分支也可能发生于股部后骨筋膜鞘内或臀部等部位。

7. 沿腘窝的外上界钝性分离并追踪腓总神经。

8. 观察腓总神经与股二头肌腱平行走行并从腓肠肌外侧头和跖肌的浅层通过。

9. 钝性将胫神经与其周围的疏松结缔组织分离并向下追踪。

10. 观察胫神经自腘窝下角穿入跖肌和腓肠肌的深面。

11. 去除残留的深筋膜（腘筋膜），显露腓肠肌的内、外侧头，同时保留胫神经的分支。

12. 在腘窝下角，分离腓肠肌的两个肌腹，轻轻牵拉两个肌腹，将它们分离 5 ~ 10 cm。

解剖说明： 仅在一侧下肢进行步骤 13 ~ 15 的操作。

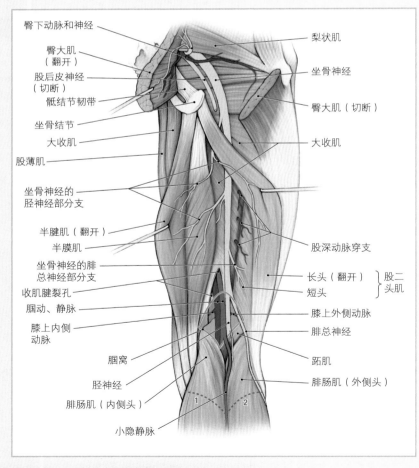

图 6.18 右侧股部后骨筋膜鞘的内容物和腘窝（后面观）

13. 将探针伸入一侧下肢的腓肠肌内、外侧头汇合处稍上方的深面。

14. 切断腓肠肌内、外侧头，保留**胫神经**和**胭动脉的分支（切口 1 和切口 2）**。

15. 用钝性分离法将腓肠肌内、外侧头翻向上方，将腓肠肌腹翻向下方。

16. 参见图 6.19。

17. 辨认胫神经深面的**胭动脉**和**胭静脉**，观察胭动、静脉被一个结缔组织鞘包裹。

18. 用剪刀剪开包裹胭动、静脉的结缔组织鞘，将鞘打开。

19. 钝性分离胭动脉与其浅面的胭静脉。

20. 尽量保留胭静脉和**小隐静脉**，去除其他静脉属支以清理解剖区。

21. 辨认并修洁胭窝深面的腓肠肌附着点近端的**膝上外侧动脉**和**膝上内侧动脉**。

22. 向远端追踪胭动脉，观察其穿跖肌和腓肠肌深面进入小腿后骨筋膜鞘。

23. 向后牵拉胭动脉，辨认位于腓肠肌内、外侧头深面的**膝下内侧动脉**和**膝下外侧动脉**。

解剖说明：胭动脉分支构成的膝关节动脉吻合接受来自股动脉、旋股外侧动脉和胫前动脉的血供。

24. 牵拉胭动、静脉的下端，辨认**胭肌**。

25. 观察胭肌构成部分的胭窝底，在解剖完小腿后群肌后可更清楚地显示胭肌。

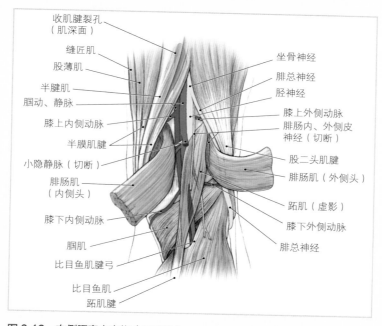

图 6.19　右侧胭窝内容物（后面观）

解剖回顾

1. 在解剖标本上，复习**表 6.4** 中股后群肌的附着点和作用。

2. 自盆部向下追踪坐骨神经至膝，复习其终末分支。

3. 自腹股沟韧带水平向下追踪股动、静脉至其穿收肌腱裂孔进入胭窝，说出它们的分支或属支。

4. 复习股深动脉在股部内侧骨筋膜鞘内的走

表 6.4 股后群肌和腘肌

名称	近端附着点	远端附着点	作用	神经支配
股二头肌	坐骨结节（长头）、股骨粗线外侧唇（短头）	腓骨头	后伸髋关节（仅长头）和屈曲膝关节	坐骨神经的胫神经部（长头）和坐骨神经的腓总神经部（短头）
半腱肌	坐骨结节	胫骨上端内侧面	后伸髋关节、屈曲膝关节和内旋小腿	坐骨神经的胫神经部
半膜肌		胫骨内侧髁后部		
腘肌	股骨外侧髁的外侧面和外侧半月板	胫骨后面的比目鱼肌线上方	使完全伸直的膝关节屈曲，是较弱的膝关节屈肌	胫神经

行，复习穿血管穿过大收肌与短收肌进入股部后骨筋膜鞘的走行。

5. 复习膝关节周围的动脉吻合。

6. 复习股部主要肌群、作用及每个肌群的神经支配。

7. 将股部后骨筋膜鞘中的肌恢复到正常的解剖学位置。

小腿后骨筋膜鞘

解剖概述

小腿的两块骨大小不一，较大的胫骨是小腿的承重骨。腓骨除其近端和远端外，周围均被肌包绕。胫骨和腓骨间借骨间膜相连，如图6.20 所示。小腿深筋膜借 2 个肌间隔附着于腓骨：小腿前肌间隔和小腿后肌间隔。胫骨、腓骨、骨间膜和肌间隔将小腿分为 3 个骨筋膜鞘：后骨筋膜鞘、外侧（腓）骨筋膜鞘和前骨筋膜鞘。

小腿后骨筋膜鞘位于胫骨、骨间膜和腓骨的后方，由肌间横隔将其分为浅、深两部。小腿后骨筋膜鞘浅部内有 3 块肌：腓肠肌、比目鱼肌和跖肌，其共同作用是屈曲膝关节和跖屈踝关节。小腿后骨筋膜鞘深部内有 4 块肌：腘肌、胫骨后肌、趾长屈肌和踇长屈肌，其主要作用是足内翻、足跖屈和屈趾。胫神经同时支配小腿后骨筋膜鞘的浅、深肌群。

解剖顺序如下：复习小腿后面的浅静脉和皮神经；打开小腿后面的深筋膜，检查小腿后群肌；翻开后群的浅层肌，显露小腿后群的深层肌；解剖小腿后骨筋膜鞘内的血管和神经；辨认小腿后骨筋膜鞘内的深层肌。

骨骼解剖

在骨架标本或分离的胫骨和腓骨标本上辨认以下骨性特征。

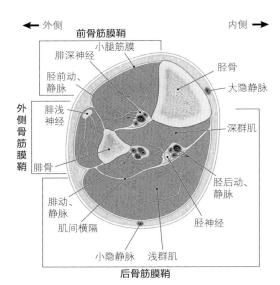

图 6.20 右侧小腿横断面（下面观）

胫骨与腓骨后面

1. 参见图 6.21。

2. 在胫骨近端的内侧和外侧，分别辨认**内侧髁**和**外侧髁**的平坦关节面。

3. 在内侧髁和外侧髁之间，辨认**髁间隆起**，它是膝交叉韧带附着的粗糙隆起。

4. 在胫骨近端的后面，辨认斜行的**比目鱼肌线**。

5. 在胫骨下端的内侧，辨认大块隆起的**内踝**。

6. 在**腓骨**近端，辨认在狭窄的**腓骨颈**上方有盒状的**腓骨头**。

7. 沿**腓骨**干向下追踪腓骨全长至三角形的**外踝**。

8. 将胫骨和腓骨按照解剖学姿势并排放在一起，观察腓骨与胫骨的上端不平齐，且下端较胫骨更低；腓骨不参与构成膝关节；无论是膝关节还是踝关节，腓骨在功能上都属于非承重骨。

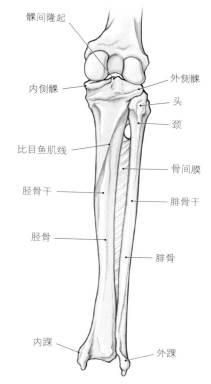

髁间隆起
外侧髁
内侧髁
头
颈
比目鱼肌线
骨间膜
胫骨干
腓骨干
胫骨
腓骨
内踝
外踝

图 6.21　右侧小腿骨（后面观）

解剖指导

小腿后骨筋膜鞘浅层

1. 参见图 6.22。

2. 将人体标本置于俯卧位，在小腿深筋膜上，用剪刀自腘窝向跟骨结节做一垂直切口。

3. 钝性解剖并分离小腿筋膜，显露小腿后骨筋膜鞘。

4. 从切口处向上和向下翻开切断的**腓肠肌**，辨认**比目鱼肌**。

5. 在腓肠肌外侧头和比目鱼肌之间，辨认**跖肌腱**。

6. 向上追踪跖肌腱，观察跖肌肌腹位于腘窝。注意少数人的跖肌可能缺如。

7. 向下追踪跖肌腱，观察其或附着于比目鱼肌与腓肠肌的总腱——**跟腱（Achilles 腱）**，或单独附着于跟骨结节。

8. 复习小腿后群浅层肌的附着点和作用（**表 6.5**）。

小腿后骨筋膜鞘深层

1. 参见图 6.22。

2. 自离开腘窝处追踪**胫神经和胫后血管**，观察其进入比目鱼肌腱弓的深（前）面。

3. 观察**胫神经和胫后血管**向远端走行在肌间横膈内，肌间横膈将浅群肌和深群肌分隔开。

解剖说明：为了更好地观察小腿深层肌，应将比目鱼肌翻起。步骤 4、5 要在离

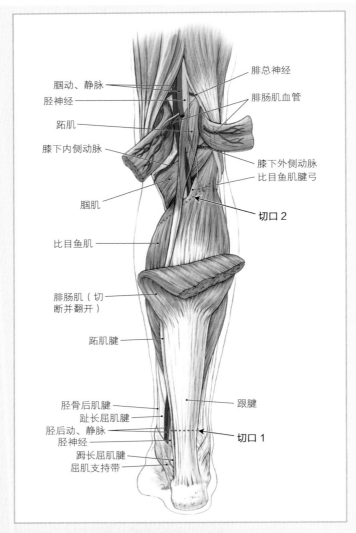

膝总神经

胭动、静脉

腓肠肌血管

胫神经

跖肌

膝下内侧动脉

膝下外侧动脉

比目鱼肌腱弓

切口 2

胭肌

比目鱼肌

腓肠肌（切断并翻开）

跖肌腱

胫骨后肌腱

趾长屈肌腱

跟腱

胫后动、静脉

胫神经

切口 1

踇长屈肌腱

屈肌支持带

图 6.22　右侧小腿后骨筋膜鞘浅层（后面观）

断腓肠肌的对侧小腿上操作，该侧小腿不进行步骤 6、7 的操作。

4. 在切断腓肠肌的对侧小腿上，自跟骨结节上约 5 cm 处切断跟腱（**切口 1**）。

5. 向上提起跟腱，用手指将跟腱与小腿后群深层肌分离。

6. 在切断腓肠肌的同侧小腿上，将比目鱼肌自其胫侧（内侧）附着点向腓侧附着点切开（**切口 2**）。该切口应在比目鱼肌

腱弓下方 2 cm 处。

7. 保留比目鱼肌在跟腱和腓骨上的两个附着点，将比目鱼肌和腓肠肌远端翻向外侧，显露肌间横膈。

8. 参见图 6.23。

9. 在肌间横膈内**辨认胫后动、静脉**和**胫神经**。

10. 观察胫后动脉常伴行 2 条静脉（即伴行静脉），因此可将其与胫神经区分开

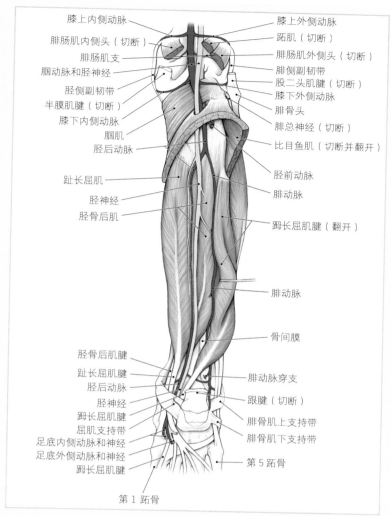

膝上内侧动脉
腓肠肌内侧头（切断）
腓肠肌支
腘动脉和胫神经
胫侧副韧带
半膜肌腱（切断）
膝下内侧动脉
腘肌
胫后动脉
趾长屈肌
胫神经
胫骨后肌
胫骨后肌腱
趾长屈肌腱
胫后动脉
胫神经
跗长屈肌腱
屈肌支持带
足底内侧动脉和神经
足底外侧动脉和神经
跗长屈肌腱
第 1 跖骨

膝上外侧动脉
跖肌（切断）
腓肠肌外侧头（切断）
腓侧副韧带
股二头肌腱（切断）
膝下外侧动脉
腓骨头
腓总神经（切断）
比目鱼肌（切断并翻开）
胫前动脉
腓动脉
跗长屈肌腱（翻开）
腓动脉
骨间膜
腓动脉穿支
跟腱（切断）
腓骨肌上支持带
腓骨肌下支持带
第 5 跖骨

图 6.23　右侧小腿后骨筋膜鞘深层（后面观）

来。去除静脉以清理解剖区。

11. 钝性分离并向近端追踪胫后动脉和胫神
经，观察腘动脉在腘肌下缘分支形成**胫
前动脉**和**胫后动脉**。

12. 在比目鱼肌上界的上方，辨认**腘肌**。

13. 为了更好地观察腘肌，将腘窝内容物尽
可能地拉向外侧。

14. 观察腘肌纤维从内下至外上斜穿过
腘窝。

15. 在比目鱼肌的深面，辨认**胫骨后肌**位于

胫骨的后面。

16. 在胫骨后肌的内侧，辨认**趾长屈肌**。

17. 在胫骨后肌的外侧，辨认**跗长屈肌**。观
察跗长屈肌的大块肌腹位于小腿外侧的
比目鱼肌深部，但其肌腱与其他深层肌
腱一起跨过踝关节并走向内侧。

18. 复习小腿后骨筋膜鞘深层肌的附着点和
作用（**表 6.5**）。

19. 在内踝后方的屈肌支持带深面，观察胫
后动脉和胫神经位于趾长屈肌腱和跗长

屈肌腱之间。

解剖说明： 在内踝后方，下述方法便于记忆从前向后排列的肌腱和血管的顺序：Tom, Dick and A Very Nervous Harry（Tibialis posterior—胫骨后肌，flexor Digitorum longus—趾长屈肌，posterior tibial Artery—胫后动脉，posterior tibial Vein—胫后静脉，tibial Nerve—胫神经，flexor Hallucis longus—蹬长屈肌）。*注意胫骨后肌腱自趾长屈肌腱的深面穿过，使得肌腱的排列顺序自内向外为：胫骨后肌、趾长屈肌和蹬长屈肌。*

20. 在小腿后上部的胫骨后肌和蹬长屈肌之间，辨认**腓动脉**在腘肌下缘远端 2 cm 或 3 cm 处由胫后动脉发出。*注意腓动脉发出数个小分支以供应小腿外侧骨筋膜鞘的肌和小腿后骨筋膜鞘外侧的肌。*

21. 辨认**腓动脉穿支**在踝关节上方穿过骨间膜。*注意腓动脉穿支与胫前动脉的分支吻合。偶尔，腓动脉穿支发出足背动脉。*

解剖回顾

1. 在解剖标本上复习**表 6.5** 中小腿后骨筋膜鞘内各肌的附着点和作用。
2. 追踪腘动脉进入小腿后骨筋膜鞘并辨认其分支。
3. 向远端追踪胫后动脉，辨认腓动脉发出的部位，复习小腿后骨筋膜鞘内动脉血管的分布。
4. 追踪腘窝和小腿后骨筋膜鞘内的胫神经，观察其发出多个肌支。
5. 复习内踝后方神经、肌腱和血管之间的关系，并以此种排列关系梳理小腿后骨筋膜鞘深层结构的组成。
6. 复习小腿后骨筋膜鞘中的神经支配方式。
7. 将小腿后骨筋膜鞘中的肌恢复到正常的解剖学位置。

表 6.5　小腿后群肌				
浅群肌				
名称	近端附着点	远端附着点	作用	神经支配
腓肠肌	股骨内、外侧髁的上方	经跟腱附着于跟骨后面	足跖屈和屈曲膝关节	胫神经
跖肌	股骨外侧髁上线			
比目鱼肌	胫骨比目鱼肌线和腓骨头		足跖屈	
深群肌				
名称	近端附着点	远端附着点	作用	神经支配
腘肌	股骨外侧髁的外侧面和外侧半月板	比目鱼肌线以上的胫骨后面	使完全伸直的膝关节屈曲，是较弱的膝关节屈肌	胫神经
胫骨后肌	胫骨、腓骨和骨间膜	足舟骨、楔骨、骰骨和第 2～4 跖骨底	足内翻和足跖屈	
趾长屈肌	胫骨后面内侧、比目鱼肌线以下	第 2～5 趾远节趾骨底	屈第 2～5 趾、足跖屈	
蹬长屈肌	腓骨的下 2/3 和骨间膜	蹬趾远节趾骨底	屈蹬趾、足跖屈	

小腿外侧骨筋膜鞘

解剖概述

小腿外侧骨筋膜鞘内有 2 块肌：腓骨短肌和腓骨长肌。小腿外侧骨筋膜鞘中的 2 块肌受腓浅神经支配，具有使足外翻和足跖屈的作用。

解剖顺序如下：检查并打开小腿筋膜的外侧部；学习腓骨肌支持带；在小腿外侧面查看腓浅神经；追踪小腿外侧骨筋膜鞘内每块肌的肌腱至外踝后方。

解剖指导

小腿外侧骨筋膜鞘

解剖说明：俯卧或仰卧都可解剖小腿外侧骨筋膜鞘，将人体标本置于易于操作的体位。

1. 参见图 6.24。
2. 查看小腿外侧的小腿筋膜。辨认**腓骨肌支持带**是外踝后方增厚的小腿筋膜，附着于跟骨，具有限制腓骨长、短肌腱的作用。
3. 观察腓骨肌支持带可分为附着于外踝的**上部**和附着于足伸肌支持带的**下部**。
4. 在小腿下 2/3 处，辨认自小腿筋膜穿出的腓浅神经。复习腓浅神经是腓总神经的分支。
5. 向远端追踪腓浅神经至足背，观察其分支形成数个**趾背支**。*注意腓浅神经是足背的皮神经。*
6. 用剪刀剪断覆盖小腿外侧骨筋膜鞘的小腿筋膜，向下直至腓骨肌上支持带。
7. 在小腿上部，观察**腓骨长肌**附着于小腿筋膜内面。
8. 采用类似于剥离皮肤的方法，用手术刀小心地将腓骨长肌和小腿筋膜分离。
9. 向远端钝性解剖并分离**腓骨短肌腱**和**腓骨长肌腱**。
10. 观察腓骨长、短肌腱经过外踝后方，位于腓骨肌上、下支持带的深面。*注意腓骨短肌腱在通过外踝后方时位于腓骨长肌腱的前方。*

11. 向下追踪腓骨短肌腱至其远端附着点（足外侧面的第 5 跖骨粗隆）。
12. 向下追踪腓骨长肌腱至其绕过骰骨外侧进入足底。*注意腓骨长肌腱附着于内侧楔骨足底面和第 1 跖骨。*
13. 复习小腿外侧肌群的附着点和作用。（**表 6.6**）。

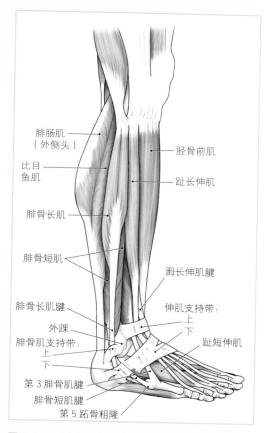

图 6.24　右侧小腿外侧骨筋膜鞘（外侧面观）

解剖回顾

1. 在解剖标本上复习**表 6.6** 中小腿外侧骨筋膜鞘内各肌的附着点和作用。
2. 复习小腿外侧骨筋膜鞘内肌的血供。
3. 复习小腿外侧骨筋膜鞘的神经支配模式。
4. 将小腿外侧骨筋膜鞘中的肌恢复到正常的解剖学位置。

小腿前骨筋膜鞘和足背

解剖概述

　　小腿前骨筋膜鞘内有 4 块肌：胫骨前肌、踇长伸肌、趾长伸肌和第 3 腓骨肌。小腿前骨筋膜鞘内的肌受腓深神经的支配，具有使足背屈、内翻和伸趾的作用。

　　解剖顺序如下：复习小腿前下面和足背的皮神经分布；查看小腿和足的深筋膜前面，辨认伸肌支持带；打开小腿前骨筋膜鞘，查看踝关节前方肌腱、血管和神经之间的相互关系；追踪小腿前群肌的肌腱至足；辨认足背固有肌；解剖小腿和足背深层的血管与神经。

骨骼解剖

　　在足的骨架标本上辨认以下骨性特征。

胫骨和腓骨前面

1. 参见图 6.25。
2. 在**胫骨**近端的内侧和外侧，分别辨认**内侧髁**和**外侧髁**的平坦关节面。
3. 在胫骨近侧端的前面，辨认粗糙隆起的**胫骨粗隆**，它是髌韧带的远端附着点。
4. 在**胫骨**干的前面，辨认**胫骨前缘**的锐利骨嵴。

5. 在**腓骨**近侧端，辨认盒状的**腓骨头**位于狭窄的**腓骨颈**上方。
6. 沿**腓骨**干向下追踪腓骨全长至三角形的**外踝**。
7. 将胫骨和腓骨按照解剖学姿势并排放在一起，观察腓骨与胫骨的上面并不相平，而是位于胫骨下方，不参与构成膝关节；无论是膝关节还是踝关节，腓骨在功能上都属于非承重骨。

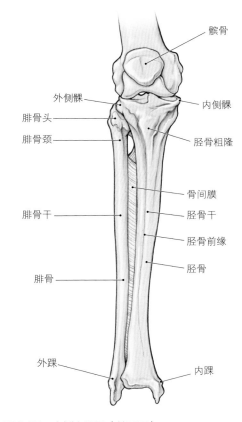

图 6.25　右侧小腿骨（前面观）

表 6.6	小腿外侧肌群			
名称	近端附着点	远端附着点	作用	神经支配
腓骨长肌	腓骨头和腓骨上 2/3 的外侧面	第 1 跖骨底和内侧楔骨	足外翻、足跖屈	腓浅神经
腓骨短肌	腓骨下 2/3 的外侧面	第 5 跖骨粗隆		

8. 在骨架标本上，观察**髌骨**与股骨相关节。

足背的骨

1. 参见图 6.26。
2. 在足的骨架标本上，自**跟骨**开始辨认 7 块跗骨。
3. 在跟骨上方，辨认**距骨**。在足的骨架标本上，观察距骨的上面与胫骨的下面相关节。
4. 在距骨内侧的前方，辨认船形的**足舟骨**。
5. 观察足的内侧，足舟骨的前面与 3 块**楔骨**相关节：第 1（内侧）、第 2（中间）和第 3（外侧）楔骨。

6. 在足的外侧、外侧楔骨和足舟骨的外侧，辨认最后一块跗骨——**骰骨**。
7. 观察骰骨与跟骨的前面在足的外侧相关节。
8. 在跗骨的远端，辨认 5 块**跖骨**，从足内侧的第 1 跖骨开始至足外侧的第 5 跖骨结束。
9. 辨认**第 5 跖骨粗隆**，观察其向外侧突出并超出骰骨，为肌提供附着点。
10. 在跖骨远端，辨认 14 块**趾骨**，观察拇趾仅有 2 块趾骨，其余各趾均有 3 块趾骨。

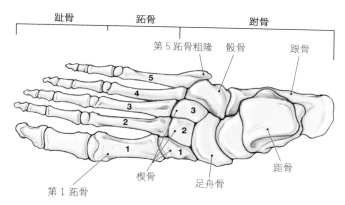

图 6.26　右侧足骨［上（背）面观］

解剖指导

小腿筋膜

1. 参见图 6.27。
2. 将人体标本置于仰卧位。
3. 去除小腿前面和足背残留的浅筋膜，清楚显露**小腿筋膜**和足的深筋膜，请尽量保留**腓浅神经**的分支。*注意腓浅神经的分支支配大部分踝关节前面和足背的皮肤感觉。*
4. 观察小腿筋膜，注意其牢固地附着于胫

骨前缘。
5. 在踝关节前面辨认**伸肌上支持带**和**伸肌下支持带**，是横行增厚的小腿筋膜，作用是限制小腿前群肌肌腱的活动。
6. 观察伸肌上支持带在踝关节的上方跨过小腿前群肌肌腱，伸肌下支持带位于踝关节水平呈 "Y" 型，"Y" 的主干向外侧附着于跟骨。
7. 自胫骨内侧髁下方沿胫骨前缘在小腿筋膜上做一垂直切口。
8. 用镊子提起小腿筋膜的边缘，观察小腿

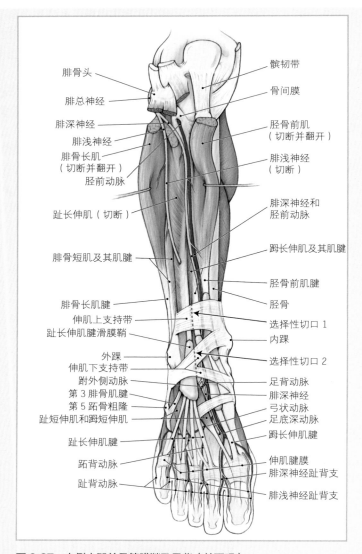

髌韧带

腓骨头

腓总神经

骨间膜

腓深神经

腓浅神经

胫骨前肌
（切断并翻开）

腓骨长肌
（切断并翻开）

腓浅神经
（切断）

胫前动脉

趾长伸肌（切断）

腓深神经和
胫前动脉

腓骨短肌及其肌腱

踇长伸肌及其肌腱

胫骨前肌腱

腓骨长肌腱

胫骨

伸肌上支持带

选择性切口 1

趾长伸肌腱滑膜鞘

内踝

外踝

选择性切口 2

伸肌下支持带

跗外侧动脉

足背动脉

第 3 腓骨肌腱

腓深神经

第 5 跖骨粗隆

弓状动脉

趾短伸肌和踇短伸肌

足底深动脉

趾长伸肌腱

踇长伸肌腱

跖背动脉

伸肌腱膜

趾背动脉

腓深神经趾背支

腓浅神经趾背支

图 6.27　右侧小腿前骨筋膜鞘及足背（前面观）

前群肌附着于其深面。

9. 向远端延长小腿深筋膜的垂直切口，但是要保留伸肌支持带。

10. 翻开并去除小腿筋膜，将其从小腿前群肌上剥离。*注意小腿前群肌的上端附着于胫骨、腓骨和骨间膜近端。不要解剖小腿前群肌的上端附着点。*

小腿前骨筋膜鞘

1. 参见图 6.27。

2. 在屈肌支持带深面，钝性分离小腿前骨筋膜鞘内的血管、神经和肌腱。

3. 在内踝前方辨认**胫骨前肌腱**。

4. 观察胫骨前肌腱和胫骨后肌腱是最靠近

内踝的 2 条肌腱，这 2 条肌腱依据其与骨的位置而命名。

5. 向下追踪**胫骨前肌腱**至其足部附着点内侧楔骨和第 1 跖骨底。

6. 在胫骨前肌的外侧，辨认**跨长伸肌腱**并向下追踪至其在跨趾远节趾骨底的附着点。

7. 在伸肌上支持带水平，辨认位于跨长伸肌腱深面的**胫前动脉**并向近端追踪。

8. 钝性分离趾长伸肌和胫骨前肌。

9. 用钝性解剖法修洁胫前动脉至其穿过骨间膜上缘并向后走行。

10. 在膝关节以下，**腓深神经**与胫前动脉伴行。*注意腓深神经是支配小腿前骨筋膜鞘和足背肌的运动神经。*

11. 向近端追踪腓深神经，确认它是**腓总神经**的分支。

临床联系

腓总神经损伤

由于位置表浅及与腓骨头和腓骨颈的关系，**腓总神经**是人体最易受损的神经之一。当腓总神经受损时，足外翻、背屈及伸趾功能受损，引起"足下垂"，导致跨阈步态（前进时足悬起，足趾指向地面，而膝要抬起足够高才可使足尖离开地面）。足下垂还伴有足背和足趾的感觉丧失。

12. 在跨长伸肌腱的外侧，辨认趾长伸肌腱，并向远端追踪确认其附着于外侧 4 个趾的**伸肌腱膜**。

13. 在趾长伸肌的外侧，辨认并追踪**第 3 腓骨肌腱**，追踪并确认其肌腱的下附着点为第 5 跖骨干的背面。*注意第 3 腓骨肌可能缺如。*

14. 如果辨认不清前骨筋膜鞘内的神经血管结构和肌腱，可用剪刀在跨长伸肌和趾长伸肌之间剪断伸肌上支持带（**选择性切口 1**）和伸肌下支持带（**选择性切口 2**）。向外侧牵拉趾长伸肌腱。

15. 复习小腿前骨筋膜鞘内各肌的附着点和作用（**表 6.7**）。

足背

1. 参见图 6.27。

2. 在趾长伸肌腱的深面，辨认**趾短伸肌**和**跨短伸肌**，二者以一个共同的肌腹附着于跟骨。

3. 自肌腹发出的 4 条肌腱附着于第 2 ~ 5 趾的伸肌腱膜。*注意附着于跨趾的肌称为跨短伸肌。*

4. 复习足背肌的附着点和作用（**表 6.7**）。

5. 回到踝部，追踪胫前动脉在伸肌下支持带深面跨过踝关节，改名为**足背动脉**。

6. 在足背处追踪足背动脉，观察其在踝前部位于跨长伸肌腱的外侧。*注意在活体上，可在跨长伸肌腱和趾长伸肌腱之间触诊足背动脉搏动。*

7. 在足背肌腱的深面，辨认**弓状动脉**，它是足背动脉的分支，横过跖骨近端并发出外侧的 3 条**跖背动脉**。

8. 辨认足背动脉在踝关节附近发出**跗外侧动脉**，走向趾短伸肌和跨短伸肌的深面。*注意跗外侧动脉与弓状动脉的外侧端相连，构成动脉弓。*

9. 辨认**足底深动脉**，它在弓状动脉起始点附近发自足背动脉。

10. 观察足底深动脉在第 1 跖骨和第 2 跖骨间穿入足底并与足底弓吻合。

11. 在踝关节水平，辨认**腓深神经**位于跨长伸肌腱和趾长伸肌腱之间。

12. 钝性分离并追踪位于足背的腓深神经。*注意腓深神经支配趾短伸肌和跨短伸肌。*

13. 追踪腓深神经的皮支分布于跨趾和第 2 趾之间的皮肤，辨认它的 2 个**趾背支**。*注意跨趾和第 2 趾之间的皮肤是腓深神经在足背的唯一支配区。*

解剖回顾

1. 在解剖标本上复习**表 6.7** 中小腿前骨筋膜鞘内各肌的附着点和作用。
2. 追踪小腿前骨筋膜鞘内的胫前动脉至足，辨认其在何处更名为足背动脉。
3. 复习小腿前骨筋膜鞘和足背的神经支配模式。
4. 复习小腿的主要肌群、肌群的功能及每个肌群的神经支配。
5. 将小腿前骨筋膜鞘内和足背肌恢复到正常的解剖学位置。

足底

解剖概述

　　足同时具有纵弓和横弓，其承重点为后部的跟骨和前部的 5 块跖骨头。足底腱膜与深层的足底长、短韧带及跟舟韧带（弹簧韧带）共同维持纵弓。在足底腱膜的深面有 4 层足固有肌、肌腱、血管和神经。足趾的内收和外展运动以第 2 足趾为参考轴，这与手不同，手指运动是以第 3 指为中轴。

　　解剖顺序如下：去除足底的皮肤和脂肪垫；清理足底腱膜表面的浅筋膜，学习并翻开足底腱膜，显露足底的第 1 个肌层；由浅（下）至深（上）逐层解剖 4 层足底的每一层。

骨骼解剖

足底的骨

1. 参见图 6.28。
2. 在足的骨架标本上，从**跟骨**开始辨认 7 块跗骨。
3. 在跟骨的后下面，辨认粗糙的**跟骨结节**。
4. 自跟骨结节向内侧和前方触诊搁架状突起的**载距突**。
5. 辨认跟骨上方的**距骨**，在足的骨架标本上观察距骨上面与胫骨下面相关节。
6. 在距骨前端内侧，辨认船形的**足舟骨**。
7. 观察足内侧，足舟骨的前面与 3 块**楔骨**相关节：第 1（内侧）、第 2（中间）和第 3（外侧）楔骨。
8. 在足外侧、外侧楔骨与足舟骨的外侧，辨认最后一块跗骨——**骰骨**。
9. 观察骰骨与跟骨的前面在足的外侧相关节。
10. 在跗骨远端，辨认 5 块**跖骨，**从足内侧的

表 6.7 小腿前群肌和足背肌				
小腿前群肌				
名称	近端附着点	远端附着点	作用	神经支配
胫骨前肌	胫骨外侧髁、胫骨外侧面上半部	第 1 跖骨底、内侧楔骨的内侧面和下面	足背屈和内翻	腓深神经
𬌗长伸肌	腓骨中段前面和骨间膜	𬌗趾远节趾骨底背面	伸𬌗趾和足背屈	
趾长伸肌	胫骨外侧髁和骨间膜前面上 3/4	外侧 4 趾远节趾骨的伸肌腱膜	伸外侧 4 趾和足背屈	
第 3 腓骨肌	腓骨前面下 1/3 和骨间膜	第 5 跖骨底背侧	足背屈和外翻	
足背肌				
名称	近端附着点	远端附着点	作用	神经支配
趾短伸肌	跟骨、跗骨窦底	第 2～5 趾伸肌腱膜	伸趾	腓深神经
𬌗短伸肌	跟骨、跗骨窦底	第 1 趾伸肌腱膜	伸𬌗趾	

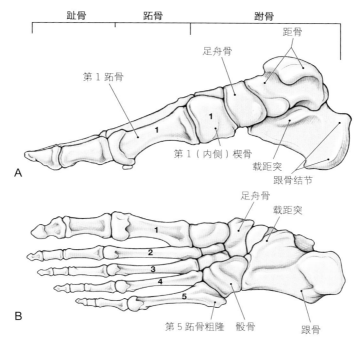

图 6.28　右侧足骨。A. 内侧面观；B. 下（足底）面观

第 1 跖骨开始至足外侧的第 5 跖骨结束。

11. 辨认**第 5 跖骨粗隆**，观察其向外侧突出并超出骰骨，为肌提供附着点。

12. 在跖骨远端，辨认 14 块**趾骨**，观察第 1 趾仅有 2 块趾骨，而其余各趾均有 3 块趾骨。

解剖指导

足底皮肤切口

解剖说明：在人体标本的双侧进行如下解剖操作。

1. 参见图 6.29。
2. 将人体标本置于俯卧位。
3. 自足跟（I）向第 2 趾底部（M）做一中线皮肤切口。
4. 自第 1 趾底部向第 5 趾底部（H 到 H）做一横向弓状皮肤切口。
5. 自中线切口向足底边缘剥离皮肤。观察足跟和跖骨头处的皮肤较厚，足趾和足背的皮肤则较薄。

6. 去除至少 2 个足趾的足底皮肤，将中线切口向下延伸到足趾远端（P）。

足底腱膜和皮神经

1. 参见图 6.30。
2. 观察足底筋膜在足底的内侧和外侧较薄，中央增厚形成**足底腱膜**。
3. 用刀片刮除足底腱膜表面的浅筋膜。
4. 观察足底腱膜向后附着于跟骨，向远端分为 5 条**趾束**到各趾。*注意这 5 条趾束由跖浅横韧带连接在一起。*
5. 用探针纵向拉起足底腱膜。为了能充分拉起足底腱膜，需要沿其外侧缘小心地用手术刀切开。不要切得过深。

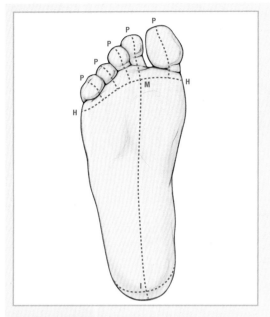

图 6.29　右侧足底皮肤切口（下面观）

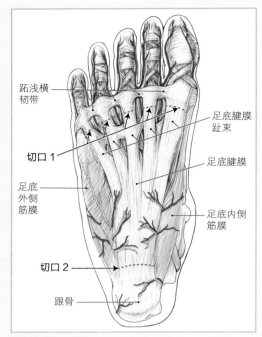

图 6.30　右侧足底（下面观）

6. 在足底前 1/3 的足底腱膜远端做一个横向切口（**切口 1**）。

7. 将足底腱膜翻向近侧的跟骨。

8. 观察坚韧的结缔组织束将足底腱膜附着于跖骨。用手术刀切断这些结缔组织束，将足底腱膜与深层结构分离。

9. 切除一侧标本的足底腱膜，在足底腱膜的跟骨附着点附近做一横向切口（**切口 2**）。

足底的第 1 层结构

解剖说明：在人体标本的双侧进行如下解剖操作。

1. 参见图 6.31。

2. 辨认**趾短屈肌**，它位于足底中央，紧邻足底腱膜深面。

3. 追踪趾短屈肌至其远端附着点，必要时切除残留的足底腱膜。

4. 在至少 2 个趾的足底面，沿足趾的长轴做一垂直切口（**切口 3**），切口经过趾短

屈肌上的滑膜鞘，小心勿切得太深。

5. 打开滑膜鞘以显露趾短屈肌腱附着于中节趾骨的"Y"形腱性附着结构。

6. 在趾短屈肌的内侧辨认**踇展肌**，钝性分离并追踪其肌腱至踇趾的远端附着点。

7. 在趾短屈肌的外侧辨认**小趾展肌**，钝性分离并追踪其肌腱至第 5（小）趾的远端附着点。

8. 追踪足底内侧动脉和神经至其分支——**趾足底总动脉**。

9. 修洁趾足底总动脉，辨认由其在趾蹼处发出的**趾足底固有动脉**。观察足底内侧动脉的分支供应内侧 3 个足趾和第 4 趾的内侧半。

10. 观察与每个足趾周围的血管伴行的**趾足底总神经**和**趾足底固有神经**，它们位于足底第 1 层肌的肌腱之间。

11. 复习足底第 1 层肌的附着点、作用及神经支配（**表 6.8**）。

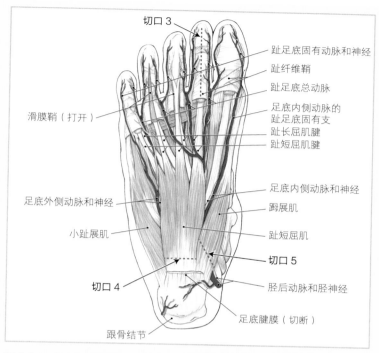

图 6.31　右侧足底的第 1 层肌（下面观）

切口 3
趾足底固有动脉和神经
趾纤维鞘
趾足底总动脉
足底内侧动脉的趾足底固有支
趾长屈肌腱
趾短屈肌腱
滑膜鞘（打开）
足底内侧动脉和神经
姆展肌
足底外侧动脉和神经
趾短屈肌
小趾展肌
切口 5
切口 4
胫后动脉和胫神经
足底腱膜（切断）
跟骨结节

12. 用剪刀在靠近跟骨处横断趾短屈肌（**切口 4**），将该肌翻向远端。

13. 将探针沿胫后动脉和胫神经的走行插入姆展肌深面。

14. 在探针上方切断姆展肌（**切口 5**）并将该肌翻向远端。

足底的第 2 层结构

解剖说明：仅在一侧足做第 2～4 层的深层解剖操作。

1. 参见图 6.32。

2. 钝性分离并追踪胫后动脉和胫神经进入足底，辨认**足底内侧**、**外侧神经**和**动脉**。

3. 辨认趾短屈肌深面的**足底方肌**。

4. 钝性分离足底的**趾长屈肌腱**。

5. 观察趾长屈肌的 4 条肌腱在近侧趾间关节附近穿过趾浅屈肌腱到达远节趾骨。

6. 观察 4 条**蚓状肌**起于趾长屈肌腱。

7. 观察第 1 蚓状肌起于第 1 趾长屈肌腱的内侧面，其余 3 条蚓状肌起于邻近的 2 条肌腱之间。

8. 复习足底第 2 层肌的附着点、作用及神经支配（**表 6.8**）。

9. 在趾长屈肌腱与足底方肌的汇合处，用剪刀横断趾长屈肌腱（**切口 6**），将肌腱与蚓状肌翻向远端。

解剖说明：为翻开足底的第 2 层肌，可能需要离断足底内侧动脉和神经并向远端翻起。

10. 在小趾展肌的跟骨附着点附近横断该肌并翻向远端（**切口 7**）。

足底的第 3 层结构

1. 参见图 6.33。

2. 在**胫骨后肌腱**附着点附近，沿**姆长屈肌**

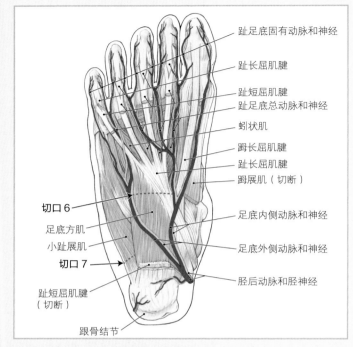

图 6.32   右侧足底的第 2 层肌（下面观）

图中标注（自上而下，右侧）：

趾足底固有动脉和神经
趾长屈肌腱
趾短屈肌腱
趾足底总动脉和神经
蚓状肌
踇长屈肌腱
趾长屈肌腱
踇展肌（切断）
足底内侧动脉和神经
足底外侧动脉和神经
胫后动脉和胫神经
跟骨结节

图中标注（左侧）：

切口 6
足底方肌
小趾展肌
切口 7
趾短屈肌腱（切断）

腱深面辨认并修洁**踇短屈肌**。

3. 观察踇短屈肌由**内侧头**和**外侧头**组成，且每个头都有各自的肌腱。*注意每条肌腱中都有一块籽骨。*

4. 观察踇长屈肌腱位于踇短屈肌的浅面、踇短屈肌腱中两块籽骨之间，附着于踇趾远节趾骨底。

5. 在足底的中间骨筋膜鞘内，辨认并修洁**踇收肌**。

6. 观察踇收肌有一个**横头**和一个**斜头**，两个头均附着于踇趾近节趾骨的外侧面。

7. 在足的外侧面，辨认并修洁**小趾短屈肌**。

8. 观察小趾短屈肌靠近**腓骨短肌腱**远端附着点和**腓骨长肌腱**全长。

9. 复习足底第 3 层肌的附着点、作用及神经支配（**表 6.8**）。

10. 钝性解剖并向远端追踪**足底外侧动脉**，

在跖骨底水平观察其分为**浅支**和**深支**。

11. 向内侧追踪深支并观察其形成**足底弓**。

12. 向内侧追踪足底弓，直至其进入踇收肌斜头的深面。*注意足底弓内侧端是由足背动脉的分支（足底深动脉）形成的。*

13. 辨认自足底弓发出的**跖足底动脉**，其走行于第 3 层肌和第 4 层肌之间。

14. 向远端追踪跖足底动脉，观察其与较浅层的趾足底总动脉相吻合。

15. 追踪**足底外侧神经**至其分支形成**浅支**和**深支**处，观察其支配第 4 趾的外侧和第 5 趾。

足底的第 4 层结构

1. 参见图 6.33。

2. 在外踝后方定位**腓骨长肌腱**，在浅面与小趾短屈肌深面之间靠近小趾展肌断端处插入探针。

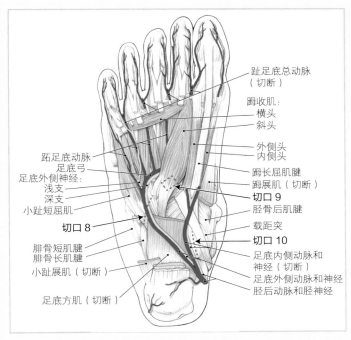

趾足底总动脉
（切断）

蹈收肌：
横头
斜头

外侧头
内侧头

蹈长屈肌腱

蹈展肌（切断）

切口 9

胫骨后肌腱

载距突

切口 10

足底内侧动脉和
神经（切断）

足底外侧动脉和神经

胫后动脉和胫神经

跖足底动脉
足底弓
足底外侧神经：
浅支
深支
小趾短屈肌
切口 8
腓骨短肌腱
腓骨长肌腱
小趾展肌（切断）
足底方肌（切断）

图 6.33 　右侧足底的第 3 层肌（下面观）

3. 沿探针横断小趾短屈肌并将其向远端翻开（**切口 8**）。

4. 追踪腓骨长肌腱至足底，观察其在骰骨外侧面转向深层。

5. 沿腓骨长肌腱浅面（进入腱鞘）插入探针，并自足底向内侧轻推探针。摇动探针以观察探针尖的位置，注意腓骨长肌腱在最深的平面横穿足底。

6. 为了更好地观察腓骨长肌腱的走行，在腱鞘上开一个小窗（**切口 9**），在踝部轻拉肌腱，观察其在窗口内的运动。

7. 在足内侧向远端追踪**胫骨后肌腱**，确认其远端附着点宽阔：足舟骨、3 块楔骨及第 2 ~ 4 跖骨底。

8. 在小腿后骨筋膜鞘中辨认**蹈长屈肌**。向远端追踪其肌腱至内踝处进入骨纤维管。

9. 在蹈长屈肌腱浅面，将探针插入骨纤维管，用手术刀沿探针切开骨纤维管（**切口 10**）。

10. 用探针提起蹈长屈肌腱，确认其穿过载距突下面。*注意载距突具有滑轮的功能，它改变了蹈长屈肌作用力的方向。*

11. 参见图 6.34。

12. 观察**骨间肌**位于足底弓的上方（深面）。

13. 尝试辨认（但不要分离）属于外展肌的

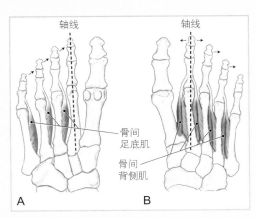

轴线　　　　　轴线

骨间
足底肌

骨间
背侧肌

A　　　　　B

图 6.34 　右侧足底的第 4 层肌——骨间肌。A. 足底面观；B. 足背面观

4块骨间背侧肌，以及属于内收肌的3块骨间足底肌。

解剖说明： 足的内收和外展运动以第2跖骨和第2趾为参考轴。

14. 复习足底第4层肌的附着点、作用及神经支配（**表6.8**）。

解剖回顾

1. 复习**表6.8**中足底4层肌的附着点和作用。
2. 自胫后动脉在小腿的起始处向下追踪至足底分支处，复习足底内、外侧动脉的分布。
3. 复习足底深弓和足背动脉足底深支之间的联系。
4. 自腘窝追踪胫神经的走行至内踝，追踪其在足底的2个分支（足底内侧和外侧神经）。

表6.8 足底肌				
第1层				
名称	近端附着点	远端附着点	作用	神经支配
趾短屈肌	跟骨结节和足底腱膜	外侧4个趾的中节趾骨	屈曲第2~5趾	足底内侧神经
姆展肌	跟骨结节内侧突、屈肌支持带、足底腱膜	第1趾近节趾骨底的内侧面	外展并屈曲第1趾	
小趾展肌	跟骨结节内侧突和外侧突、足底腱膜和肌间隔	第5趾近节趾骨底的外侧面	外展并屈曲第5趾	足底外侧神经
第2层				
名称	近端附着点	远端附着点	作用	神经支配
足底方肌	跟骨内侧面和足底面的外侧缘	趾长屈肌腱的后外侧缘	屈曲外侧4趾	足底外侧神经
蚓状肌	趾长屈肌腱	外侧4趾趾背腱膜的内侧面	屈曲第2~4趾近节趾骨，伸展第2~4趾中、远节趾骨	足底内侧神经（第1趾）足底外侧神经（第2~4趾）
第3层				
名称	近端附着点	远端附着点	作用	神经支配
姆短屈肌	骰骨足底面和外侧楔骨	第1趾近节趾骨底的两侧	屈曲第1趾的近节趾骨	足底内侧神经
姆收肌	第2~4跖骨底（斜头）、跖趾关节的足底韧带（横头）	第1趾近节趾骨底的外侧	内收第1趾	足底外侧神经深支
小趾短屈肌	第5跖骨底	第5趾近节趾骨底	屈曲第5趾的近节趾骨	足底外侧神经浅支
第4层				
名称	近端附着点	远端附着点	作用	神经支配
骨间足底肌	第3~5跖骨足底面	第3~5趾近节趾骨底的内侧面	内收第3~5趾、屈曲跖趾关节	足底外侧神经
骨间背侧肌	第1~5跖骨相对侧	第2趾近节趾骨内侧面（第1趾）、第2~4趾近节趾骨外侧面（第2~4趾）	外展第2~4趾、屈曲跖趾关节	

5. 在解剖标本上追踪足底内侧和外侧神经的走行，复习其运动和感觉功能。

6. 将足底的 4 层结构恢复到正常的解剖学位置。

下肢关节

解剖概述

为解剖下肢关节，须将关节周围的主要肌翻起或切除。由于关节的解剖会导致以后很难复习主要肌的关系，建议只在一侧下肢进行关节解剖，另一侧则保留软组织结构以便复习。如果实验室有足够的人体标本，可在每侧下肢进行选择性地关节解剖，或者在不同的人体标本上完成不同的下肢关节解剖。切除下肢肌的过程也是复习肌附着点、作用和神经支配的良好时机。

解剖顺序如下：解剖髋关节；解剖膝关节；解剖踝关节；学习参与内翻和外翻的距骨间关节。

解剖指导

髋关节

解剖说明： 在一侧下肢进行如下解剖操作。

1. 参见图 6.12、图 6.13 和图 6.35。

2. 在人体标本上，辨认构成髋臼的 3 块骨：**髂骨、坐骨**和**耻骨**。

3. 在髂前上棘处的上附着点离断缝匠肌，将缝匠肌翻向下方。

4. 在髂前上棘处的上附着点离断股直肌，将股直肌翻向下方。

5. 完全切除解剖区内的**耻骨肌**，显露髋关节囊的前面。

6. 在小转子处切断**髂腰肌**的肌腱，将髂腰肌向上翻。

7. 辨认参与构成**关节囊纤维层**的韧带：**髂股韧带、坐股韧带**和**耻股韧带**。

8. 查看**髂股韧带**，确认其远端附着于股骨转子间线，近端附着于髂前下棘和髋

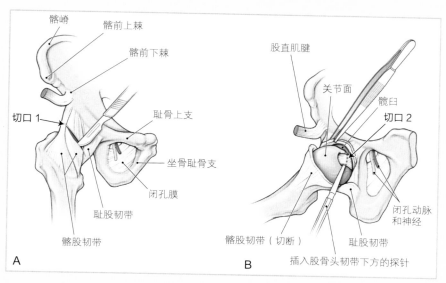

图 6.35　打开右侧髋关节囊的前面。A. 初始切口；B. 显露股骨头（前面观）

臼缘。

9. 屈伸髋关节，观察髂股韧带在屈曲时松弛，而在后伸时绷紧。*注意髂股韧带可限制髋关节过度后伸。*

10. 切开前方的髂股韧带和下方的耻股韧带，打开**关节囊**前面（**切口 1**）。

11. 在关节囊内，观察**股骨头关节面上的关节软骨**。外旋股骨并观察，可以看见股骨头更多的关节面。内旋股骨并观察，可见股骨头关节面进入**髋臼**。

12. 外展并外旋股骨，辨认**股骨头韧带**。

13. 辨认闭孔外肌，观察其走行于股骨颈下方。

14. 切除闭孔外肌，显露**耻股韧带**和**闭孔膜**。

15. 观察**闭孔动脉和神经**穿过闭孔膜上的缺口（闭膜管），支配股部内侧骨筋膜鞘。

16. 将探针插入股骨头韧带的下方，用解剖刀沿探针切断韧带（**切口 2**）。

17. 参见图 6.36。

18. 将人体标本翻转为俯卧位。

19. 将臀大肌翻向外侧。

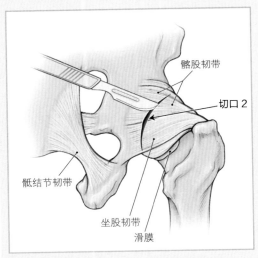

图 6.36 打开右侧髋关节囊的后面（后面观）

（图中标注：髂股韧带、切口 2、骶结节韧带、坐股韧带、滑膜）

20. 将臀中肌和臀小肌翻向外侧。

21. 自股骨外侧附着点依次离断梨状肌、上孖肌、闭孔内肌、下孖肌和股方肌，将这些肌翻向内侧。

解剖说明：为了能从后面更清楚地看到髋关节，可完全切除解剖区内的髋关节外旋肌。

22. **修洁关节囊**的后面。

23. 辨认从髋臼缘至股骨颈的**坐股韧带**。*注意坐股韧带并未附着在转子间嵴，而是留下了一个区域以显露髋关节的滑膜。*

24. 后伸髋关节，观察坐股韧带绷紧，限制髋关节的后伸。

临床联系

股骨颈骨折

股骨颈骨折破坏了股骨头的血供。血供（经股骨头韧带动脉）不足会导致股骨头坏死，须做置换术。股骨头坏死是老年人股骨颈骨折的常见并发症。

25. 切开上方的髂股韧带和后方的坐股韧带，打开关节腔后壁，并向前延伸做一个完整的环形切口（**切口 2**）。

26. 分开已经切开的两半关节囊，观察关节囊的厚度。

27. 参见图 6.37。

28. 将人体标本翻转为仰卧位。

29. 外旋股骨至股骨头自髋臼中出来。

30. 观察关节囊同时包裹**股骨颈**和**股骨头**。

31. 查看股骨头的关节面，辨认凹陷处的**股骨头凹，它**是**股骨头韧带**的附着点。

32. 观察股骨头韧带断端，辨认**股骨头韧带动脉**位于韧带的中央。

33. 辨认髋臼中的**月状面**，它是平滑的半月形关节面。

34. 辨认**髋臼切迹**，它是月状面前部的间隙，围绕**股骨头韧带**内侧附着点。

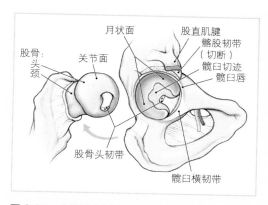

图 6.37 分离的右侧髋关节（前面观）

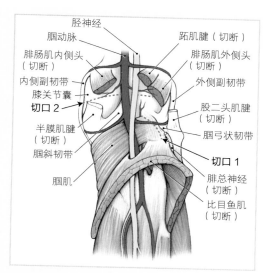

图 6.38 右侧膝关节（后面观）

35. 辨认横跨髋臼切迹的**髋臼横韧带**和围绕髋臼并加深关节窝的**髋臼唇**。

膝关节后入路

解剖说明：在已横断腓肠肌内外侧头的下肢进行如下解剖操作。

1. 参见图 6.38。
2. 将人体标本翻转为俯卧位。
3. 在人体标本上辨认股骨远端的**内侧髁**、**外侧髁**及**髁间窝**。
4. 辨认胫骨近端的**内侧髁**和**外侧髁**。
5. 辨认缝匠肌、股薄肌和半腱肌 3 块肌肉的肌腱的远端附着点（鹅足）在膝关节内侧面。复习这 3 块肌来自 3 个不同的股部骨筋膜鞘，因此神经支配也各不相同，但具有相同的屈膝和内旋胫骨的作用。
6. 提起附着于鹅足的肌，辨认膝关节的**内侧（胫侧）副韧带**。*注意内侧副韧带经关节囊附着于内侧半月板上。*
7. 在膝关节的外侧面，辨认**股二头肌腱**远端附着点位于腓骨头上。
8. 辨认膝关节的**外侧（腓侧）副韧带**，观察其并不附着于关节囊的外侧面。
9. 在膝关节的后方，观察腘肌腱在外侧副韧带与关节囊之间穿过。
10. 在膝关节后方，辨认自半膜肌腱向外上方斜行的**腘斜韧带**。*注意腘斜韧带可加强膝关节囊的后面。*
11. 如果不能清楚地观察到腘斜韧带，可切除腘窝内的腘血管、胫神经和腓总神经。
12. 辨认腘肌并观察跨过腘肌腱浅面的**腘弓状韧带**。*注意腘肌加强了关节囊的后壁。*
13. 切断腘肌腱（**切口 1**）并将腘肌翻向下方，显露膝关节囊的后面。
14. 用剪刀在关节囊上做一水平切口（**切口2**），切除解剖区内关节囊的后面。
15. 参见图 6.39A。
16. 自后面辨认在关节囊内相互交叉的膝交叉韧带。
17. 观察**后交叉韧带**附着于胫骨后面，而**前交叉韧带**附着于胫骨前面。
18. 辨认**内侧半月板**和**外侧半月板**，观察**内侧半月板**牢固地附着于胫侧副韧带，**外侧半月板**不附着于腓侧副韧带。

临床联系

膝关节损伤

　　强行外展和外旋小腿会导致内侧副韧带、内侧半月板和前交叉韧带的联合损伤，也被称作"膝关节损伤三联征"（unhappy triad）。典型的膝关节损伤三联征是膝关节外侧受到暴力撞击时膝关节内侧被迅速牵拉所致，这是接触性运动中常见的损伤。由于内侧半月板与内侧副韧带牢固相连，而外侧半月板借腘肌腱与外侧副韧带分离，因此内侧半月板较外侧半月板损伤的概率高 6～7 倍。

膝关节前入路

　　解剖说明： 在膝关节后入路的对侧下肢进行如下解剖操作。

1. 参见图 6.39B 和图 6.39C。
2. 在膝关节前面，辨认髌骨上方的股四头肌腱和髌骨下方的**髌韧带**。
3. 观察股四头肌腱有**髌支持带**辅助维持髌骨位于膝关节中央。
4. 自髌骨上方的股四头肌腱上做一个横切口。

5. 向膝关节两侧继续延长横切口至内侧和外侧副韧带前缘。
6. 将髌骨和髌韧带翻向下方，从前面显露关节腔。
7. 确认股骨和胫骨在关节囊外借 **2 条副韧带**相连、在关节囊内借 **2 条膝交叉韧带**相连，以及在后方借腘斜韧带和腘弓状韧带相连。
8. 确认膝交叉韧带位于滑膜腔外，但位于关节囊内。
9. 从前面确认膝交叉韧带相互交叉并附着于胫骨髁间隆起。
10. 屈曲膝关节并观察**前交叉韧带**附着在胫骨前面，**后交叉韧带**附着在胫骨后面。
11. 伸展小腿并观察股骨和胫骨关节面在伸直位具有最大接触面积。*注意膝关节完全伸直时，关节处于"锁定"的最稳定位置，此时前交叉韧带拉紧，限制关节的过伸。*
12. 屈曲小腿并观察在此位置下股骨和胫骨关节面接触较少。观察在屈膝时，伴随

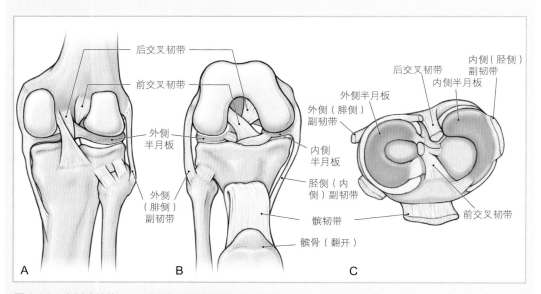

图 6.39 　右侧膝关节。A. 后面观；B. 前面观；C. 上面观

后交叉韧带
前交叉韧带
外侧半月板
外侧（腓侧）副韧带

后交叉韧带
前交叉韧带
外侧半月板
内侧半月板
胫侧（内侧）副韧带
髌韧带
髌骨（翻开）

内侧（胫侧）副韧带
内侧半月板
外侧半月板
外侧（腓侧）副韧带
胫侧（内侧）副韧带
前交叉韧带

少许旋转运动。

13. 屈曲膝关节时，拉胫骨向前（前抽屉试验）并观察前交叉韧带阻止胫骨被拉向前。*注意如果胫骨可向前大幅度移动，可能提示前交叉韧带断裂，这是一个重要的临床体征。*

14. 在同一位置下，推胫骨向后（后抽屉试验），观察后交叉韧带阻止了胫骨被推向后方。

15. 自前上方观察**内侧半月板**近似 "C" 形，**外侧半月板**近似圆形。

16. 自前上面观确认**内侧副韧带**附着于内侧半月板，而**外侧副韧带**则不附着于外侧半月板。

踝关节

解剖说明：在跟腱切断一侧的下肢进行如下解剖操作。

1. 参见图 6.23 和图 6.27。

2. 在腓骨远端，辨认**外踝**。

3. 在胫骨远端，辨认**内踝**。

4. 在踝关节内侧面，切断并翻开趾长屈肌。

解剖说明：在切断踝周围的肌腱时，在其足骨远端附着点上保留约 2 cm 的肌腱，将其余肌与肌腱从踝关节处翻开，暴露深面的韧带。

5. 向前翻开胫骨后肌腱，但不要将其切断。

6. 切断并翻开踝关节前面的肌腱、血管和神经。

7. 参见图 6.40。

8. 在踝关节内侧面，修洁并确认踝内侧（三角）韧带。

9. 观察三角韧带分为 4 部分，依其在骨上的附着点命名。自前向后，辨认**胫距前韧带**、**胫舟韧带**、**胫跟韧带**和**胫距后**

韧带。

10. 在踝关节外侧面，经腓骨肌上、下支持带做一垂直切口，向前牵拉腓骨长、短肌腱。

11. 修洁并确认**踝外侧韧带**。

12. 观察踝外侧韧带分为 3 部分，依据其在骨上的附着点命名。自前向后，辨认**距腓前韧带**、**跟腓韧带**和**距腓后韧带**。

13. 背屈和跖屈踝关节，观察这是踝关节的主要运动。

临床联系

踝关节损伤

踝关节是全身最易损伤的主要关节。当踝关节被外力强行内翻时，可损伤踝外侧韧带，致使踝关节扭伤伴外踝周围肿胀。严重时可导致跟腓韧带和距腓前韧带撕裂及外踝下端可发生撕脱骨折。

内翻和外翻的关节

解剖说明：在完成足深层解剖侧的下肢做如下解剖操作。

1. 参见图 6.41。

2. 用一只手握住位于胫骨和腓骨之间的距骨以固定踝关节，用另一只手内翻和外翻足。观察在内翻和外翻足时，距骨仍固定在踝关节内，足可绕距骨下面（距下关节）和距骨前面（距舟关节和距跟关节）做旋转运动。

3. 稳定踝关节，尝试牵拉腓骨长、短肌腱**使足外翻**。

4. 稳定踝关节，同时牵拉胫骨前、后肌腱可使**足内翻**。

5. 观察足内翻和足外翻运动发生于**跗横关节**（跟骰关节和距舟关节）和**距下关节**。

6. 在完成深层解剖的足底，切除趾短屈肌和足底方肌。

7. 观察足纵弓是由跨越跗骨的韧带支撑。

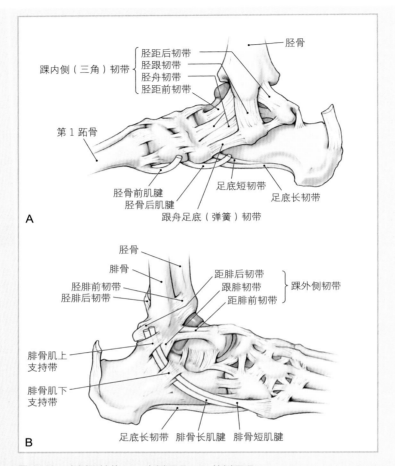

图 **6.40** 右侧踝关节。A. 内侧面观；B. 外侧面观

8. 辨认并修洁较浅层的**足底长（跟骰）韧带**，它从跟骨结节延伸至骰骨。*注意足底长韧带是跗骨间最长的韧带。*

9. 观察足底长韧带的浅层纤维从骰骨延伸到第 2~5 跖骨底。

10. 在足底长韧带的深面，辨认连于跟骨和骰骨之间的**足底短（跟骰）韧带**。观察足底短韧带在腓骨长肌腱沟之前止于骰骨。

11. 在胫骨后肌端附着点附近切断其肌腱，切除穿过距骨下方的肌腱部分。

12. 辨认连于跟骨载距突和足舟骨足底面之间的**跟舟足底（弹簧）韧带**。

13. 观察弹簧韧带分为 3 个部分，依其在骨上的附着点命名。从内侧到外侧，辨认**上正中韧带、中间（足底中间）韧带和外侧（足底下）韧带**。*注意弹簧韧带和胫骨后肌支撑距骨头和足纵弓。在功能正常的足上，弹簧韧带承受大部分体重。*

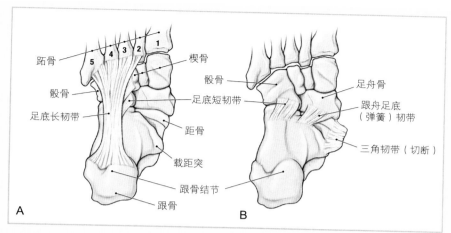

图 6.41　A. 足底长韧带；B. 足底短韧带和弹簧韧带（下面观）

解剖回顾

1. 复习组成下肢各个关节的骨的名称。
2. 复习下肢各关节的运动形式。
3. 在解剖标本上辨认每个关节的主要韧带，复习这些韧带各自的附着点。
4. 将翻起的下肢肌恢复到正常的解剖学位置。

第 7 章

头部和颈部

头颈部解剖的学习是一个相当大的挑战，因为该区域布满了与呼吸系统近端、消化系统近端、脑神经和特殊感受器相关的小结构。头颈部的解剖具有特殊性：在能够确认主体结构之前，需要先解剖主体结构的外周部分。因此，只有完成全部解剖才能对该区域有全面的了解。

头部的解剖应从脑神经和颈外动脉分支的走行和分布开始。所有脑神经和许多血管都穿经颅底的开口，因此，颅骨是学习头颈部软组织的重要工具。可根据需要学习颅骨的解剖知识。

颈部是头部和胸部之间的过渡区域。供给头部的主要血管及支配胸腔和腹部器官的神经都穿经颈部。若干个系统均有部分结构位于颈部：消化系统（咽和食管）、呼吸系统（喉和气管）、心血管系统（供应头部和上肢的主要血管）、中枢神经系统（脊髓）和内分泌系统（甲状腺和甲状旁腺）。最后，上肢的神经和血管也穿经下颈部。

首先解剖颈部的浅层结构（浅筋膜、浅静脉和皮神经）。我们将描述颈部的各三角区，并讨论这些三角区内的解剖。然后，解剖进入头部的血管结构及颈部的内分泌腺。解剖头部时，先解剖面部的浅层，然后再解剖面部的深层。将颅盖打开，从颅腔中取出脑。然后从上方和前方对眶部进行解剖。将头部一分为二或向上翻起以学习鼻和口腔的解剖。解剖完头部之后再解剖咽和喉，因为在解剖头部之前它们不能活动。

临床联系

在解剖过程中，你可能会见到遗体捐献者的解剖变异、临床疾病、病理过程或内植物。下列临床相关性问题会在本章中详细描述。

头部和颈部

1. 膈的牵涉痛参见**颈后三角**。
2. 气管切开术参见**肌三角**。
3. 喉返神经损伤参见**甲状腺和甲状旁腺**。
4. 甲状腺切除术参见**甲状腺和甲状旁腺**。
5. 胸廓出口综合征参见**锁骨下动脉**。
6. 贝尔面瘫（Bell's palsy）参见**面部浅筋膜和面神经**。
7. 腮腺切除术参见**腮腺区**。
8. 头皮创伤和感染参见**头皮**。

9. 牙科麻醉参见**颞下窝**。
10. 硬膜外出血参见**脑膜**。
11. 硬膜下隙和蛛网膜下腔出血参见**脑膜**。
12. 颅底骨折参见**颅中窝**。
13. 睑板腺囊肿参见**眼睑和泪器**。
14. 海绵窦血栓参见**眶内容物**。
15. 扁桃体切除术和腺样体肥大参见**咽的内面**。
16. 垂体瘤切除术参见**鼻腔外侧壁**。
17. 上颌窦感染参见**鼻腔外侧壁**。
18. 颈动脉内膜剥脱术和舌下神经损伤参见**舌下区**。
19. 喉痉挛参见**喉内部**。
20. 中耳炎参见**鼓室壁**。

颈部浅层

解剖概述

颈部被浅筋膜和深筋膜包围，深筋膜的封套层包绕图 7.1 所示的浅层肌。颈部封套筋膜深面可细分为前、后两部分。后部较大的区域容纳颈椎及其相关肌，并被椎前筋膜包裹。前部较小的区域容纳颈部脏器，被气管前筋膜包裹。在椎前筋膜和气管前筋膜分离处的前方，气管前筋膜延续为颊咽筋膜。气管前筋膜和椎前筋膜的分离处就是咽后间隙，它是一处潜在的间隙，被翼状筋膜分隔，该筋膜是连接两侧颈动脉鞘的结缔组织膜。咽后间隙后部被称为危险区，这是因为头部和颈部的感染可以扩散到翼状筋膜后方的间隙，并向下进入后纵隔。

解剖顺序如下：从颈前区和外侧区剥离皮肤，学习并翻开颈阔肌；辨认颈外静脉，然后解剖颈丛的数条皮支（耳大神经、枕小神经、颈横神经和锁骨上神经）；辨认副神经（CN XI），并沿胸锁乳突肌追踪其到斜方肌。

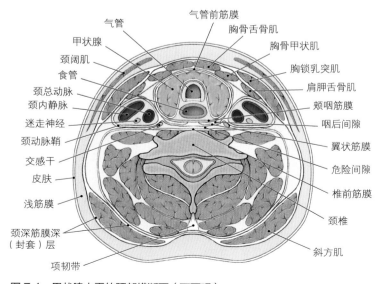

图 7.1　甲状腺水平的颈部横断面（下面观）

骨骼解剖

在骨架标本或分离的颈椎上辨认以下骨性特征。

颈椎

1. 见图 1.11 和图 7.2。
2. 观察颈椎椎体较小，而椎孔相对较大，**棘突分叉**，横突有**横突孔**。
3. 在单独的**寰椎（C₁）**上，确认**后弓**中点的**后结节**。回想一下，与其他颈椎不同，寰椎没有椎体，而是有**前弓**和**前结节**。
4. 在 C₁ 横突的上方，辨认椎动脉沟，即沿着后弓向后内侧走行的平滑凹槽。
5. 在单独的**枢椎（C₂）**上，确认**齿突（齿状突）**，即从椎体向上伸出的齿状突起。*注意，齿突是 C₁ 椎体的胚胎遗迹，已与 C₂ 椎体融合。*
6. 在 C₂ 后侧，辨认两侧**椎板**之间分叉的**棘突**。
7. 在 **C₃ ~ C₇** 上，确认每个椎骨的**椎体、横突**及其**横突孔**、椎板和**棘突**。
8. 在骨架标本上观察 C₇ 颈椎棘突最长（**隆椎**）。

舌骨

1. 参见图 7.2。
2. 在骨架标本上观察**舌骨**是全身唯一一块不直接与其他骨相关节的骨。
3. 在单独的舌骨上，辨认位于中央的**舌骨体**，以及从舌骨体两侧后方突出的大突起（即舌骨**大角**）。
4. 辨认舌骨体和舌骨大角连接处附近向上突起的短突起（即舌骨**小角**）。

表面解剖

颈部的表面解剖可以在活体或人体标本上进行。需要注意的是，在经过防腐处理的人体标本上，很难区分骨与固定完好的软组织。

颈部三角

1. 参见图 7.3。
2. 将人体标本置于仰卧位。
3. 触诊颈部前外侧面沿对角线方向走行的大**块胸锁乳突肌**。
4. 沿着胸锁乳突肌向上追踪至其上方的附着点，触诊位于耳后颅底的**乳突**。
5. 沿着胸锁乳突肌向下追踪至其下方的两个附着点，触诊**锁骨的胸骨端**和**胸骨柄**。

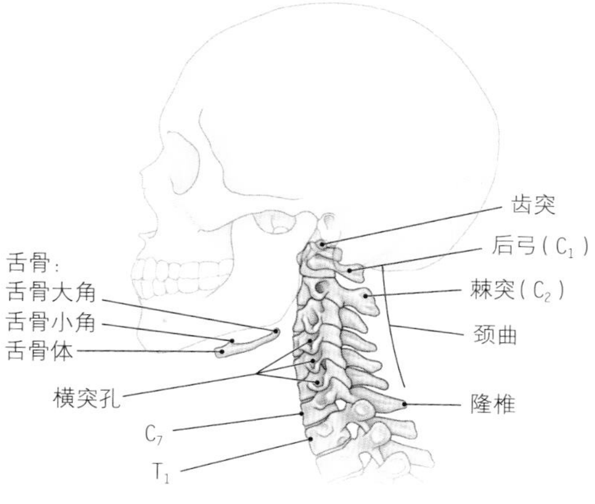

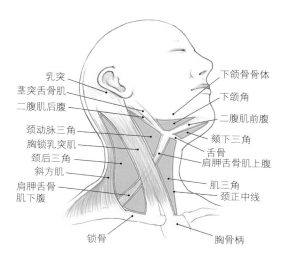

图 7.2 颈椎的左外侧面观

图 7.3 颈部三角的境界（右外侧面观）

6. 沿颈外侧面触诊**斜方肌**前缘。

7. 观察**颈后三角**的**前界**是胸锁乳突肌后缘，**后界**是斜方肌上缘，**下界**是锁骨的中1/3。*注意颈后三角有由颈深筋膜封套层所构成的浅界（顶）和由椎前筋膜覆盖的颈肌所构成的深界（底）。*

8. 观察**颈前三角**的**内侧界**是颈正中平面，**外侧界**是胸锁乳突肌前缘，**上界**是下颌骨下缘。*注意颈前三角有由颈深筋膜封套层所构成的浅界（顶）和由喉与咽构成的深界（底）。*

解剖说明： 为了便于描述，颈前三角被二腹肌和肩胛舌骨肌划分为更小的三角：肌三角、颈动脉三角、下颌下三角和颏下三角。颈前三角的细分将在后面学习。

解剖指导

颈部皮肤切口

解剖说明： 在开始皮肤切口之前，应注意如果皮肤切口太深，颈部的浅静脉和皮神经很容易受损。因此，建议在颈部采用半厚法剥离皮肤。

1. 参见图7.4。

2. 从颏（C）到胸骨颈静脉切迹（E）做一个前正中线皮肤切口。

3. 从颏的正中线切口（C）开始，沿着下颌体弓形向上直到耳垂前方（D）做一个水平皮肤切口。

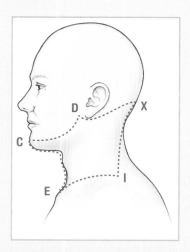

图7.4 颈部皮肤切口（左外侧面观）

4. 从耳垂前方（D）到枕外隆凸（X）在横断面上做一个皮肤切口。*注意如果已经完成背部解剖，则此切口已部分完成。*

5. 如果尚未解剖背部，沿斜方肌上缘从枕外隆凸（X）到肩胛骨的肩峰（I）做一个皮肤切口。

6. 如果尚未解剖胸部，从颈静脉切迹（E）沿着锁骨前表面向外侧切开至肩峰（I）。

7. 从前正中线开始，向外侧翻开皮肤至斜方肌前缘。

8. 将颈部皮肤剥离，并放入组织收集箱中。

解剖说明： 保留部分皮肤会妨碍下一层解剖的观察，因此建议完全去除皮肤。如果皮肤是大面积剥离的，则可以在解剖后用其包裹颈部以防止标本干燥。

颈后三角

1. 参见图7.5。

2. 辨认颈**浅筋膜**内的**颈阔肌**。

3. 观察颈阔肌非常薄，覆盖大部分颈前三角和颈后三角的下部。

4. 观察颈阔肌经**锁骨**前面向下延伸到它在胸部浅筋膜的下方附着点。*注意第5步和第6步要剥离的一些结构与颈阔肌深面相连，必须小心保存这些结构（如锁骨上神经、颈横神经、颈外静脉）。*

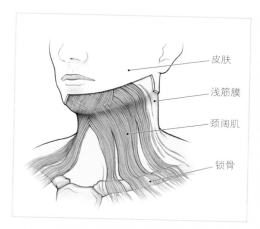

图 7.5　颈阔肌和颈部浅筋膜（左前外侧面观）

5. 在锁骨附近靠近颈正中线处，向上翻开颈阔肌下缘。

6. 用锐性解剖法将颈阔肌从其深面的血管和神经中游离出来，将肌向上翻开至下颌骨处，保留其附着在下颌骨体上。

7. 参见图 7.6。

8. 辨认并修洁位于颈阔肌深面、浅筋膜内的**颈外静脉**。

9. 观察颈外静脉始于下颌角后方，并走行于胸锁乳突肌浅面。

10. 向下追踪颈外静脉，在锁骨上约 3 cm 处可观察到该静脉穿过**颈深筋膜封套层**

（颈后三角的顶部）注入锁骨下静脉。*注意在解剖颈前三角时要向上追踪颈外静脉。*

11. 沿胸锁乳突肌后缘辨认**颈部神经点**，它包含了**颈丛**的皮神经分支。皮神经自颈部神经点从颈后三角进入靠近胸锁乳突肌中点的浅筋膜，支配颈部和头后部的部分皮肤。

12. 辨认平行于胸锁乳突肌后缘并向上走行的**枕小神经（ C_2 ）**。*注意枕小神经支配耳后的头皮。*

13. 辨认并修洁**耳大神经（ C_2 和 C_3 ）**，该神经在胸锁乳突肌浅面平行于颈外静脉走行。*注意耳大神经支配耳下方的皮肤、腮腺表面的皮肤及下颌角与乳突之间的皮肤。*

14. 辨认并修洁横过胸锁乳突肌和颈部的**颈横神经（ C_2 和 C_3 ）**。如果你找不到颈横神经，它有可能已经和颈阔肌一起被切除了。*注意颈横神经支配颈前三角的皮肤。*

15. 最后，辨认并修洁向下走行并支配肩部皮肤的**锁骨上神经（ C_3 和 C_4 ）**。观察锁骨上神经的内侧支、中间支和外侧支。

16. 辨认**副神经（第 XI 对脑神经）**，该神经

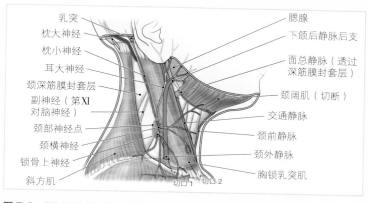

图 7.6　颈后三角的境界和内容物（右外侧面观）

在颈深筋膜封套层的深面走行于颈后三角。观察副神经（脊副神经）从胸锁乳突肌后缘中点稍向上方行向斜方肌上缘。

17. 用钝性分离法从周围结缔组织中游离出副神经，确认副神经同时支配胸锁乳突肌和斜方肌。*注意副神经是脑神经，并非起源于颈丛。*

18. 观察 C_3 和 C_4 脊神经在颈后三角加入副神经，这些神经为斜方肌提供本体感觉。如果背部解剖已经完成，请确认副神经可能位于斜方肌的深面。

临床联系

膈的牵涉痛

由于纵隔、膈的壁胸膜或衬于膈下面的壁腹膜受到刺激而引起的疼痛和感觉信息是由膈神经（$C_3 \sim C_5$）传递的。这种疼痛的内在信息与经锁骨上皮神经传递的肩部躯体感觉进入相同的脊髓平面，产生牵涉痛。

解剖回顾

1. 复习颈后三角的境界和内容。
2. 复习表 **7.1** 中颈后三角肌的附着点、作用和神经支配。
3. 复习颈筋膜的分布和穿过浅筋膜层的结构。
4. 复习副神经的走行和分布及其与颈筋膜的关系。
5. 复习颈丛皮支的分布，并注意它们与胸锁乳突肌和颈阔肌的关系。
6. 将翻开的颈后三角的组织恢复到正确的解剖学位置。

颈前三角

解剖概述

颈部脏器位于颈前三角，包括甲状腺、甲状旁腺、喉和气管（呼吸道上部）、咽和食管（消化道上部）。参考图 7.1，确认颈部脏器的后界为颈椎，前界为薄的舌骨下肌，两侧界为胸锁乳突肌和斜角肌。

颈部脏器两侧和气管前筋膜之间的间隙内有左、右颈动脉鞘。颈动脉鞘内包含颈总动脉（上方为颈内动脉）、颈内静脉和迷走神经。

表 7.1　颈后三角的肌

名称	上附着点	下附着点	作用	神经支配
斜方肌	上项线、枕外隆凸、颈韧带和 $C_7 \sim T_{12}$ 的棘突	锁骨外 1/3、肩胛骨的肩峰和肩胛冈	旋转肩胛骨并使肩胛盂向上倾斜，上提（上部）、收缩（中部）和降低（下部）肩胛骨	运动：脊副神经（CN XI） 本体感觉：$C_3 \sim C_4$
胸锁乳突肌	乳突、上项线的外侧半	胸骨柄前面（胸骨端）、锁骨内 1/3 上面（锁骨端）	头弯向同侧且脸转向对侧（单侧收缩），头后仰（双侧收缩）	脊副神经（CN XI）
颈阔肌	下颌骨、颊部皮肤、口角和口轮匝肌	三角肌和胸肌区的浅筋膜	紧张颈部皮肤、降低下颌骨	面神经的颈支（CN VII）

注：C—颈椎；CN—脑神经；T—胸椎。

解剖顺序如下：先学习颈前三角的浅静脉。然后解剖颈前三角内各细分区域的内容物：肌三角、下颌下三角、颏下三角和颈动脉三角。

解剖指导

颈前三角的浅筋膜

1. 参见图 7.6。
2. 在胸锁乳突肌外侧辨认**颈外静脉**。*注意颈外静脉上部是由下颌后静脉后支和耳后静脉汇合而成，但现在暂不分离这些血管。*
3. 辨认并修洁位于颈前正中线附近浅筋膜内的**颈前静脉**上部。*注意颈前静脉下部向外侧经胸锁乳突肌深面在颈根部注入颈外静脉。*
4. 观察颈前静脉始于舌骨附近，在颈正中线附近下行至胸骨上区，并穿入**颈深筋膜封套层**。
5. 沿胸锁乳突肌前缘追踪连接面总静脉和颈前静脉的**交通静脉**。*注意如果该静脉存在，可能非常粗大。*

肌三角

1. 参见图 7.7。
2. 在口底与颈部上端的交界处触诊**舌骨**。*注意舌骨的独特之处在于它不与其他骨相连。*
3. 在颈正中线附近，钝性分离颈深筋膜封套层，并辨认**胸骨舌骨肌**。
4. 松解胸骨舌骨肌的内侧缘，使其与深层结构分离。尽量不要破坏胸骨舌骨肌的外侧缘，因为支配该肌肉的运动神经从外侧缘进入该肌肉。
5. 从胸骨的下附着点离断胸骨舌骨肌，并向上翻开。*注意如果胸部解剖已经完成，则胸骨舌骨肌已与胸骨离断。*
6. 在胸骨舌骨肌外侧辨认肩胛舌骨肌上腹。
7. 用钝性解剖法翻开肩胛舌骨肌上腹的内

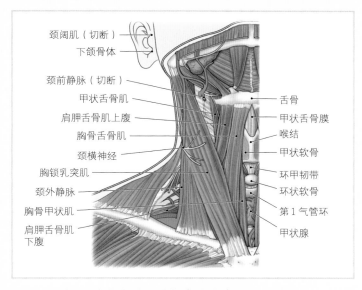

图 7.7　颈部肌三角的境界与内容物（前面观）

颈阔肌（切断）
下颌骨体
颈前静脉（切断）
甲状舌骨肌
肩胛舌骨肌上腹
胸骨舌骨肌
颈横神经
胸锁乳突肌
颈外静脉
胸骨甲状肌
肩胛舌骨肌下腹

舌骨
甲状舌骨膜
喉结
甲状软骨
环甲韧带
环状软骨
第 1 气管环
甲状腺

侧缘，使其与深面的结构分离。尽量不要破坏外侧缘，因为支配该肌的运动神经从外侧缘进入该肌。

8. 观察**肌三角**的内侧界是**颈部的正中平面**，上外侧界是**肩胛舌骨肌上腹**，下外侧界是**胸锁乳突肌**前缘。

临床联系

气管切开术

气管切开术是将一根管子通过切口置入气道，以确保气道阻塞或呼吸衰竭时上呼吸道的气流通畅。在手术中，于颈前正中线的舌骨下肌群之间做切口，仔细分离甲状腺峡部后，切开气管软骨。

在危及生命的气道阻塞情况下（如异物吸入、喉部水肿或声带麻痹），必须行紧急的环甲膜切开术。在这个过程中，于环状软骨的上方做一个切口（通过环甲膜／环甲韧带的正中部）。在这个位置切开可以避免损伤上方的声带和下方的甲状腺。

---

9. 在翻开的胸骨舌骨肌深面，辨认下方的**胸骨甲状肌**和上方的**甲状舌骨肌**。

解剖说明：在后面解剖颈动脉鞘时会发现颈袢支配着4块舌骨下肌中的3块（肩胛舌骨肌、胸骨舌骨肌和胸骨甲状肌）。同样，在后续的颈部解剖中还会发现进入甲状

舌骨肌的神经支配着甲状舌骨肌。

10. 复习舌骨下肌群的附着点和作用（**表7.2**）。

11. 轻轻地向左、右牵拉胸骨甲状肌以扩大中线处的间隙。

12. 在舌骨下方辨认位于颈前正中线的**甲状软骨**。

13. 在甲状软骨上，辨认**喉结**。喉结是向前突起的软骨，标志着声带的位置。

14. 辨认伸展于甲状软骨和舌骨之间的**甲状舌骨膜**。

15. 在喉结下方辨认**环甲韧带（膜）**。观察环甲韧带附着于甲状软骨下缘和**环状软骨**上缘。

16. 在环状软骨下方辨认**第1气管环**，并观察它近端的**甲状腺峡**。

17. 观察**甲状腺**位于气管两侧、胸骨甲状肌深面。

下颌下三角

1. 参见图7.8。

2. 在标本上，辨认**下颌下腺**并用探针确认其边缘。*注意一部分腺体已伸至下颌舌骨肌后缘，此时不可见。*

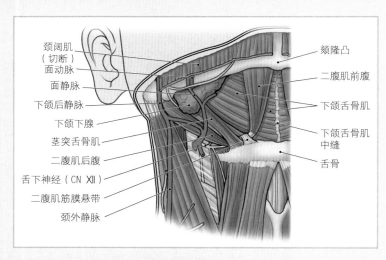

颈阔肌（切断）
面动脉
面静脉
下颌后静脉
下颌下腺
茎突舌骨肌
二腹肌后腹
舌下神经（CN XII）
二腹肌筋膜悬带
颈外静脉

颏隆凸
二腹肌前腹
下颌舌骨肌
下颌舌骨肌中缝
舌骨

图 7.8 颈部下颌下三角和颏下三角的境界和内容物（前面观）

3. 翻开颈阔肌，辨认跨过下颌骨体边缘的**面动脉和面静脉**。观察面动脉比面静脉更迂曲且更靠前走行。

4. 将面动、静脉与下颌下腺钝性分离。观察面静脉走行于下颌下腺表面，路径相对较直，而面动脉则走行于下颌下腺深面，此时只能看到很短的一段。

   解剖说明：如果血管很难看见，可切除一侧的颈阔肌和部分下颌下腺浅部。不要破坏腺体的深面结构。

5. 辨认并修洁二腹肌前腹和**后腹**的表面。

6. 观察两个肌腹通过中间腱连接在一起，并借**筋膜悬带**附着于舌骨体和舌骨大角。

7. 辨认并修洁位于二腹肌后腹前方的**茎突舌骨肌**。观察**茎突舌骨肌腱**通过分叉跨过二腹肌中间腱并附着于舌骨体上。

8. 在颈外侧，辨认向外侧颈总动脉走行的舌下神经（CN Ⅻ）。

9. 观察舌下神经从二腹肌后腹深面进入下颌下三角，然后经下颌下三角内的**下颌舌骨肌**深面进入口底。

10. 在下颌下三角内钝性分离并向舌方向追踪一小段舌下神经。

11. 观察**下颌下三角**的上界是**下颌骨（体）下缘**，前下界是二腹肌前腹，后下界是**二腹肌后腹**。*注意下颌下三角有颈深筋膜封套层构成的浅界（顶）和下颌舌骨肌与舌骨舌肌共同构成的深界（底）。*

颏下三角

1. 参见图 7.8。

2. 辨认**下颌舌骨肌**，它位于颈正中线左、右二腹肌前腹的深面。观察左、右下颌舌骨肌在正中线处融合为**下颌舌骨肌中缝**。

3. 修洁左、右下颌舌骨肌表面的浅筋膜，清理该区域内残留的浅筋膜或淋巴管。

4. 观察**颏下三角**的**下界**是舌骨，左、右界是左、右二腹肌的前腹。*注意下颌下三角有颈深筋膜封套层构成的浅界（顶）和下颌舌骨肌构成的深界（底）。*

颈动脉三角

1. 参见图 7.6。

2. 从**锁骨**和**胸骨**的下附着点至**乳突**的上附着点修洁胸锁乳突肌的前缘。*如果已经完成胸部解剖，胸锁乳突肌的下附着点可能已经被离断，也可能未被离断，这取决于解剖所用的方法。*

3. 观察胸锁乳突肌上端与腮腺相邻。锐性分离胸锁乳突肌上端与腮腺，保持胸锁乳突肌上附着点完整。

4. 如果还没有解剖胸腔，则可以从锁骨内 1/3 处（**切口 1**）和胸骨柄处（**切口 2**）离断胸锁乳突肌，离断时应尽可能地靠近骨。

5. 将胸锁乳突肌与后面的颈深筋膜封套层钝性分离，并向上翻开。在翻开胸锁乳突肌的过程中，尽量保留从后缘放射状发出的颈丛皮支，并保留这些皮支与颈椎的连接。

6. 钝性分离胸锁乳突肌与封套筋膜，并尽可能地向上分离至乳突。这样做将有助于后续腮腺区的解剖。

7. 参见图 7.9。

8. 在靠近颅底处寻找穿经胸锁乳突肌深面的**副神经（CN Ⅺ）**，并尽可能地向上追踪。*注意副神经穿颈静脉孔出颅，但这部分太靠上，此时无法看到。*

9. 将胸锁乳突肌放回解剖学位置，观察**颈动脉三角**的上界是二腹肌后腹，内下界是**肩胛舌骨肌上腹**，下外侧界是**胸锁乳突肌**前缘。

10. 钝性分离并修洁**肩胛舌骨肌下腹**。

11. 观察肩胛舌骨肌的下腹和上腹由**中间腱**

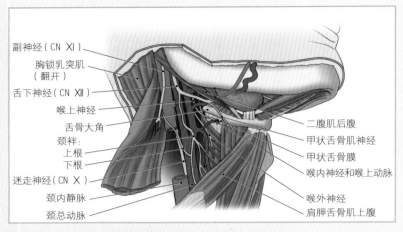

副神经（CN XI）
胸锁乳突肌（翻开）
舌下神经（CN XII）
喉上神经
舌骨大角
颈袢：
　上根
　下根
迷走神经（CN X）
颈内静脉
颈总动脉

二腹肌后腹
甲状舌骨肌神经
甲状舌骨膜
喉内神经和喉上动脉
喉外神经
肩胛舌骨肌上腹

图 7.9 颈动脉三角的境界和内容物（右外侧面观）

连接，通过筋膜悬带固定于锁骨。

12. 复习肩胛舌骨肌的附着点和作用（**表 7.2**）。

13. 触诊**舌骨大角的尖**，并观察其极为贴近**舌下神经（CN XII）**。

14. 辨认**甲状舌骨肌神经**，它看上去似乎是舌下神经的分支。*注意甲状舌骨肌神经起源于 C_1 脊神经，但与舌下神经一起走向甲状舌骨肌。*

15. 修洁部分颈动脉鞘并辨认与舌下神经伴行的**颈袢上根**。*注意颈袢上根主要由来自 C_1 脊神经前支的纤维组成。*

16. 辨认**颈袢下根**（C_2、C_3 前支），它绕过颈动脉鞘外侧并与上根相连形成一个"环"。

17. 修洁颈袢并追踪它的细支至舌骨下肌群的外缘。

18. 钝性分离并提起甲状舌骨肌后缘，辨认甲状软骨和舌骨之间的**甲状舌骨膜**。

19. 辨认穿过甲状舌骨膜的喉上神经内支。*注意喉上神经内支支配声带上方喉黏膜的感觉。*

20. 向上追踪喉上神经内支至喉上神经分为**内支**和**外支**处。*注意由于喉上神经太靠*

上，此时可能看不到喉上神经，如果出现这种情况，可以在后续的解剖中继续寻找。

21. 参见图 7.10。

22. 向下追踪喉上神经外支至其支配的**环甲肌**。*注意喉上神经外支也支配部分咽下缩肌。*

23. 在保留颈袢的同时，沿大血管平行的方向，用剪刀在**颈动脉鞘**上做一个垂直切口。

24. 在颈动脉鞘内，辨认**颈内静脉、颈总动脉和迷走神经（CN X）**。观察在颈动脉鞘内，颈内静脉位于颈总动脉的外侧，而迷走神经则位于两条血管之间的深面。

25. 向上追踪颈总动脉，辨认其分叉点（分为**颈内动脉和颈外动脉**处）。观察颈外动脉位于颈内动脉前方。

26. 钝性分离颈内静脉、颈总动脉和颈内动脉。

27. 辨认颈内静脉的最大属支：**面总静脉、甲状腺上静脉和甲状腺中静脉**。为了清晰显示解剖区，可以切除颈内静脉的 3 条属支。

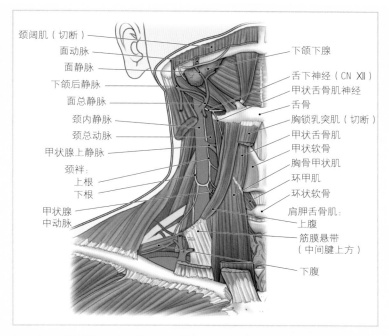

颈阔肌（切断）
面动脉
面静脉
下颌后静脉
面总静脉
颈内静脉
颈总动脉
甲状腺上静脉
颈袢：
　上根
　下根
甲状腺
中动脉

下颌下腺
舌下神经（CN XII）
甲状舌骨肌神经
舌骨
胸锁乳突肌（切断）
甲状舌骨肌
甲状软骨
胸骨甲状肌
环甲肌
环状软骨
肩胛舌骨肌：
　上腹
筋膜悬带
（中间腱上方）
下腹

图 7.10　颈动脉鞘的内容物（前面观）

28. 参见图 7.11。

29. 辨认并修洁颈动脉鞘内的**迷走神经（CN X）**，该神经位于颈总动脉和颈内静脉之间的深面。为了观察迷走神经，可以向外牵拉颈内静脉，向内牵拉颈总动脉。

30. 向上追踪迷走神经至**迷走神经下神经节**附近的喉上神经起始点，迷走神经下神经节是迷走神经在第 1 颈椎高度附近的一个膨大。*注意神经节通常很难被发现，但它位于迷走神经的喉、咽、腭支起始点附近，内含可到达心、肺和胃肠道等靶器官的迷走神经感觉细胞胞体。*

颈外动脉

1. 参见图 7.11。

2. 在甲状软骨上缘水平辨认颈外动脉的起点，然后向上钝性分离并追踪至其穿过二腹肌后腹内侧（深面）。

3. 颈外动脉在颈动脉三角内有 6 条分支，但此阶段只解剖其中 5 条。*注意颈外动脉的每条分支都有静脉伴行，可以移除静脉以保持解剖区整洁。*

4. 从下方开始解剖，辨认并修洁在甲状软骨上角附近发自颈外动脉前表面的**甲状腺上动脉**。向下追踪甲状腺上动脉至甲状腺侧叶的上极。

5. 辨认**喉上动脉**，它是甲状腺上动脉的一个分支，与喉上神经内支一起穿过甲状舌骨膜。

6. 在甲状腺上动脉的起点上方，辨认发自颈外动脉前面的**舌动脉**。

7. 修洁一小段舌动脉，观察其起点位于舌骨大角水平附近并与**舌下神经（CN XII）**平行走行。*注意舌动脉穿入舌肌深部，将在后续解剖中分离舌动脉。*

8. 辨认**面动脉**，它紧邻舌动脉上方并发自颈外动脉前面。

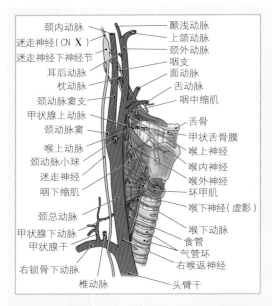

图 7.11　颈外动脉和迷走神经（CN Ⅹ）的颈部分支（右外侧面观）

9. 追踪面动脉走行，观察其穿过二腹肌后腹内侧并进入下颌下腺浅部深面。回忆一下，面动脉在伴行的面静脉前方跨过下颌骨下缘并进入面部。此时不要追踪动脉进入面部。*注意一些个体的舌动脉和面动脉常共干。*

10. 在颈外动脉的后面，辨认营养部分头皮的**枕动脉**。如果已经完成了枕下区的解剖，则应已辨认过该血管的远端部。

11. 在枕动脉起点的上方辨认**耳后动脉**。耳后动脉发自颈外动脉后面，经耳后供应部分头皮。*注意在前期解剖时，如果胸锁乳突肌没有被完全分离或翻开，则可能看不见这个分支。*

12. 钝性分离并修洁颈总动脉分叉处，辨认**颈动脉窦**。颈动脉窦是颈内动脉在其起点附近的膨大。*注意颈动脉窦壁上有压力感受器，可监测血压并受舌咽神经（CN Ⅸ）和迷走神经（CN Ⅹ）支配。*

13. 在颈总动脉分叉处内侧，尝试找到**颈动脉体**。颈动脉体是一小块神经组织，含有化学感受器，可以监测血液中氧和二氧化碳浓度的变化。*注意颈动脉体是由舌咽神经（CN Ⅸ）和迷走神经（CN Ⅹ）支配的。*

14. 咽升动脉是颈外动脉的第6个分支，它发自颈总动脉分叉处附近内面。*注意咽升动脉非常细，从图 7.11 所示的方向通常很难看到。*

解剖回顾

1. 复习颈前三角的境界和内容物，包括颈动脉三角、肌三角、颏下三角和下颌下三角等。

2. 复习**表 7.2** 中颈前三角肌的附着点、作用和神经支配。

3. 复习颈动脉鞘的内容物和各自的位置。

4. 复习颈外动脉的分支，注意它们与该区域的肌、神经和腺体的关系。

5. 复习喉上神经的分支并注意其分布。

6. 复习舌下神经的走行及其与颈部血管的关系。

7. 复习构成颈袢的结构及其与舌下神经和颈动脉鞘的关系。

8. 将颈前三角中已翻开的组织恢复到正常的解剖学位置。

甲状腺和甲状旁腺

解剖概述

甲状腺位于颈部的脏筋膜腔、舌骨下肌的深处、喉和气管的浅面。甲状腺和甲状旁腺是内分泌器官，动脉血供和静脉回流非常丰富，分泌的激素不经导管而直接进入心血管

表 7.2　颈前三角的肌

舌骨下肌群

名称	上附着点	下附着点	作用	神经支配
胸骨舌骨肌	舌骨体	胸骨柄后面	下降舌骨	颈袢（$C_1 \sim C_3$）
肩胛舌骨肌	舌骨下缘	肩胛切迹附近的肩胛骨上缘	下降并回缩舌骨	
胸骨甲状肌	甲状软骨斜线	胸骨柄后表面	下降甲状软骨和喉	
甲状舌骨肌	舌骨大角和舌骨体下缘	甲状软骨斜线	下降舌骨，上提甲状软骨和喉	C_1 经舌下神经（CN Ⅻ）

舌骨上肌群

名称	上附着点	下附着点	作用	神经支配
二腹肌	乳突、颞骨的二腹肌沟（后腹）	下颌骨的二腹肌窝（前腹）	上提舌骨和下降下颌骨	甲状舌骨肌神经（CN V_3）（前腹），面神经（CN Ⅶ）（后腹）
茎突舌骨肌	茎突	舌骨体	上提舌骨	面神经（CN Ⅶ）
下颌舌骨肌	下颌骨的下颌舌骨肌线（外侧附着点）	舌骨和下颌舌骨肌缝（内侧附着点）	支撑口底	下颌舌骨肌神经（CN V_3）

注：C—颈椎；CN—脑神经。

系统。甲状腺受垂体调节，其分泌的甲状腺素（T_4）和三碘甲状腺原氨酸（T_3）可控制代谢的速度。甲状腺也分泌降钙素，降钙素能够调节钙的代谢。甲状旁腺分泌的甲状旁腺激素（PTH）可辅助钙和磷的代谢。

解剖顺序如下：辨认甲状腺及其相关血管；辨认和学习喉返神经与甲状旁腺。

解剖指导

甲状腺和甲状旁腺

1. 参见图 7.12。
2. 向上翻开胸锁乳突肌、胸骨舌骨肌和胸骨甲状肌。
3. 辨认位于 $C_5 \sim T_1$ 椎体水平的**甲状腺左叶**和**右叶**。
4. 观察两叶由**峡部**相连，峡部位于第 2 ~ 3 气管环的前面。
5. 如果存在**锥状叶**，辨认从峡部向上伸出的锥状叶。*注意锥状叶是胚胎发育的残余部分，显示了甲状腺的下降路径。*

6. 从侧面观察，甲状腺与颈动脉鞘相邻，因此靠近颈总动脉和颈内静脉。
7. 辨认并修洁颈外动脉的分支——**甲状腺上动脉**，它进入甲状腺侧叶的上端。*注意稍后会解剖甲状腺下动脉。*
8. 辨认并修洁**甲状腺上、中静脉**，它们是颈内静脉的属支。

临床联系

喉返神经损伤

甲状腺切除术（切除甲状腺）和甲状腺肿瘤可能损伤喉返神经，引起患侧喉肌完全或部分瘫痪，导致声音嘶哑。

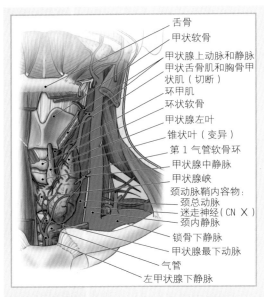

舌骨
甲状软骨
甲状腺上动脉和静脉
甲状舌骨肌和胸骨甲状肌（切断）
环甲肌
环状软骨
甲状腺左叶
锥状叶（变异）
第 1 气管软骨环
甲状腺中静脉
甲状腺峡
颈动脉鞘内容物：
颈总动脉
迷走神经（CN Ⅹ）
颈内静脉
锁骨下静脉
甲状腺最下动脉
气管
左甲状腺下静脉

图 7.12　甲状腺的动脉血供和静脉引流（前面观）

9. 辨认从气管前面进入胸腔的**甲状腺下静脉**，该静脉注入左、右头臂静脉。

10. 辨认**甲状腺最下动脉**。如果存在甲状腺最下动脉，该动脉应在甲状腺下方近正中线处进入腺体。

11. 向下追踪甲状腺最下动脉的起点，可以是主动脉弓、右颈总动脉或右锁骨下动脉。*注意甲状腺最下动脉是相对罕见但*

临床意义重大的变异，气管穿刺时可能损伤该血管。

12. 用剪刀剪断甲状腺峡部。

13. 用钝性分离法将峡部与气管环分开，并将侧叶也完全分开。

14. 在标本两侧，用钝性分离法显示**喉返神经**，该神经走行于气管食管间沟内，经过甲状腺侧叶后面。

15. 切断所有进出甲状腺左叶的血管，并将甲状腺左叶从周围结缔组织中钝性剥离并移除。

16. 检查甲状腺左叶后面并尝试辨认**甲状旁腺**。甲状旁腺的直径约为 5 mm，比甲状腺颜色更深、质地更硬。通常每侧甲状腺有 2 个甲状旁腺，但数量也可能为 1~3 个不等。

临床联系

甲状腺切除术

甲状腺在人体代谢中起着关键作用。甲状腺切除术是切除甲状腺的外科手术，最常用于治疗恶性肿瘤（癌症）。在甲状腺切除术中，位于甲状腺后面的小甲状旁腺有被损伤或切除的危险。甲状旁腺在钙代谢的调节中起重要作用，为了在不用药的情况下维持正常的血清钙水平，手术切除甲状腺时必须保留至少 1 个甲状旁腺。

解剖回顾

1. 复习甲状腺与舌骨下肌群、颈动脉鞘、喉和气管的关系。

2. 复习甲状腺的动脉血供和静脉引流，注意动脉和静脉之间的变异。

3. 复习甲状旁腺与甲状腺的关系。

4. 使用胚胎学教材复习甲状腺和甲状旁腺在发育过程中的起源和迁移。

5. 将切除的甲状腺左叶放入组织收集箱中，将颈部翻开的组织恢复到正常的解剖学位置。

颈根部

解剖概述

颈根部（基底部）是胸部和颈部的连接处。由于位于胸廓上口之上，所以颈根部是一个重要的区域。所有在头部和胸部或者上肢与胸部之间穿行的结构都必须穿经颈根部。

解剖顺序如下：辨认和学习颈根部的静脉；学习淋巴回流到静脉角的情况；学习迷走神经、膈神经和交感干；学习构成颈后三角底的肌；解剖锁骨下动脉的分支。

解剖指导

颈根部

解剖说明： 如在解剖胸腔时已切断锁骨中段并打开胸壁，则可移除胸前壁并将其置于一旁。

1. 参见图 7.13。
2. 向上翻开胸锁乳突肌、胸骨舌骨肌和胸骨甲状肌。
3. 用剪刀剪断连接肩胛舌骨肌中间腱和锁骨的筋膜悬带。
4. 从颈部上方向下追踪**颈外静脉**至其在锁骨附近进入颈深筋膜的浅层。*注意颈外静脉是锁骨下静脉唯一的属支。*
5. 为显露颈根部的血管，剔除颈后三角下部上面的颈深筋膜封套层，并注意尽可能地保留颈外静脉。
6. 辨认**锁骨下静脉**并将其从周围深层结构中钝性剥离出来。
7. 向内侧追踪锁骨下静脉至其与**颈内静脉**

汇合形成**头臂静脉**。*注意椎静脉在颈根部汇入头臂静脉后面，但此时无法看到。*

8. 辨认**锁骨下动脉**，观察右锁骨下动脉是头臂干的分支，而左锁骨下动脉是主动脉弓的分支。
9. 在左侧找到从胸腔上行到颈部的**胸导管**。
10. 在胸廓上口水平观察位于食管后方的胸导管，胸导管弓状弯向左前方，在**左锁骨下静脉**和**左颈内静脉**汇合处的**左静脉角**附近汇入静脉系统。*注意胸导管通常只有 1 条，直径与小静脉相当，但它也可能由几条较小的导管构成。*
11. 在右颈部可见数条小淋巴管与来自右上肢和右侧胸部的淋巴管相互连接构成**右淋巴导管**。
12. 观察右淋巴导管汇入**右静脉角**，即右锁骨下静脉与右颈内静脉交汇处。
13. 在颈部两侧找到颈动脉鞘内的**迷走神经**

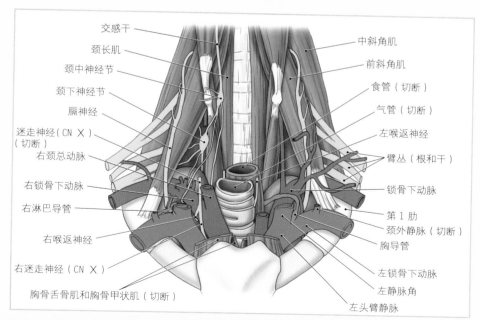

图 7.13 切除锁骨后的颈根部（前面观）

交感干
颈长肌
颈中神经节
颈下神经节
膈神经
迷走神经（CN Ⅹ）（切断）
右颈总动脉
右锁骨下动脉
右淋巴导管
右喉返神经
右迷走神经（CN Ⅹ）
胸骨舌骨肌和胸骨甲状肌（切断）

中斜角肌
前斜角肌
食管（切断）
气管（切断）
左喉返神经
臂丛（根和干）
锁骨下动脉
第 1 肋
颈外静脉（切断）
胸导管
左锁骨下动脉
左静脉角
左头臂静脉

（**CN X**），然后追踪其进入胸腔。复习迷走神经从肺根后方下降进入胸腔。

14. 右迷走神经在锁骨下动脉前方发出**右喉返神经**。同样，左迷走神经从胸腔左侧下降到主动脉弓前方并发出**左喉返神经**。

15. 沿着气管和食管的外侧向上追踪左、右喉返神经至第 1 气管环。暂不追踪它们进入喉部。

16. 确认膈神经走行于前斜角肌表面。膈神经发自 $C_3 \sim C_5$ 水平，支配膈的运动，以及纵隔和膈胸膜壁层的感觉。

17. 追踪膈神经进入胸腔，确认其从肺根前方下降至膈。

18. 辨认颈段的**交感干**，并确认其延续为胸交感干。

19. 确认**颈下神经节**位于胸廓上口附近的颈根部。*注意颈下神经节常与第 1 胸神经节融合形成颈胸（星状）神经节。*

20. 辨认**颈中神经节**位于颈交感神经链的中间，**颈上神经节**位于颈上部靠近乳突水平。

21. 检查构成颈后三角底的肌，并辨认头夹肌、肩胛提肌和**前、中、后斜角肌**。

22. 钝性分离并辨认前斜角肌和中斜角肌的边界，并向下追踪，观察两块肌均附着于第 1 肋。第 1 肋与前、中斜角肌的相邻缘构成**斜角肌间隙**的境界。

23. 复习斜角肌的附着点、作用和神经支配（**表 7.3**）。

24. 观察锁骨下动脉和臂丛神经根走行于中斜角肌和前斜角肌之间（穿过斜角肌间隙）。

25. 辨认走行于前斜角肌前面的**锁骨下静脉、颈横动脉和肩胛上动脉**。

26. 在斜角肌间隙水平钝性分离并修洁臂丛神经根。辨认**臂丛的锁骨上部：5 条根、3 条干、6 条股**。

27. 如果已经完成上肢的解剖，向外侧追踪

肩胛上神经至肩胛上切迹，此处有肩胛上动脉汇入。

锁骨下动脉

1. 参见图 7.14。

2. 依据与前斜角肌的关系，锁骨下动脉可分为 3 段。辨认锁骨下动脉的第 1 段，从它的起点到前斜角肌的内侧界。锁骨下动脉第 1 段有 3 个分支：椎动脉、胸廓内动脉和甲状颈干。

3. 辨认在前斜角肌和颈长肌之间上行的**椎动脉**。向上追踪椎动脉直到其进入 C_6 横突孔。

4. 辨认发自锁骨下动脉前下面并下行供应胸前壁的**胸廓内动脉**。*应将胸廓内动脉和胸前壁一并切除。*

5. 辨认发自锁骨下动脉前上面的**甲状颈干**。甲状颈干通常有 3 个分支，每个分支根据各自的路径或供应范围而命名。

6. 辨认甲状颈干的分支**颈横动脉**。颈横动脉在锁骨上 2 ~ 3 cm 处横过颈根部，经肩胛舌骨肌深面供应斜方肌。

7. 辨认甲状颈干的分支**肩胛上动脉**，向外走行至肩胛上切迹后面。在肩部，肩胛上动脉穿跨过肩胛横韧带上方供应冈上肌和冈下肌。

8. 辨认甲状颈干的最后一个分支**甲状腺下动脉**，向内侧走行进入甲状腺。*注意甲*

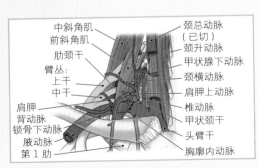

中斜角肌
前斜角肌
肋颈干
臂丛：
　上干
　中干
肩胛背动脉
锁骨下动脉
腋动脉
第 1 肋

颈总动脉（已切）
颈升动脉
甲状腺下动脉
颈横动脉
肩胛上动脉
椎动脉
甲状颈干
头臂干
胸廓内动脉

图 7.14　锁骨下动脉的分支（前面观）

状腺下动脉通常走行于颈交感干后方。

9. 辨认甲状腺下动脉的分支**颈升动脉**，它在颈部向上走行。

10. 返回锁骨下动脉并辨认位于前斜角肌后面的第 2 段。锁骨下动脉第 2 段仅有一个分支，即发自锁骨下动脉后面的**肋颈干**。

11. 钝性分离并将锁骨下动脉从第 1 肋表面提起，在胸膜顶上方钝性分离向后走行的肋颈干。肋颈干分为**颈深动脉**和**肋间最上动脉**。肋间最上动脉发出第 1、2 肋间后动脉。

12. 返回锁骨下动脉，辨认前斜角肌外侧缘与第 1 肋骨外侧缘之间的锁骨下动脉第 3 段。

13. 锁骨下动脉第 3 段有一个分支：**肩胛背动脉**。肩胛背动脉穿过臂丛的上干和中干之间，供应肩胛区的肌。*一些个体的肩胛背动脉发自颈横动脉而非锁骨下动脉。*

临床联系

胸廓出口综合征

　　胸廓出口综合征是指经颈根部的胸廓上口进入上肢的神经血管结构受压引起的综合症状。胸廓出口综合征的症状包括与缺血或神经功能障碍相关的上肢疼痛、麻木、变色、麻刺感或无力。由于臂丛和锁骨下动脉行经斜角肌间隙，所以此处是常见的受压部位，具有特殊的临床意义。多余的斜角肌肌束、斜角肌的缩短和增粗，或出现副颈肋都可能使斜角肌间隙缩窄。

解剖回顾

1. 复习斜角肌间隙的境界和内容。
2. 复习**表 7.3** 中斜角肌的附着点、作用和神经支配。
3. 复习迷走神经、喉返神经和膈神经的路径。
4. 复习颈根部至静脉系统的淋巴引流模式。
5. 复习交感神经纤维到头颈部的走行。
6. 复习胸腔内供应上肢和头颈部的主动脉弓分支。
7. 复习锁骨下动脉的 3 段及其分支。
8. 将胸前壁和翻开的组织恢复到正确的解剖学位置。

面部

解剖概述

　　面部皮肤的感觉由三叉神经（CN Ⅴ）的 3 个分支支配，如图 7.15 所示。眼神经（CN V_1）支配前额、上眼睑和鼻的皮肤。上颌神经（CN V_2）支配下眼睑、脸颊和上唇的皮肤。下颌神经（CN V_3）支配面下部和部分头侧面的皮肤。第 2、3 颈神经（$C_2 \sim C_3$）的分支支配颈部和头部后部的皮肤。

　　面部浅筋膜内有腮腺、面部表情肌、面神经（CN Ⅶ）分支、三叉神经（CN Ⅴ）分支、面动脉和静脉及其分支。所有面部表情肌的运

表 7.3 斜角肌

名称	上附着点	下附着点	作用	神经支配
前斜角肌	$C_4 \sim C_6$ 横突	第 1 肋	颈前屈，呼吸时上提第 1 肋	$C_4 \sim C_6$ 前支
中斜角肌	$C_2 \sim C_7$ 横突的后结节			$C_4 \sim C_6$ 前支
后斜角肌	$C_4 \sim C_6$ 横突的后结节	第 2 肋	颈侧弯，呼吸时上提第 2 肋	$C_7 \sim C_8$ 前支

注：C—颈椎。

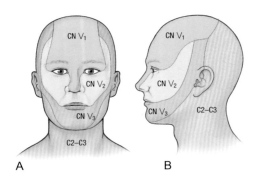

图 7.15 面部和颈部的皮区图。A. 前面观；B. 左侧面观

动都由面神经支配。

解剖顺序如下：去除面部皮肤，露出浅筋膜；辨认腮腺管和腮腺；在腮腺前缘辨认发出的面神经分支；学习面部表情肌；显露从颅底孔裂穿出的三叉神经的 3 条分支及其终支。

骨骼解剖

在骨架标本或分离的颅骨上辨认以下骨性特征。

颅的前面观

解剖说明： 颅骨的各个部分都很脆弱，眼眶和鼻腔的骨特别易碎。由于眼眶的内侧壁非常容易破裂，**千万不要用手指插入眶内来提起颅骨**。同样，在没有下颌骨支撑的情况下，将颅底面朝下置于台面上时，颅底面小的骨性突起也很容易被破坏。

1. 参见图 7.16。
2. 辨认**眼眶**，即保护眼球的骨腔，观察**眶缘**和最厚的外侧壁。
3. 观察**眶缘**由 3 块骨组成（**额骨、上颌骨和颧骨**）。
4. 在眶上方辨认**额骨**，并观察它向上延伸构

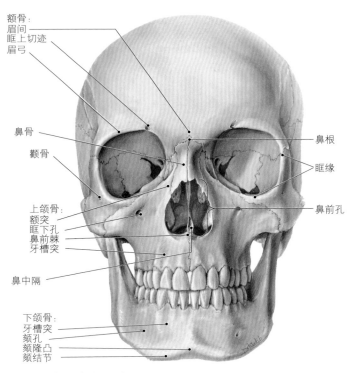

额骨：
眉间
眶上切迹
眉弓

鼻骨

颧骨

上颌骨：
额突
眶下孔
鼻前棘
牙槽突

鼻中隔

下颌骨：
牙槽突
颏孔
颏隆凸
颏结节

鼻根

眶缘

鼻前孔

图 7.16 颅骨（前面观）

成前额的骨性支撑，向后下方延伸构成眶顶。

5. 辨认**眉弓**，即沿眶上缘走行的厚骨嵴。

6. 观察左、右眉弓各有一**眶上切迹（孔）**，两个切迹之间的小凹陷称为**眉间**。

7. 在眉间的下方辨认**鼻根**，即额骨和**鼻骨**的交界处。

8. 观察左、右**鼻骨**构成了鼻梁的上部。

9. 在鼻骨后方辨认较薄的**上颌骨额突**，它向上延伸到额骨。

10. 在上颌骨前面，辨认**眶下孔和牙槽突**，厚的骨嵴对应上牙列（上牙）的附着点。

11. 在两侧上颌骨交界的中线处，辨认小的骨突起**鼻前棘**，鼻前棘朝向**鼻中隔**的前下方。

12. 观察**鼻前孔**由鼻骨和上颌骨所包围形成。

13. 在上颌骨外侧靠近颊区处，辨认左、右**颧骨**。

14. 辨认**下颌骨**，观察它有下牙列（下牙）附着的牙槽突。

15. 在下颌骨中线处辨认**颏隆凸**，增厚的骨嵴是下颌骨左、右两部分在发育过程中的融合点。

16. 下颌的形状与颏结节及位于其两侧的颏隆凸的形状相关。

17. 在下颌骨前面辨认两侧的**颏孔**开口。

18. 观察颏孔几乎与眶下孔和眶上孔在一条直线上，颏孔是三叉神经皮支的出口，这些神经除了其他功能外还支配面部感觉。

颅的外侧面观

1. 参见图 7.17。

2. 在**额骨**后面辨认一对**顶骨**。观察顶骨相对光滑，仅有**上颞线**和**下颞线**，是大咀嚼肌（颞肌）的上附着点。

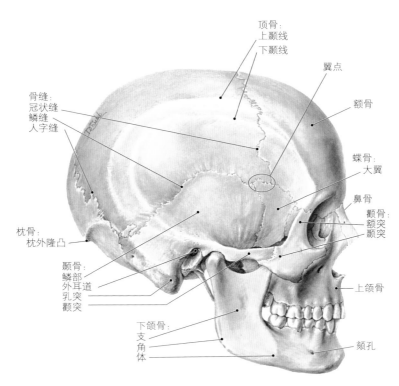

图 7.17　颅骨（外侧面观）

3. 辨认颅骨的**缝**。缝是不活动的纤维连接，位于各颅骨的边缘相互连接的骨缘。

4. 观察顶骨沿**冠状缝**与前方的额骨相关节，沿**人字缝**与后方的枕骨相关节。

5. 在颅后面沿**枕骨**中线辨认**枕外隆凸**。枕骨沿颅底向前延伸的部分将在后面学习。

6. 在颅的外侧面辨认**颞骨**。观察颞骨与顶骨沿着**鳞缝**吻合，构成骨的平坦部分（**鳞部**）。颞骨的另一部分是坚硬的岩部，岩部伸入颅腔，在后续解剖中可见。

7. 在颞骨的外侧面辨认**外耳道**的开口，它位于乳突的骨性突起前方和伸向颧骨的颧突后方。

8. 观察颞骨的颧突与**颧骨**的**颞突**吻合构成**颧弓**。注意构成颧弓的突起是以其所指向的骨命名，而不是以其起源的骨命名。

9. 观察颧骨有一个垂直方向的**额突**，因其伸向额骨并与额骨相连而得名。

10. 在"太阳穴"的凹陷处，辨认**蝶骨大翼**。

11. 在蝶骨大翼上方辨认**翼点**，即额骨、顶骨、蝶骨大翼和颞骨鳞部的交界处。注意翼点具有重要的临床意义，由于其内面有一条重要的动脉走行，且翼区是常见的骨折部位，因此翼区的损伤可导致颅内出血。

12. 从侧面观察，**下颌骨**有一个**支**（垂直部）和一个**体**（水平部），它们在**下颌角**处分开。

13. 沿下颌骨体的**底（下缘）**向前追踪，从侧面可辨认**颏孔**。

颅的上面观

1. 参见图 7.18。

2. 辨认**颅顶**，即颅盖骨。颅顶由部分额骨、顶骨和枕骨通过缝连接而成。

3. 观察**冠状缝**，即额骨和两块顶骨之间的缝。冠状缝与两块顶骨之间的**矢状缝**相互垂直。**前囟**是矢状缝与冠状缝的交界点。

4. 在颅顶的后面辨认枕骨和两块顶骨之间的**人字缝**和**人字缝尖**。人字缝尖是矢状缝和人字缝相交的地方。

5. 颅顶的大部分缝都很容易辨认，然而，在成人中通常看不到在成对额骨骨化中心之间形成的**额缝**。

表面解剖

面部

面部的表面解剖可以在活体或人体标本上进行学习。在人体标本上，可能会很难分辨骨骼和固定好的软组织。

1. 参见图 7.19。

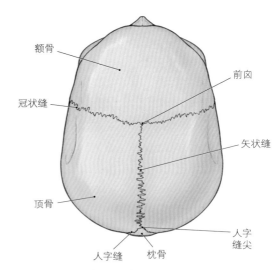

图 7.18 颅顶（上面观）

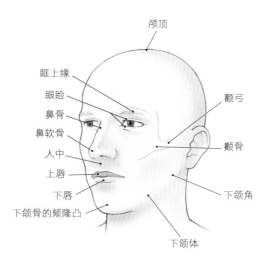

图 7.19 面部的表面解剖（左外侧面观）

2. 将标本置于仰卧位（面朝上）。

3. 触诊颅顶的最上面。

4. 在眼眶上方，触诊**眶上缘**，尽量辨认**眶上切迹**的位置。

5. 观察眼的前方有薄层皮肤（**上眼睑和下眼睑**）保护。

6. 沿鼻的上面触诊**鼻骨**和**鼻软骨**之间的过渡区。

7. 用手指从鼻中线往下端的唇方向移动，辨认**人中**，即**上唇**上方的小凹陷。

8. 在**下唇**下方的颏部，从**下颌骨**的**颏隆凸**沿**下颌骨体**向**下颌角**方向触诊。

9. 触诊颊部的**颧骨**，沿**颧弓**向后外侧触诊至外耳。

解剖指导

面部的皮肤切口

　　解剖说明：面部的皮肤很薄，且牢固地附着在鼻和耳的软骨上，但面部皮肤的活动度很大。面部表情肌在浅面附着于皮肤，而在深面则附着于颅骨。在做面部皮肤切口的时候，一定要注意不能切得太深，以免损伤皮肤下面的结构。

1. 参见图 7.20。

2. 在正中线处，于颅顶（A）附近做一个浅的皮肤切口（2 mm），切口经过发际线、前额和鼻（B）。

3. 从鼻根开始沿鼻梁继续往下行正中切口，至上唇人中的上方。

4. 在上唇和下唇的边缘围绕口周做一环形切口。

5. 自下唇下缘至颏隆凸（C）做正中线切口。

6. 从颏隆凸（C）开始，沿下颌骨下缘至下颌角的正上方做一切口。*注意如果颈部解剖已经完成，则这个切口也已经完成。*

7. 在头的外侧面，从颅顶（A）向耳上方（D）切开皮肤。

8. 从头外侧面（D）继续向下切开，经耳前方至下颌角，连接沿下颌骨缘的水平切口。

9. 从鼻（B）开始环绕眶缘小心地做一个浅切口。不要切除眼睑上的皮肤，这部分皮肤以后再切除。

10. 将切口从眼外侧角延伸至耳旁（D）。

11. 从正中线开始，剥离前额皮肤，并尽量保持结缔组织完整，不要将薄的额肌随皮肤一起剥除。*注意该区域的皮肤与皮下结缔组织紧密结合，可能需要使用锐性解剖法。*

12. 从正中线开始向外侧剥离面下部的皮肤，观察面部浅筋膜较厚，面部表情肌位于其中。

13. 将剥离的皮肤置入组织收集箱中。

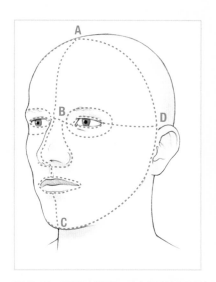

图 7.20　面部皮肤切口（左前外侧面观）

面部浅筋膜和面神经

解剖说明： 由于要在标本的右侧面部进行深层解剖，所以需要先在左侧面部清楚地辨认以下浅层结构。

1. 参见图 7.21。
2. 观察**颈阔肌**的上部沿下颌骨下缘延伸到面部。复习颈阔肌下方附着点是胸上部的浅筋膜，并形成颈前区的肌膜。
3. 钝性分离并辨认颈阔肌的上附着点，下颌骨下缘、颊部皮肤和口角。
4. 辨认面侧区下颌角附近的**咬肌**。咬肌是大块的咀嚼肌，不是面部表情肌。在后期解剖中会切除咬肌。
5. 在颧弓下 2 cm 处，辨认横穿咬肌外侧面的**腮腺管**。*注意腮腺管比邻近的神经粗，与探针柄的直径相当。*
6. 用钝性解剖法向前追踪腮腺管，至其经咬肌前缘转向内侧，进入颊部并穿过**颊肌**。修洁咬肌外侧的腮腺管部分，导管

的前部将在后面的解剖过程中修洁。*注意腮腺管开口于上颌第 2 磨牙外侧的口腔前庭。*

7. 用钝性解剖法向后追踪腮腺管并辨认**腮腺**前缘。*注意一些个体有副腮腺，它沿着腮腺管向前延伸。*
8. 观察腮腺有**腮腺鞘**包围。*注意腮腺鞘和腮腺基质（结缔组织、血管、神经和导管）与颈深筋膜封套层相延续。*

解剖说明： 腮腺周围结缔组织坚韧，难以钝性剥离，建议使用剪刀或刀尖剥离该层。

9. 在标本上辨认与腮腺管平行走行的**面神经颊支**。*注意颊支通常不止 1 支，而是包含多条向颊部走行的分支。*
10. 用钝性解剖法追踪进入腮腺的颊支，一块一块剥离神经浅面的腮腺组织。在腮腺内，颊支与其他面神经分支结合形成**腮腺丛**。
11. 从腮腺丛向外周（面肌方向）追踪面神

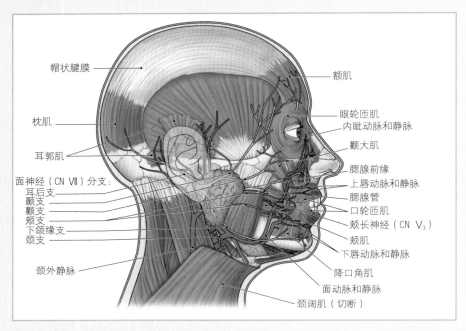

图 7.21 面部浅层解剖（右外侧面观）

经的其他分支，首先向上追踪跨过颧弓的**颞支**。

12. 在颞支和颊支之间，辨认走行于颧骨表面的**颧支**。

13. 在颊支下方，辨认与下颌骨下缘平行的**下颌缘支**和经下颌角进入颈部的**颈支**。

14. 最后，尝试辨认位于外耳后面的面神经**耳后支**。*注意耳后支通常很难找到，因为它是从茎乳孔穿出的第 1 个分支并向外耳深面走行。*

15. 向后方深面（耳垂下方）追踪腮腺丛的分支，直到它们合并成一条神经，即**面神经（CN Ⅶ）**。*注意面神经从颅底穿过颞骨的茎乳孔出颅。此时不要试图追踪面神经至茎乳孔。*

16. 确认咬肌前缘并同时保留腮腺管和面神经的分支。

17. 在咬肌前方辨认**颊脂垫**。

18. 用钝性解剖法去除颊脂垫，并显露**颊肌**。确认**腮腺管**穿经颊肌。

19. 辨认走行于颊肌外面的**颊（颊长）神经**，它是三叉神经下颌支（CN V₃）的一个分支，发自咬肌深面。*注意颊神经是感觉神经，穿经颊肌并支配颊部黏膜和皮肤的感觉。复习颊肌的运动是由面神经的颊支支配的。*

临床联系

贝尔面瘫（Bell's Palsy）

贝尔面瘫，即特发性面瘫，是指面部表情肌突然发生瘫痪，一般发生在单侧。贝尔面瘫的确切病因尚不清楚，但据说与一种病毒有关，可引发控制面部表情肌的面神经周围发生炎症和肿胀。患者表现为口角下垂，无法闭上患侧的眼睑。

面动脉和面静脉

解剖说明： 面动脉和面静脉在面部迂曲走行于面肌的浅层或深层。

1. 参见图 7.21。

2. 在下颌骨下缘和咬肌前缘处找到面动脉。

3. 观察面动脉的走行较迂曲且常位于面静脉前方。*注意在这个位置，面动脉和面静脉浅面只有颈阔肌和皮肤覆盖。*

4. 如果尚未解剖右侧面部，可沿着下颌骨下缘切断颈阔肌，但同时保留面部血管。将颈阔肌从口角处离断并置于组织收集箱中。

5. 从下颌骨下缘向下追踪面动脉至颈部下颌下腺的深面。

6. 向下追踪面静脉，可见其在颈部走行于下颌下腺浅面。面静脉可能在之前切除部分腺体时已被切断。

7. 用钝性解剖法向上追踪面动脉至口角，并辨认其发出的**上唇动脉**和**下唇动脉**。

8. 继续向上追踪面动脉至鼻外侧，此时面动脉更名为**内眦动脉**，观察面动脉在这段行程中形成的几个弯曲或圆环。

9. 观察面静脉的属支与面动脉的分支相对应，包括**上、下唇静脉**和**内眦静脉**。*注意内眦静脉与眼静脉在眶内吻合具有重要的临床价值，将在后续的眶部解剖中对此进行描述。*

眶周围肌

1. 参见图 7.22。

2. 小心切除上、下眼睑的皮肤，眼睑是全身最薄的皮肤，厚度只有 1~2 mm。

3. 辨认**睑裂**（眼睑之间的开口）周围的**眼轮匝肌**。

4. 辨认眶缘周围眼轮匝肌的**眶部**，它更靠近外周部，负责紧闭眼睑。

5. 辨认眼轮匝肌的眼睑部，这部分较薄，是更靠近中央的部分，负责眨眼。

6. 复习眼轮匝肌的附着点和作用（表 7.4）。

口周围肌

解剖说明： 数块肌可改变口形和唇形。通常很难描述此区的面部表情肌的边界，必须小心解剖以避免损伤这些薄肌。

1. 参见图 7.22。
2. 辨认口裂周围的**口轮匝肌**（包括上、下两部分）。
3. 用钝性解剖法从口角斜向颊部颧骨确定**颧大肌和颧小肌**的边界。*注意颧大肌通常体积更大，位置更靠近外下方。*
4. 在上唇上方，用钝性解剖法确认**提上唇肌**的边界和沿鼻外侧面延伸的肌组织（**提上唇鼻翼肌**）。
5. 辨认附着于口角内侧附近和颧大肌内侧深面的**提口角肌**。
6. 在下唇下方，用钝性解剖法确定**降口角肌和降下唇肌**的边界。
7. 打开口腔，触诊颊部颊肌的厚度。复习颊肌是面部表情肌，作用是辅助吹口哨、吮吸和吹气等动作，并通过增加张力来控制牙齿之间的食物帮助咀嚼。
8. 复习面部表情肌的附着点、作用和神经支配（**表 7.4**）。

面部感觉神经

1. 参见图 7.22 和图 7.23。
2. 观察三叉神经 3 个分支支配面部感觉的情况。
3. 辨认**眶上神经**的位置，该神经是三叉神经眼神经（CN V₁）的分支，穿经额骨的眶上切迹（孔）至眼上方皮肤。*注意眶上神经位于枕额肌额腹的深面，在学习标本的头皮时可以看到。*
4. 辨认**眶下神经**的位置，该神经是三叉神经上颌支（CN V₂）的分支，穿经上颌骨的眶下孔至提上唇肌深面。*注意眶下神经支配下眼睑、鼻侧面和上唇的皮肤感觉。*
5. 在右侧面部，用钝性解剖法确认提上唇肌的边界。
6. 紧靠眶下缘横断提上唇肌，将其翻向下

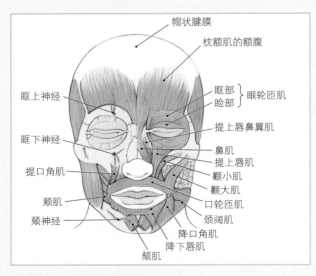

图 7.22 面部表情肌（前面观）

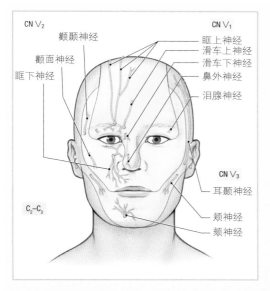

CN V₂ 的标注：颧颞神经、颧面神经、眶下神经

CN V₁ 的标注：眶上神经、滑车上神经、滑车下神经、鼻外神经、泪腺神经

CN V₃ 的标注：耳颞神经、颊神经、颏神经

C₂–C₃

图 7.23 面部皮神经（前面观）

方以显露眶下神经。

7. 观察**眶下动脉和静脉**也从眶下孔穿出。

8. 辨认**颊神经**的位置，该神经是三叉神经下颌支（CN V₃）的分支，穿经下颌骨的颊孔至降口角肌深面。*注意颊神经支配下唇和颏部皮肤及下颌前牙槽牙龈的感觉。*

9. 在右侧面部，用钝性解剖法确定降口角肌的边界。

10. 在口角附近横断降口角肌，将其翻向下方以显露颏神经。

11. 观察**颏动脉和颏静脉**也从颏孔中穿出。

12. 三叉神经的数条小支（**泪腺神经、滑车下神经、颧面神经、颧颞神经和鼻外神经**）也支配面部感觉。但此时不需要解剖这些小支。

解剖回顾

1. 复习从腮腺丛到面部表情肌这一部分面神经分支的路径。

2. 复习**表 7.4** 中面部表情肌的附着点、作用和神经支配。

3. 在颅骨和解剖标本上复习已解剖过的三叉神经分支及它们穿经的颅骨开口。

4. 复习面动脉和面静脉的起源、走行及其分支和属支。

5. 将翻开的肌和面部组织恢复到正常的解剖学位置。

腮腺区

解剖概述

腮腺区位于面侧部、耳的前方和颧弓下方。腮腺床指的是腮腺所占据的区域。腮腺包绕下颌支后缘，因此腮腺与此处的神经、血管、肌、骨骼和韧带关系密切。腮腺的浅部在显露面神经的分支时已被切除。本阶段的解剖目的是一点一点剔除腮腺的剩余部分，保留穿经腮腺的神经和血管。

解剖顺序如下：复习面神经分支，然后向后追踪至茎乳孔。在耳垂附近切断面神经的运动根，将腮腺丛及其分支翻向前方。向上追踪下颌后静脉，去除其前面的腮腺组织后，可见其穿过腮腺。移除腮腺组织后，可向上追踪颈外动脉。

骨骼解剖

在骨架标本或分离的颅骨上辨认以下骨性特征。

颞骨和下颌骨

解剖说明：注意颅骨下面小的骨性突起在没有下颌骨支撑的情况下很容易受损。

1. 参见图 7.24。

2. 辨认颞骨外侧面上的**外耳道**开口，此凹陷与外耳对齐。

表 7.4　主要的面部表情肌

名称	内侧附着点	外侧附着点	作用	神经支配
眼轮匝肌	眶内侧缘、睑内侧韧带和泪骨	眶缘周围皮肤	紧闭眼睑（眶部）、眨眼（睑部）	面神经（CN Ⅶ）
提上唇肌	上唇（下附着点）	眶缘下方的上颌骨（上附着点）	上提上唇	
颧大肌	口角	颧骨	向后上方牵拉口角	
口轮匝肌	上颌骨、下颌骨和正中平面的皮肤	口角	口的括约肌	
颊肌	口角	翼突下颌缝及上、下颌牙槽突的外侧面	在咀嚼时，将面颊压向磨牙，使食物处于牙的咬合面上	
降口角肌	口角	下颌骨	下降口角	
降下唇肌	下唇（上附着点）		下降下唇	

注：CN—脑神经。

3. 在外耳道前方、颞骨的下面辨认**下颌窝**的凹陷。如果有下颌骨，将其与颅底相关节，观察下颌窝是**颞下颌关节**的关节窝。

4. 在下颌窝内侧辨认**茎突**，它是从颅底向下伸出的一个细长骨性突起，因其"笔尖状"外观而得名。

5. 在外耳道后方、茎突后外侧，辨认大的圆形突起——**乳突**。

6. 在茎突和乳突之间辨认**茎乳孔**，即神经（CN Ⅶ）在颅底的出口。

7. 在下颌骨上，复习**下颌头**、**下颌颈**、**下颌支**、**下颌角**和**下颌体**的位置。

腮腺床的境界

在有下颌骨的颅骨标本和图谱上辨认腮腺床的境界。

1. 参见图 7.24。

2. 辨认由**乳突**和二腹肌后腹形成的后界。

3. 辨认由翼内肌、**下颌支**和咬肌形成的前界。

4. 辨认由**茎突**及其相关肌（茎突咽肌、茎突舌肌和茎突舌骨肌）形成的内侧界。

5. 辨认由**外耳道**底形成的后上界。

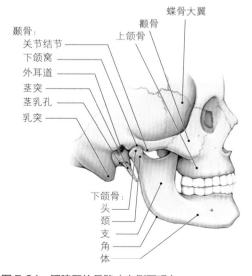

图 7.24　腮腺区的骨骼（右侧面观）

解剖指导

腮腺区

解剖说明： 仅在右侧头部进行以下解剖步骤。保留左侧头部的浅层结构以供复习。

1. 参见图 7.25。

2. 辨认经胸锁乳突肌并止于下颌角上方的**耳大神经**。从上方离断耳大神经并将它从胸锁乳突肌表面翻向下方，同时保留它与颈丛的连接。

3. 复习解剖过的**面神经（CN Ⅶ）分支**：**颞支、颧支、颊支、下颌缘支和颈支**。

4. 向后朝腮腺丛方向追踪面神经分支，并辨认两条较大的分支：**颞面干和颈面干**。

5. 向耳垂方向追踪面神经丛的分支，并辨认**面神经运动根的主干**。

6. 尽可能靠后切断面神经，在茎乳孔处保留主干残端，将腮腺丛及其分支向前翻开。

7. 复习**腮腺管**的走行。

8. 在腮腺上做一垂直切口，保留附着在腮腺管出口附近的部分腮腺，将腮腺管及附着其上的腮腺组织向前翻开，保留腮腺管穿经颊肌的部分。

9. 在腮腺上部附近辨认**耳颞神经**，该神经是三叉神经下颌支（CN V₃）的一个分支，在下颌头和外耳道之间穿行。*注意当耳颞神经穿过腮腺时，发出来自耳神经节的副交感神经突触后纤维。*

10. 向上追踪耳颞神经，可见它跨过颧骨颧突，与**颞浅动脉和静脉**伴行至耳颞区前方的皮肤。

11. 在颈部找到**颈外静脉**。向上钝性剥离并追踪颈外静脉至**耳后静脉和下颌后静脉**汇合处。

12. 钝性解剖并向上追踪下颌后静脉至其进入腮腺。

13. 追踪下颌后静脉至**上颌静脉和颞浅静脉**汇合处，在向上追踪的过程中剔除腮腺组织。

14. 向上追踪**颞浅静脉**至其跨过颧弓表面，追踪过程中继续剔除腮腺组织。此时不要追踪上颌静脉，这将在后面的解剖中进行。

15. 回到颈部并找到**颈外动脉**。向上钝性分离颈外动脉至下颌角，切除腮腺下部。

16. 确认颈外动脉沿下颌支的后缘向上走

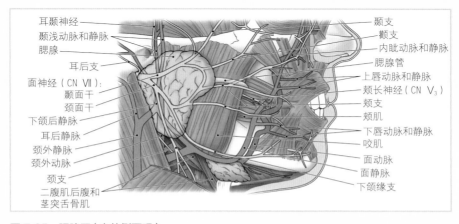

图 7.25　腮腺区（右外侧面观）

耳颞神经
颞浅动脉和静脉
腮腺
耳后支
面神经（CN Ⅶ）：
颞面干
颈面干
下颌后静脉
耳后静脉
颈外静脉
颈外动脉
颈支
二腹肌后腹和
茎突舌骨肌

颞支
颧支
内眦动脉和静脉
腮腺管
上唇动脉和静脉
颊长神经（CN V₃）
颊肌
下唇动脉和静脉
咬肌
面动脉
面静脉
下颌缘支

行。*注意在靠近下颌颈处，颈外动脉分为两个终支（上颌动脉和颞浅动脉），由于下颌后静脉位于浅面，因此可能看不到这两条终支。*

17. 在头外侧面，辨别并修洁在外耳道前方跨过颞骨颧突的**颞浅动脉**。观察这个区域，注意颞浅动脉位于耳颞神经的前方。

18. 尽可能修洁并追踪 1~2 条颞浅动脉的分支，其主要功能是为外侧头皮供血。*注意颞浅动脉的分支是根据其分布区域来命名的，包括面横动脉、耳支、颧眶动脉、颞中动脉、额支和顶支。*

19. 剔除颧弓和咬肌外侧面剩余的腮腺组织。

20. 向上追踪**二腹肌后腹**和**茎突舌骨肌**至颅底，清理其前缘或外侧面上残留的腮腺组织。显露二腹肌直至其在乳突上的附着点。

21. 剔除所有残存的腮腺组织和将胸锁乳突肌与深层结构相连的颈深筋膜封套层，同时保留下颌后静脉的后支。

临床联系

腮腺切除术

腮腺肿胀（如流行性腮腺炎）可能会非常痛，这是因为腮腺鞘内的压力增高，刺激面神经分支及耳大神经。肿大的腮腺将耳垂推向外上方，并可能压迫走行于腮腺内的面神经。腮腺切除术有损伤面神经的风险，必须小心避免损伤其分支。如果面神经受损，面肌就会瘫痪，如贝尔面瘫。

解剖回顾

1. 复习腮腺床的境界。
2. 复习面神经从内耳道至面部表情肌的走行和分支。
3. 复习头颈部外侧面的浅静脉引流，从颞浅静脉开始到颈根部的锁骨下静脉结束。
4. 复习颈外动脉的起源、走行和分支。
5. 将面神经恢复至正常的解剖学位置，使其断端并拢。
6. 将腮腺管及其他翻开的组织恢复到正常的解剖学位置。

头皮

解剖概述

头皮由 5 层结构组成。为了帮助记忆，可用这 5 层结构名称的首字母拼成"头皮"单词"scalp"。头皮的第 1 层（最浅层）是皮肤（skin）。头皮的第 2 层是皮肤深面含有头皮血管和神经的皮下致密结缔组织（connective tissue）。头皮的第 3 层是帽状腱膜（aponeurosis），连接枕额肌的额腹和枕腹。头皮的前 3 层紧紧地附着在一起，很难分开。帽状腱膜深面是由疏松结缔组织（losse commective tissue）构成的第 4 层，该层允许头皮在颅骨上移动。第 5 层是颅骨外膜（pericranium）或骨膜。

解剖顺序如下：按层次翻开 5 层头皮；检查头皮肌；学习头皮下的神经和血管。

解剖指导

头皮

解剖说明： 下列切口可以用手术刀直接切透全厚头皮至颅骨，或者先切开前 3 层头皮，然后再逐层切开。

1. 参见图 7.26。

2. 从鼻根（B）经颅顶（A）至枕外隆凸（X）做中线切口。*如果已经完成面部解剖，则这个切口已经部分完成。*

3. 在冠状面上，从颅顶（A）向两侧耳前一点（D）做切口。*如果已经完成面部解剖，则这个切口已经部分完成。*

4. 从颅顶开始，用镊子夹住切开头皮的一角。

5. 如果一次性翻开头皮全层，可在头皮和颅骨之间插入一个凿子。用凿子将头皮从颅骨上松解，然后翻开皮瓣。

6. 提起头皮瓣后，用双手抓住皮瓣向下拉。

7. 如果只翻开头皮的前 3 层，抓住皮肤和致密结缔组织的切缘，尽力将其与下方的腱膜分开。*注意要分离这几层比较困难，因为它们相当薄而且牢固地附着在一起。*

8. 参见图 7.27。

9. 无论采用哪种方法，都要将头皮的 4 个皮瓣翻开到帽圈的位置，但不要离断皮瓣。

10. 切开并翻开头皮全层，检查头皮的切缘并辨认**枕额肌**。*注意枕额肌是面部表情肌，受面神经分支（CN Ⅶ）支配。*

11. 如果只翻开皮肤和结缔组织，可以在颅骨上面辨认枕额肌。

12. 观察枕额肌有两个肌腹：**额腹**和**枕腹**，二者借**帽状腱膜**在颅顶相连。

13. 观察枕腹的下附着点是枕骨，上附着点是帽状腱膜。同样，观察额腹的上附着点是帽状腱膜，下附着点是前额和眉毛区的皮肤。

14. 如果单独翻开皮肤和结缔组织，则平行于皮肤切线在帽状腱膜上做一切口（**切口 1**）。

15. 向下翻开 4 块肌和帽状腱膜至皮肤翻开的水平。

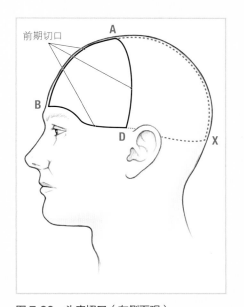

图 7.26 头皮切口（左侧面观）

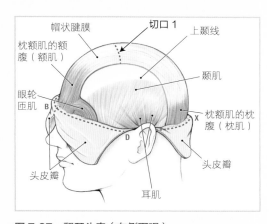

图 7.27 翻开头皮（左侧面观）

16. 参见图 7.28。
17. 向下拉前方的头皮瓣及肌组织以显露出眶上缘。辨认**眶上神经和血管**出眶上切迹并进入头皮深面。
18. 观察头皮瓣内的神经和血管从更下方的区域进入头皮。
19. 向下拉后方的头皮瓣和肌组织以显露枕外隆凸区。
20. 在头外侧面，尝试找出与**耳颞神经分支**伴行的**颞浅血管**。
21. 在耳后方，尝试找出与**枕小神经分支**伴行的**耳后血管**。
22. 在头后面，尝试辨认与**枕大神经分支**伴行的**枕血管**。
23. 在颅外侧面，注意头皮与覆盖**颞肌**的筋膜分离。
24. 参见图 7.27。

25. 尝试辨认覆盖在颞肌筋膜上的薄片状**耳肌**。观察耳肌通常分为前、上、后肌腹。
26. 如果一起翻开头皮和下面的肌，请小心地分离枕额肌和帽状腱膜以上的头皮层次，尽量保留颞浅动脉和耳颞神经的分支。
27. 从鼻根（B）经耳上方（D）到枕外隆凸（X）在头的周围做一水平切口，切除解剖区的头皮浅层（皮肤和致密结缔组织），并将其放置于组织收集箱中。*注意保持肌组织层完整。*

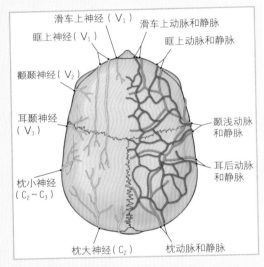

图 7.28　头皮的皮神经（左侧）和血管（右侧）（上面观）

解剖回顾

1. 复习头皮神经和血管的走行，学习它们之间平行走行的关系。
2. 在颅骨和已解剖的标本上复习出眶上切迹的眶上神经的走行。
3. 复习枕额肌的附着点和神经支配。
4. 将保留的头皮瓣恢复到解剖学位置。

颞区和颞下区

解剖概述

颞区有两个窝：颞窝和颞下窝。颞窝位于颧弓上方，内有颞肌。颞下窝位于颧弓下方、下颌支深面。颞下窝内有翼内肌和翼外肌、三叉神经下颌支（CN V₃）的分支、上颌血管及其分支。颞窝和颞下窝在颧弓和颅外侧面之间的区域互相交通。

解剖顺序如下：先学习咬肌。离断颧弓，将咬肌附着于颧弓的部分向下翻。学习颞肌，从下颌骨上离断冠突，向上将颞肌与附着的冠突一起翻开。切除下颌支的上端，在颞下窝内追踪上颌动脉。解剖三叉神经下颌支的分支。学习翼内肌和翼外肌，最后解剖颞下颌关节。

骨骼解剖

在单独的下颌骨标本上辨认以下骨性结构。

下颌骨

1. 参见图 7.29。
2. 在外侧面观上复习**下颌支**、**下颌角**和**下颌体**的位置。
3. 沿下颌支向上追踪，辨认**下颌头**（**髁突**、**冠突**），它在较细的**下颌颈**上方，是向后上方突出的骨性突起。
4. 辨认**冠突**，即从下颌支的前部向上突起的薄的"刀片状"骨性突起。
5. 观察两个向上的骨性突起——冠突和髁突，二者被**下颌切迹**分开。
6. 在下颌骨体下方，复习**颏孔**和**颏结节**的位置。

7. 在下颌支的内面，辨认小的骨性突起（下颌**小舌**）。下颌小舌是蝶下颌韧带的下附着点。
8. 在下颌小舌后方辨认**下颌孔**的开口，这是通往下牙列的下牙槽神经和血管的通道。
9. 在下颌体内面，辨认起于下颌孔的**下颌舌骨沟**，该沟是下颌舌骨肌神经和下颌舌骨血管走行所形成的浅凹。
10. 辨认位于下颌舌骨沟稍上方的**下颌舌骨线**，它向前延伸至靠近下颌骨中线内面的小骨性突起（**上、下颏棘**）。
11. 在下颌舌骨线下方，辨认外侧的凹陷为**下颌下窝**，以及更前方的凹陷为**二腹肌窝**。

颞窝和颞下窝

解剖说明： 在没有下颌骨的颅骨标本上复习一下骨性特征。

1. 参见图 7.17。
2. 在外侧面观上辨认顶骨上的**上颞线**和**下颞线**。
3. 观察**颞窝**是由 4 块颅骨组成：顶骨、额骨、颞骨鳞部和蝶骨大翼。复习这些骨汇合处形成了**翼点**。
4. 复习**颧弓**是由**颞骨颧突**和**颧骨颞突**构成的。
5. 参见图 7.30。

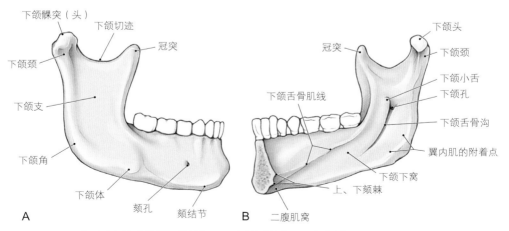

A
下颌髁突（头）
下颌切迹
冠突
下颌颈
下颌支
下颌角
下颌体
颏孔
颏结节

B
下颌头
下颌颈
冠突
下颌小舌
下颌孔
下颌舌骨线
下颌舌骨沟
翼内肌的附着点
下颌下窝
上、下颏棘
二腹肌窝

图 7.29 下颌骨右侧半内外侧面的特征。A. 右外侧面观；B. 右内侧面观

6. 在颞骨上复习**下颌窝**和**关节结节**的位置。

7. 在颧弓深面，辨认蝶骨**翼突外侧板**和**上颌骨**之间的**翼上颌裂**。

8. 小心地从翼上颌裂上端向**翼腭窝**插入一根细木棍或小通条。

9. 在翼腭窝的内侧壁上，辨认**蝶腭孔**的开口。小心地将小通条穿过蝶腭孔，从前面观察这个开口连通鼻腔和翼腭窝。

解剖说明：来自颞下窝的结构要经过 1 个裂（翼上颌裂）、1 个窝（翼腭窝）和 1 个孔（蝶腭孔）才能到达鼻腔。

10. 在翼上颌裂前方，观察上颌骨在**眶下裂**（蝶骨大翼和上颌骨之间的间隙）下方有 1 个**颞下面**。将小通条插入眶下裂，观察这个开口连接颞下窝和眼眶。

11. 在颅骨的下面观上辨认**蝶骨大翼**上的**卵圆孔**和**棘孔**。

12. 将下颌骨重新放回颅上，从**下颌支**形成的外界开始辨认**颞下窝的骨性边界**。

13. 观察颞下窝的前界由**上颌骨的颞下面**构成，内侧界由**翼突外侧板**构成。

14. 观察颞下窝的顶是由窝上方向外上方弯曲的**蝶骨大翼**构成。

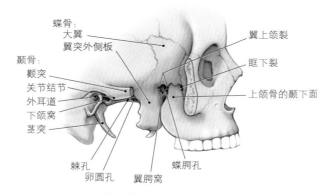

图 7.30　颞下区的骨（右外侧面观）

解剖指导

切除咬肌和颧弓

　　解剖说明：仅在右侧头部进行以下解剖操作。保留左侧头部的浅表结构以供复习。

1. 参见图 7.25。

2. 向前翻开已经切断的**面神经**及其分支和**腮腺管**。

3. 修洁**咬肌**外侧面，沿下颌支向下、沿颧弓下缘向上确认咬肌的边界。

4. 复习咬肌的附着点和作用（**表 7.5**）。

5. 复习穿经颧弓的**颞浅血管**和**耳颞神经**的走行。

6. 在覆盖颞肌的颞筋膜上做一个垂直切口，然后从肌表面钝性分离并向上提起部分筋膜。观察颞肌附着于颞筋膜的深面。

7. 沿上颞线切开颞筋膜并翻向下方。由于颞肌与筋膜紧密粘连，可能需要用手术刀从肌表面剥离筋膜。

8. 沿颧弓上缘切开颞筋膜，并将其从解剖区切除。

9. 参见图 7.31。

10. 在颧弓的前端附近，将探针插入颧弓深面，尽可能地靠近眼眶。如果插得正确，探针的路径应略斜。

11. 沿着与探针平行的斜线方向用锯离断颧骨（**切口 1**）。*在所有需要使用骨锯的步骤中都要戴上护目镜。*

12. 将探针在下颌头前缘附近插入颧弓深面。

13. 用骨锯沿着与探针平行的方向离断颧弓后部（**切口 2**）。

14. 轻轻向外下方牵拉咬肌及其在颧弓上附着的部分，在下颌切迹上方寻找进入咬肌深面的咬肌血管和神经。

15. 向下翻开咬肌和颧弓，切断咬肌神经和血管。

16. 用解剖刀从下颌支上段离断咬肌，但保留咬肌在下颌角附近的附着点。

颞区

1. 参见图 7.21 和图 7.30。

2. 在颅骨标本上复习颞窝的骨性边界。

3. 在标本的右侧辨认**颞肌**。

4. 剔除覆盖颞肌的筋膜和结缔组织，修洁颞肌在下颌骨冠突上的下附着点。

5. 在标本左侧，观察颞区的**浅界**是**颞筋膜**。

6. 复习颞肌的附着点和作用（**表 7.5**）。

颞下窝

解剖说明：所有需要使用骨锯、凿子或骨钳的步骤都要戴上护目镜。

1. 参见图 7.32。

2. 将探针轻轻插入颞肌肌腱后方的上颌切迹，并将探针向前下方推向下颌第 3 磨牙方向。在推探针时，保持探针紧贴下颌骨深面，在下颌骨与其深面结构之间形成一个间隙。

3. 在略高于下牙列水平的下颌支中点附近，用骨锯沿水平方向半离断下颌支（**切口 1**）。

4. 在水平切口中点处，用骨锯沿垂直方向半离断下颌支，在下颌骨切迹的最低点将下颌支平分（**切口 2**）。

解剖说明：下颌支的两个切口应形成一个倒"T"形切口。*注意在锯的时候要半离*

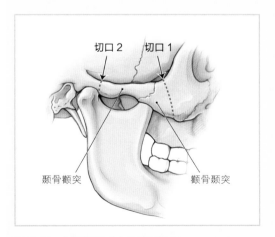

图 7.31 切除颧弓（右外侧面观）

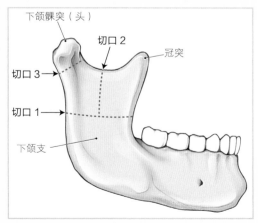

图 7.32 切除下颌支上部（右外侧面观）

断，不要全部离断。

5. 用骨钳或凿子，沿半离断线小心地将骨离断。

6. 在下颌颈内侧插入探针，分离下颌支及其深面的结构。

7. 用骨锯离断下颌颈中部（**切口 3**）。

8. 用骨钳沿半离断线将骨离断。

9. 参见图 7.33。

10. 向上轻轻翻开冠突、下颌支前上角的部分以及附着在上面的颞肌。

11. 从颅骨上钝性剥离颞肌，观察**颞深前、后神经**（三叉神经下颌支的分支）和**动脉**从深面入肌。*注意 CN V₃ 的分支颞深神经支配颞肌运动。*

12. 在下颌骨深面辨认**下牙槽神经和血管**。

临床联系

牙科麻醉

　　下牙槽阻滞是一种常用的下颌牙麻醉方法。在靠近下颌孔开口的口腔黏膜附近穿刺，可以麻醉下牙槽神经支配的下牙列、口腔黏膜和下唇。

　　同样，下颌神经阻滞也可以通过向颞下窝注射麻醉剂来实现。下颌神经阻滞不仅麻醉下牙槽神经，还麻醉舌神经、颊神经或耳颞神经，使下颌牙、下唇、颏部、颊部、舌和颞下颌关节均被麻醉。

13. 从下颌切迹开始向下至小舌水平用骨钳小心地离断下颌骨的后上部分。

解剖说明： 在切除骨的过程中，要小块小块地切，要常常停下来以确认操作是在肌、神经和血管的外侧进行。

14. 将高于水平离断线以上的骨切除，并将其放入组织收集箱中。

15. 修洁下牙槽神经和动脉，向下追踪动脉和神经至**下颌孔**并向前进入**下颌管**。*注意下牙槽神经支配下颌牙的感觉。*

16. 辨认下牙槽神经在进入下颌孔之前，从后部发出的下颌舌骨肌神经。可通过下

颌舌骨肌神经来区分下牙槽神经和周围血管。

17. 在颏部附近，再次辨认**颏神经**，复习它是下牙槽神经的分支，穿经颏孔并支配颏部和下唇。

18. 在下颌支切口的内侧，辨认下牙槽神经前方的**舌神经**，观察它并没有进入下颌孔，仍然在下颌骨内侧，并经过下颌第3 磨牙的内侧。*注意舌神经支配舌前 2/3 的黏膜、口腔底黏膜、舌侧牙槽黏膜的感觉。*

上颌动脉

1. 参见图 7.33。

2. 辨认起源于颈外动脉分叉处的**上颌动脉**。

3. 观察上颌动脉水平走行于颞下窝内，并经过翼外肌的浅表（占 2/3）或深面（占 1/3）。如果标本中的上颌动脉向深面进入翼外肌，那么在辨认下面的上颌动脉分支时，就可能需要切除部分肌肉。

4. 在颞下窝内钝性分离并追踪上颌动脉。

5. 在颈外动脉发出上颌动脉的起点附近，尝试辨认**脑膜中动脉**。*注意脑膜中动脉位于颞窝深处，在后续解剖中才会分离出来。*

6. 辨认并修洁**颞深动脉**（**前支和后支**）。观察颞深动脉起源于上颌动脉的上方，行向外上方并在骨水平跨过颞下窝顶部，然后进入颞肌深面。

7. 辨认并修洁**咬肌动脉**的残余部分（在以前的解剖步骤中已切断）。咬肌动脉从上颌动脉向外侧走行，穿经下颌切迹进入咬肌深面。

8. 辨认**下牙槽动脉**，自与下牙槽神经一起向下进入下颌孔的位置开始，向后追踪至其在上颌动脉的起点。

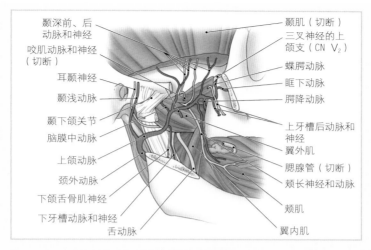

颞深前、后动脉和神经
咬肌动脉和神经（切断）
耳颞神经
颞浅动脉
颞下颌关节
脑膜中动脉
上颌动脉
颈外动脉
下颌舌骨肌神经
下牙槽动脉和神经
舌动脉

颞肌（切断）
三叉神经的上颌支（CN V₂）
蝶腭动脉
眶下动脉
腭降动脉
上牙槽后动脉和神经
翼外肌
腮腺管（切断）
颊长神经和动脉
颊肌
翼内肌

图 7.33　颞下窝的浅层解剖（外侧面观）

9. 解剖上颌动脉的最后一个分支——**颊动脉**，该动脉穿颊肌向前供应颊。*注意颊动脉可能相当细小，通常很难解剖。*

翼肌

1. 参见图 7.33。

2. 辨认水平穿过颞下窝的**翼外肌**。

3. 钝性修洁翼外肌表面，并辨认其上、下头之间的分离平面。*注意翼外肌和其他咀嚼肌均是由 CN V₃ 分支支配的，然而，它是唯一的张口肌。*

4. 复习翼外肌的附着点和作用（**表 7.5**）。

5. 在翼外肌下方辨认**翼内肌**。翻开咬肌，观察翼内肌有与翼外肌方向相似的肌纤维，因此也有与翼外肌相似的闭合下颌的功能。

6. 观察在翼外肌和翼内肌的下缘之间穿过的舌神经和下牙槽神经。

7. 修洁翼内肌表面，以舌神经为向导，确认分开两块翼肌的平面。

8. 复习翼内肌的附着点和作用（**表 7.5**）。

9. 在翼外肌和翼内肌之间插入探针，以确定翼外肌的下界。

10. 在靠近下颌颈和关节盘处用剪刀剪断翼外肌的后方附着点。

11. 一小块一小块地移除肌，保留浅表的神经和血管。

　　解剖说明：如果上颌动脉走行于翼外肌深面，则可以简单地向前翻开翼外肌，避免将其完全从解剖区切除。

12. 钝性解剖并向上追踪**下牙槽神经**和**舌神经**至颞下窝顶部的卵圆孔。

13. 参见图 7.34。

14. 回到上颌动脉的近端，辨认现在已显露的脑膜中动脉，该动脉从下颌颈内侧向上走行进入翼外肌深处。

15. 紧邻颅底处，脑膜中动脉在穿棘孔进入颅中窝并供应硬脑膜之前，有**耳颞神经**钩绕。

16. 用钝性解剖法小心地分离脑膜中动脉周围的环状神经组织，注意耳颞神经是三**叉神经下颌支（CN V₃）**唯一后向发出的分支。

17. 辨认**鼓索**，这是一条很细的神经，在颞

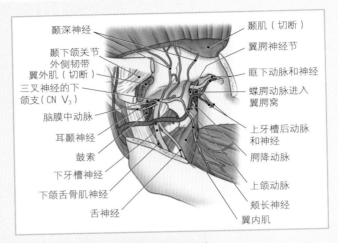

颞深神经
颞下颌关节
外侧韧带
翼外肌（切断）
三叉神经的下
颌支（CN V₃）
脑膜中动脉
耳颞神经
鼓索
下牙槽神经
下颌舌骨肌神经
舌神经

颞肌（切断）
翼腭神经节
眶下动脉和神经
蝶腭动脉进入
翼腭窝
上牙槽后动脉
和神经
腭降动脉
上颌动脉
颊长神经
翼内肌

图 7.34　颞下窝的深部解剖（外侧面观）

下窝的高位加入舌神经后部。

18. 向翼腭窝方向追踪上颌动脉。

19. 观察上颌动脉在进入翼腭窝前发出 4 条分支：上牙槽后动脉、眶下动脉、腭降动脉和蝶腭动脉。此时，只辨认进入上颌骨颞下面的**上牙槽后动脉**。其他分支在后续步骤中解剖。

颞下颌关节

1. 参见图 7.34。

2. 辨认颞下颌关节囊，用镊子辅助观察关节囊是否松弛以增加灵活性。

3. 观察关节囊的外侧面有**外侧韧带**加强。

4. 保留颞浅血管和耳颞神经，轻轻地将它们拉离颞下颌关节。

5. 用手术刀切除关节囊外侧部和外侧韧带。

6. 参见图 7.35。

7. 在关节内辨认**关节盘**，并注意其位于颞骨的下颌窝和下颌头之间。*注意翼外肌的肌腱附着在下颌颈和关节盘上。*

8. 检查关节盘，注意关节盘中心部分比较薄，靠近边缘处较厚。

9. 将探针分别插入关节盘上、下方，辨认**上、下滑膜腔**。

10. 移动残留的小部分下颌头，观察颞下颌关节的两种运动类型。确认在上滑膜腔内关节盘和下颌窝之间发生滑动运动（下颌前后移动），在下滑膜腔内下颌头和关节盘之间发生铰链运动。

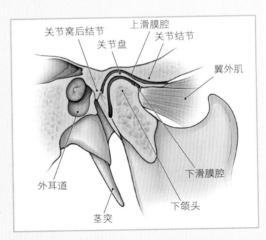

关节窝后结节
关节盘
外耳道
茎突

上滑膜腔
关节结节
翼外肌
下滑膜腔
下颌头

图 7.35　右颞下颌关节矢状切面（右外侧面观）

解剖回顾

1. 复习**表 7.5** 中咀嚼肌的附着点和作用。
2. 复习三叉神经下颌支经卵圆孔进入颞下窝的路径及其感觉和运动分支。
3. 从舌骨附近的起点开始追踪颈外动脉至颞下窝，复习其两条终末支的位置。
4. 追踪已解剖确认的上颌动脉分支至其供应区。
5. 复习脑膜中动脉与耳颞神经的关系。
6. 将已翻开的咀嚼肌和颞下区组织恢复到原解剖学位置。

颅内结构

解剖概述

许多学校在人体标本解剖之前就先把大脑切除了。如果人体标本已切除了脑，请跳到"脑膜"这一节。如果需要自行摘除脑，请按照以下指导操作。

颅骨为大脑半球提供了保护层，颅骨由 3 层结构组成。颅骨外板和内板均由密质骨组成，外板和内板之间的中间层由松质骨（板障）构成，如图 7.36 所示。

在颅腔内，脑被 3 层称为脑膜的膜性结构所覆盖，它们能够进一步保护和支持脑。此外，脑膜作为大脑动脉和静脉的"框架"，构成了引流脑静脉血的间隙（硬脑膜静脉窦）和含有脑脊液（CSF）的间隙（蛛网膜下腔）。硬脑膜是坚韧的外膜层，蛛网膜是蜘蛛网状的中间层，软脑膜是紧附着在脑表面的一层脆弱的薄膜。

解剖顺序如下：将残余的头皮和颞肌翻向下方。锯开并去除颅盖。检查并打开硬脑膜，显露蛛网膜和软脑膜。

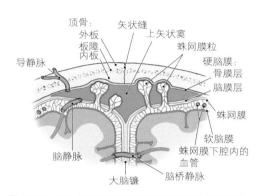

图 7.36 经上矢状窦和脑膜的冠状切面（前面观）

表 7.5	咀嚼肌			
名称	上附着点	下附着点	作用	神经支配
咬肌	颧弓下缘和内侧面	下颌支和下颌角的外侧面	上提、前移下颌骨	CN V$_3$ 经咬肌神经
颞肌	颞窝底和颞筋膜深面	下颌支前缘、冠突尖和内侧面	上提、后移下颌骨	CN V$_3$ 经颞深神经
翼内肌	翼突外侧板内侧面（深头），上颌结节（浅头）	下颌支内侧面	上提、后移下颌骨（双侧），侧向运动（单侧）	CN V$_3$ 经翼内肌神经
翼外肌	蝶骨大翼的颞下面和颞下嵴（上头），翼突外侧板的外侧面（下头）	下颌颈、关节盘和颞下颌关节囊	下降、后移下颌骨（双侧），侧向运动（单侧）	CN V$_3$ 经翼外肌神经

注：CN—脑神经。

解剖指导

去除颅盖

1. 参见图 7.37。
2. 将人体标本置于仰卧位，向下翻开**额肌**和**枕肌**（枕额肌的额腹和枕腹）以及所有层次的头皮。
3. 用手术刀切断**上颞线**和**下颞线**处的**颞肌**附着点，使颞肌与颅盖分离，并将该肌下翻。
4. 辨认头皮的最后一层，即直接覆盖在颅骨表面的**颅骨膜（骨膜）**。
5. 用解剖刀或凿子刮颅骨，清除颅骨膜和残留的肌纤维。
6. 将橡皮筋绕在颅骨上。在前面，橡皮筋应位于眶上缘上方约 2 cm 处。在后面，橡皮筋应经过枕外隆凸。
7. 用铅笔或记号笔沿着橡皮筋画出颅盖的周线。一旦勾画出颅盖的完整周线，就可取下橡皮筋。
8. 从耳上方画一条垂线，自头的一侧越过颅顶到对侧相应的位置。垂线应该有效地将颅骨分为前、后两部分。
9. 沿着绕颅周的标记线锯开颅骨（**切口**

1），只锯开颅骨外板但不要完全锯透颅骨。如果锯透颅骨内板，则可能损伤下方的硬脑膜或脑。

10. 为了便于锯开颅骨，可将标本从仰卧位转为俯卧位，然后再转为仰卧位。

解剖说明： 在锯开颞骨鳞部时要特别小心，因为这部分很薄。锯片上湿润的红色骨屑提示锯片在板障内，并且深度适当。

11. 沿着颅骨上面的垂线（**切口 2**）锯开颅骨，切口与两侧的颅周水平线相连。
12. 在做完圆周切割后，反复用凿子插入锯的切口中，用木槌轻敲凿子，打破颅骨内板。一旦颅骨完全切断，将可以看到切开的颅骨之间有少量的位移。
13. 使用"T 型"工具或者凿子的刃插入颅骨的切口或环形切口，通过扭转工具来增加颅骨切口之间的活动度和间隙。在这个过程中，当硬脑膜与颅盖骨分离时，可以听到明显的撕裂声。
14. 从颅骨切口的前部开始，用凿子自骨切口处将锯下的骨从硬脑膜上撬起。继续抬高颅盖骨的前半部分，向前额倾斜后拿掉这部分骨。*注意剧烈的拉扯可能导致硬脑膜撕裂并损伤脑*。
15. 以骨的切缘为导向，将钳柄插入颅骨后部下方，将硬脑膜的骨膜层推离骨深面。
16. 重复这一步骤，用凿子做杠杆撬动颅骨，将剩余的一半颅骨切除。同样，不要过于用力以免损伤深面的脑组织。
17. 在切除的颅盖骨内面，辨认脑膜中动脉形成的沟。比较这些沟与硬脑膜表面可见的血管，复习脑膜中动脉在颞下窝发自上颌动脉。

脑膜

1. 参见图 7.38。
2. 辨认**硬脑膜**，它分为 2 层结构：外层的**骨膜层**和内层的**脑膜层**。*注意这 2 层硬*

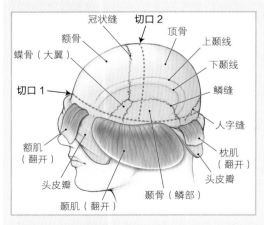

图 7.37 翻开颞肌和枕额肌，切除颅盖（左外侧面观）

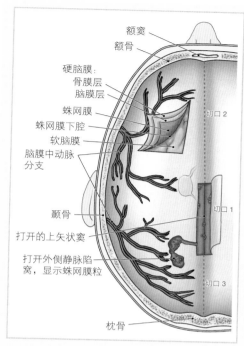

图 7.38　脑膜和上矢状窦的开口（上面观）

额窦
额骨
硬脑膜：
骨膜层
脑膜层
蛛网膜
蛛网膜下腔
软脑膜
脑膜中动脉
分支
颞骨
打开的上矢状窦
打开外侧静脉陷
窝，显示蛛网膜粒
枕骨
切口 2
切口 1
切口 3

脑膜除了在包围硬脑膜静脉窦和形成大脑镰和小脑镰处分开外，在其他部位都紧密相连。

3. 辨认**上矢状窦**，即沿颅腔上部中线走行的硬脑膜静脉窦。

4. 用剪刀在颅顶附近剪开硬脑膜骨膜层，在上矢状窦处做一个短距离的纵向切口（**切口 1**）。用镊子轻轻打开窦腔，确认其内面是光滑的，因为有内皮细胞覆盖内面。

5. 向前方的额骨方向延伸硬脑膜骨膜层的切口（**切口 2**），向后延伸切口至枕骨切缘（**切口 3**）。观察上矢状窦的口径由前向后随静脉血流的方向增大。

6. 轻轻地将探针插入窦壁向外扩张处，辨认**外侧静脉陷窝**。在外侧静脉陷窝内，辨认引流脑脊液回流至静脉系统的**蛛网膜颗粒**。

7. 检查覆盖大脑半球的硬脑膜表面，观察**脑膜中动脉**的分支。脑膜中动脉供应硬脑膜和邻近的颅骨。注意脑膜中动脉的前支行经翼点内面，*此处也可能走行于骨隧道内。*

8. 检查已切除的颅盖骨内面，辨认**上矢状窦沟**及**脑膜中动脉沟**。

9. 参见图 7.39。

10. 用剪刀沿颅周切缘（**切口 4、5**）剪开硬脑膜。沿两侧向后剪至距中线外侧约 3.5 cm 处为止。目的是将硬脑膜从脑表面剥离，但保留其后方附着于上矢状窦的区域。

11. 用钝性解剖法轻轻拉开硬脑膜前极，在大脑半球之间插入剪刀，剪断附着于鸡冠的**大脑镰**。大脑镰是硬脑膜脑膜层的延伸，其沿中线在大脑半球之间下降，将左、右大脑半球物理分隔。

12. 抓住硬脑膜的前极，轻轻向后拉，在牵拉过程中逐渐将大脑镰从大脑半球之间游离。

13. 观察大脑表面由大脑上静脉进入上矢状窦外侧的**脑桥静脉**。

14. 在向后牵拉硬脑膜使大脑镰完全从大脑半球之间游离的过程中，切断脑桥静脉，直到硬脑膜在后极附近附着于颅骨处。*注意随着脑组织的解剖，翻开的硬脑膜部分将被切除。*

15. 在已经翻开的硬脑膜深处，辨认覆盖在脑表面的**蛛网膜**，蛛网膜以蛛网膜下腔的蜘蛛网状结缔组织束而命名。

16. 观察蛛网膜跨过脑裂和脑沟并松弛地覆盖于脑上。在活体上，由于蛛网膜下腔中脑脊液的压力，蛛网膜紧贴硬脑膜的脑膜层，两者之间没有空隙。

17. 透过蛛网膜可观察到脑静脉。脑静脉经脑桥静脉进入上矢状窦，脑桥静脉在翻开硬脑膜时已被切断。

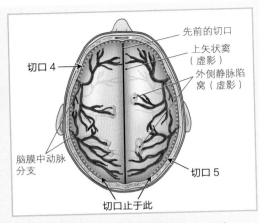

图 7.39 环颅周切断并翻开硬脑膜（上面观）

图中标注：
先前的切口
上矢状窦（虚影）
外侧静脉陷窝（虚影）
切口 4
脑膜中动脉分支
切口 5
切口止于此

18. 用剪刀在脑外侧面的蛛网膜处剪开一个小切口（2.5 cm）。用探针提起蛛网膜，观察**蛛网膜下腔**。在活体上，蛛网膜下腔是含有脑脊液的真实腔隙。在标本上，由于脑脊液不再存在，蛛网膜下腔则为"泄气"的扁塌状态。

19. 通过蛛网膜的切口观察脑表面的**软脑膜**。注意软脑膜紧贴脑的轮廓，进入所有的脑沟和裂隙，无法将其从脑表面移除。

解剖回顾

1. 复习所有颅骨。
2. 复习硬脑膜的外部特征，注意其外骨膜层附着于颅骨。
3. 复习硬脊膜的特征，并将其与硬脑膜进行比较。
4. 比较和对比硬膜外血肿、硬膜下血肿和蛛网膜下腔血肿的特征。
5. 将翻开的硬脑膜恢复到其解剖学位置。
6. 用湿毛巾、浸有防腐液或湿润液的包巾包裹头部，以防止显露的脑膜和脑变得干燥。

脑摘除、硬脑膜襞和硬脑膜静脉窦

解剖概述

硬脑膜的内脑膜层形成向内突出的皱襞（硬脑膜内折），皱襞将颅腔不完全分隔。其中 3 个皱襞（大脑镰、小脑幕和小脑镰）在脑各部分之间向内伸出。复习硬脑膜的骨膜层和脑膜层在几个位置相互分离并形成硬脑膜静脉窦。硬脑膜静脉窦从脑收集静脉血并将其引流出颅腔。

解剖顺序如下：在颅骨标本上学习颅腔的骨性特征。切开硬脑膜襞以方便切除脑。将脑与蛛网膜和软脑膜一起完整切除。将硬脑膜恢复为活体时的三维形态。辨认硬脑膜襞和相关的硬脑膜静脉窦。

骨骼解剖

颅窝

在切除颅盖的颅骨标本上，复习以下骨性特征。

1. 参见图 7.40。
2. 在颅腔内，辨认 3 个**颅窝**。
3. **在前方辨认**颅前窝**，并观察它主要由**额骨**的左、右**眶板**构成**。
4. 在眶板之间辨认**鸡冠**，这个小的嵴状突起是大脑镰在筛骨上的前附着点。观察鸡冠两侧是**筛板**，筛板是鼻腔上方有多个小孔的一个小凹陷。
5. 在颅前窝和颅中窝的交界处辨认由**蝶骨小翼**形成的嵴。观察这条嵴向内侧终止于圆形的**前床突**。
6. 辨认并观察由**蝶骨大翼**和**颞骨岩部**构成的颅中窝。
7. 在左、右颅中窝之间的颅骨中线处辨认**垂体窝**（蝶鞍）。在活体内，蝶鞍容纳脑垂体。
8. 在蝶鞍后面，辨认**后床突**，这是蝶骨后部的标志。
9. 在蝶鞍后外侧，辨认分隔**颅中窝**和**颅后窝**的颞骨**岩嵴**。*注意岩嵴是小脑幕的前附着点。*
10. 在颅后窝内颞骨岩部的垂直部分辨认**内耳道**。*注意内耳道是通向内耳和中耳的内侧开口。*

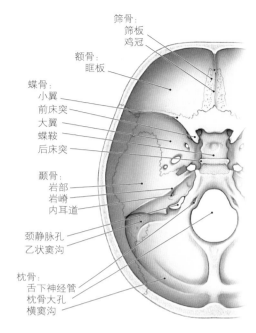

图 7.40　颅底（上面观）

筛骨：
　筛板
　鸡冠
额骨：
　眶板
蝶骨：
　小翼
　前床突
　大翼
　蝶鞍
　后床突
颞骨：
　岩部
　岩嵴
　内耳道
颈静脉孔
乙状窦沟
枕骨：
　舌下神经管
　枕骨大孔
　横窦沟

11. 在颞骨和枕骨之间辨认位于内耳道下方的**颈静脉孔**，这是一个类似豆状的大孔。
12. 观察**乙状窦沟**沿颞骨岩部下缘向内下方走行并终止于颈静脉孔。*注意乙状窦是硬脑膜静脉窦之一，可将大脑的血液引流到颈内静脉。*
13. 追踪侧方的乙状窦沟，观察其向前延续为**横窦沟**。*注意横窦也是硬脑膜静脉窦，走行于小脑幕外侧缘。*
14. 在颅后窝内辨认位于中线的**枕骨大孔**。*注意枕骨大孔内有从脑干下部进入椎管的脊髓，还有供应脑后部的椎动脉。*
15. 在枕骨大孔壁内辨认**舌下神经管**。

解剖指导

脑摘除

解剖说明：如果已经从标本上取出脑，请跳到"硬脑膜襞"这一节。为了切除脑而

切除的结构将在脑切除后再复习。

1. 参见图 7.41。
2. 向后拉开覆盖左、右大脑半球表面的硬脑膜和大脑镰前部。如果难以提起大脑镰，则应先确认整个硬脑膜的脑膜层是

3. 轻轻地提起大脑额叶。

4. 用探针从鸡冠两侧的筛板上提起嗅球。

5. 在提起大脑半球前部时，小心地用手术刀在两侧切断以下结构：视神经、颈内动脉和动眼神经。在中线切断脑垂体柄。

6. 在右侧轻抬起颞叶（大脑外侧部），辨认**小脑幕**。

7. 用手术刀尽量贴近颞骨岩部上缘切开小脑幕（**切口 2**）。切口应从前方始于后床突附近，向后外侧扩展至颞骨岩部上缘末端的乙状窦沟附近。

8. 在标本左侧重复切开小脑幕（**切口 3**）。

9. 在小脑幕切缘下方，确保双侧滑车神经、三叉神经和展神经都已切断。切开小脑幕后，可以轻轻移动大脑，以接触小脑幕下方的结构。

10. 略提起大脑和脑干，在双侧切断以下结构：内耳道附近的面神经和前庭蜗神经、舌咽神经、迷走神经和颈静脉孔附近的副神经，以及穿行于枕骨大孔壁内

舌下神经管附近的舌下神经。

11. 用手术刀切断在枕骨大孔进入颅内的两条椎动脉，尽可能在枕骨大孔（或颈椎管）下方切断颈髓。

12. 用手掌从后面托起大脑半球。将另一只手（手掌朝上）插入额叶和颅骨之间，中指向下伸到脑干的腹侧面。将中指尖插入横断颈髓的切口以托起脑干和小脑。

13. 向上压迫颈髓断端，将脑、脑干和小脑向后转动，从颅腔内完整取出。如果操作得当，硬脑膜襞会仍然附着在颅骨上。

14. 将硬脑膜恢复至正常的解剖学位置。

15. 大脑应保存在含有防腐剂的液体中。

硬脑膜襞

1. 参见图 7.41。

2. 辨认大脑半球之间的**大脑镰**。

3. 观察大脑镰的前端附着于鸡冠，在颅盖上附着于上矢状窦沟两侧，后方附着于小脑幕。

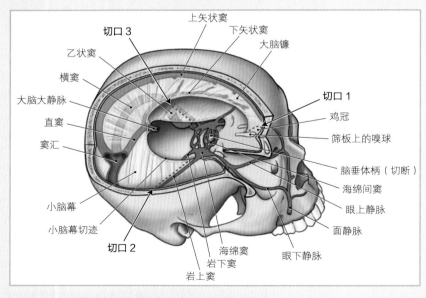

图 7.41　硬脑膜襞和硬脑膜静脉窦（右上外侧面观）

4. 辨认**小脑幕**。

5. 观察小脑幕附着于蝶骨的床突、颞骨岩部上缘及两侧枕骨的横窦沟。

6. 辨认**小脑幕切迹**，即左、右小脑幕之间允许脑干通过的开口。小脑幕位于大脑半球和小脑之间。

7. 辨认**小脑镰**，它是位于小脑幕中线下方的硬脑膜下嵴。

8. 观察附着于枕骨内面的小脑镰，它位于小脑半球之间。

硬脑膜静脉窦

1. 参见图 7.41。

2. 复习**上矢状窦**的位置，观察上矢状窦在前方始于鸡冠附近，最后引流汇入**窦汇**。

3. 辨认位于大脑镰下缘的**下矢状窦**，它终止于小脑幕附近，并引流静脉血至**直窦**前端。*注意下矢状窦的直径要比上矢状窦小很多。*

4. 确认直窦位于大脑镰与小脑幕交界处。

直窦在前端接收下矢状窦和**大脑大静脉**，然后汇入窦汇。*注意在切除脑时大脑大静脉会撕裂。*

5. 辨认左、右**横窦**。每个横窦都将静脉血从窦汇引流至乙状窦。

6. 用手术刀切开一侧的横窦腔，注意其内壁是光滑的内皮细胞。

7. 辨别左、右**乙状窦**。乙状窦起始于横窦外侧端，终止于颈静脉孔。

8. 用手术刀切开一侧乙状窦腔，并向内侧追踪其至颈静脉孔。*注意颈内静脉起始于颈静脉孔外面。*

9. 观察颅底的硬脑膜覆盖了所有颅骨，包括脑神经穿经的各开口。

10. 观察位于颅底硬脑膜双层之间的小硬脑膜静脉窦。确认**蝶顶窦**、**海绵窦**、**岩上窦**、**岩下窦**和**基底神经丛**的位置。此时不要解剖海绵窦，后续将进行这一操作。

解剖回顾

1. 复习构成颅底的颅骨。

2. 复习 3 个颅窝的各部分的主要骨性特征。

3. 复习硬脑膜襞的位置，并讨论被其分隔的各部分脑。

4. 沿以下 3 条途径追溯静脉血的回流途径，并说出沿途遇到的所有静脉名称：从大脑上静脉到颈内静脉，从蝶顶窦到乙状窦，从大脑大静脉到颈内静脉。

5. 将翻开的硬脑膜襞和切开的硬脑膜恢复到解剖学位置。

6. 用湿毛巾、浸有防腐液或湿润液的包巾包裹头部，防止暴露的脑膜和大脑变得干燥。

脑的大体解剖

解剖概述

脑由大脑（大脑半球和间脑）、脑干（中脑、脑桥和延髓）和小脑组成。脑解剖及其功能是高度专业化的，通常归属于神经科学的范畴。大多数以解剖操作为主的课程都不会覆盖大脑功能的全部内容，这里提供的描述旨在将大脑外面的主要特征与后续解剖中学习的颅骨部分联系起来。这部分学习的另一个目的是将脑动脉和脑神经与脑切除后留存于颅窝中的相同结构建立起连续性的记忆图像。

解剖顺序如下：学习脑的大体解剖，包括主要的脑叶、脑裂、脑沟和脑回。学习脑的血液供应，包括对大脑动脉环（Willis 环）的详细观察。在脑的下面观学习 12 对脑神经。

解剖指导

脑

解剖说明： 在储存于保存液中的大脑上，复习以下神经特征。

1. 参见图 7.42。
2. 观察人脑被两个大的**裂**隙及其形成的分离点进一步细分。辨认将脑分为**左、右大脑半球**的**纵裂**和将大脑和**小脑**分开的**横裂**，**脑干**是连接两者的桥梁。
3. 检查大脑表面并观察其由隆起的**脑回**和凹陷的**脑沟**组成。
4. 在**脑的外侧面**辨认**额叶**的**中央前回**（初级运动皮质）和**顶叶**的**中央后回**（初级感觉皮质）之间的**中央沟**。
5. 辨认大脑外侧的**颞叶**，并观察它借**外侧沟**与额叶和顶叶分开。
6. 在大脑后面，辨认横裂上方的**枕叶**。

7. 在颅骨标本上辨认 3 个颅窝：**颅前窝、颅中窝**和**颅后窝**。
8. 在人体标本和脑上辨认**额叶**位于**颅前窝**，**颞叶**位于**颅中窝**，**小脑**位于**颅后窝**。
9. 观察**枕叶**位于小脑幕上方，即横窦沟的上方。
10. 观察脑干在**枕骨大孔**处延续为颈髓。

大脑的血供

1. 参见图 7.43。
2. 观察脑的表面有蛛网膜覆盖。
3. 用探针剥开蛛网膜以显露出其下面的脑动脉。
4. 辨认为大脑供血的 4 条动脉：后方的 2 条椎动脉和前方的 2 条颈内动脉。
5. 在脑干近中线处汇合成**基底动脉**之前，每条椎动脉都发出一条**小脑后下动脉（PICA）**。
6. 辨认发自基底动脉双侧的**小脑下前动脉（AICA）、小脑上动脉**和几支脑桥支。
7. 沿着基底动脉向上追踪可见其终支为成对的**大脑后动脉**。
8. 观察每条大脑后动脉发出一条与颈内动脉吻合的**后交通动脉**。
9. 在颅腔内辨认颈内动脉的切缘。
10. 观察颈内动脉的第 1 个分支——**眼动脉**，它发自于前床突内侧并与**视神经**一起进入视神经孔。
11. 在大脑的下面，观察每条颈内动脉分为**大脑中动脉**和**大脑前动脉**两条终支。
12. 轻轻分开两侧额叶，观察两条大脑前动脉有**前交通动脉**在中线处连接。
13. 辨认**大脑动脉环（Willis 环）**是由大脑后动脉、后交通动脉、颈内动脉、大脑前动脉和前交通动脉组成。*注意大脑动脉环本质上是在脑内形成的一个吻合环，能够确保大脑所有区域的血液供应充足。*

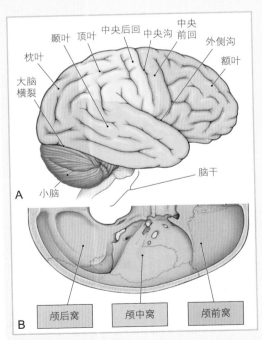

图7.42 A. 脑的表面解剖（右外侧面观）；B. 颅窝（上面观）

脑神经

解剖说明：需要注意的是，脑神经是根据它们与颅骨的相互作用而不是它们起源于脑来命名的。接下来，我们在脑的下面观上复习 **12 对脑神经（CN）**的名称和编号。在下一次解剖时，我们将复习与每条脑神经相关的孔洞。

1. 参见图 7.43。
2. 在大脑的前下（腹侧）面，辨认**嗅球**和**嗅束**，如果可见的话，还要辨认发自嗅球的一束细神经纤维——**嗅神经（CN Ⅰ）纤维**。*注意可能看不见嗅神经纤维，因为它们可能在分离脑与颅前窝时被撕断。*
3. 辨认穿过**视交叉**向双侧走行的**视神经（CN Ⅱ）**。视交叉是每只眼内侧视网膜（外侧视野）的视觉信息在视束前交叉到对侧的交叉点。
4. 辨认**动眼神经（CN Ⅲ）**从大脑脚之间的中脑发出，大脑脚连接大脑和脑干的中脑。观察动眼神经在大脑后动脉和小脑上动脉之间发出，这是神经可能被卡压的位置。
5. 辨认**滑车神经（CN Ⅳ）**，并向后沿脑干外侧追踪其至中脑后面的起点位置。
6. 辨认发自脑桥前外侧相对较粗的**三叉神经（CN Ⅴ）**。
7. 辨认发自脑桥前下（腹侧）面的细的**展神经（CN Ⅵ）**。

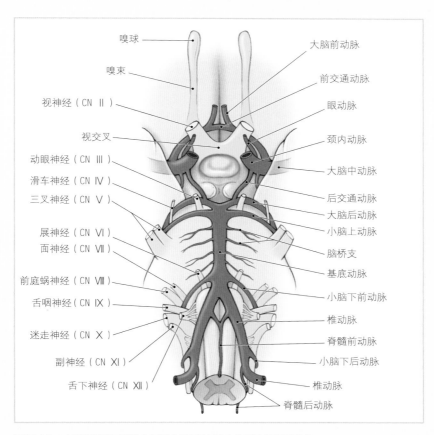

图 7.43 大脑下面的血管（左侧）和脑神经（右侧）（下面观）

8. 在脑桥和延髓的连接处附近的展神经起点外侧，辨认**面神经（CN Ⅶ）**和**前庭蜗神经（CN Ⅷ）**。

9. 辨认沿着延髓后外侧依次发出的**舌咽神经（CN Ⅸ）**、**迷走神经（CN Ⅹ）**和**副神经（CN Ⅺ）**。*注意副神经起源于脊髓，但属于脑神经，副神经与舌咽神经*

（CN Ⅸ）和迷走神经（CN Ⅹ）一起穿经颈静脉孔出颅。

10. 在舌咽神经（CN Ⅸ）、迷走神经（CN Ⅹ）和副神经（CN Ⅺ）的内（腹）侧，辨认位于延髓橄榄和锥体之间的**舌下神经（CN Ⅻ）**。

解剖回顾

1. 复习大脑的分叶及其所在的颅窝。

2. 复习硬脑膜襞及其与大脑半球和小脑的关系。

3. 复习大脑动脉环（Willis 环）的构成。

4. 复习颈内动脉和椎动脉的起点及它们进入颅腔的路径。

5. 按顺序复习 12 对脑神经的位置和名称。

6. 将脑保存在含有防腐剂的液体中以防止干燥。

颅窝

解剖概述

颅底支撑脑的重量（主要是通过脑脊液将大脑浸没在液体中），保护大脑，并为进出颅的神经和血管提供通道。颅底可细分为 3 个颅窝或凹陷，每个颅窝都具有独有的特征和内容物，颅前窝位于最上方，颅后窝位于最下方。

解剖顺序如下：学习颅底的骨并确认颅窝的边界。学习每个颅窝的血管和神经。由于颅底被硬脑膜覆盖，如果在解剖过程中有一个颅骨标本作为参考，便可更直接地观察上面的孔洞，这样解剖会容易很多。

骨骼解剖

构成颅底的骨骼

在切除颅盖的颅骨上，复习以下骨性特征。

1. 参见图 7.44。

2. 复习 3 个颅窝的位置。

3. 在颅前窝内，辨认位于**额骨眶板**之间的**鸡冠**和**筛骨筛板**。

4. 观察**颅前窝**借左、右**蝶嵴**和蝶骨小翼的**蝶棱**与**颅中窝**分隔。

5. 观察颅中窝借左、右颞骨的**岩嵴**和**鞍背**与**颅后窝**分开。*注意小脑幕附着于颞骨岩部的上缘并构成颅后窝的顶。*

蝶骨

1. 参见图 7.44。

2. 观察颅前窝后面是由蝶骨小翼构成的。

3. 辨认蝶骨小翼和**大翼**之间的**眶上裂**。用小通条从眶上裂开口穿过以确认眶上裂连通眼眶和颅腔。

4. 从眶前面观，辨认**视神经管**的光滑圆形开口位于眶上裂的内上方。用小通条穿过视神经管，观察其进入颅腔后走行于前床突的内侧。

5. 在蝶骨中线上辨认**垂体窝（蝶鞍的一部分）**，复习这里是脑垂体的位置。

6. 观察垂体窝位于前方的两个**前床突**和后方的两个**后床突**之间。

7. 在蝶鞍外侧颅中窝底上，辨认卵圆形的**卵圆孔**。

8. 观察卵圆孔位于小的圆形开口（**棘孔**）的前内侧，棘孔是脑膜中动脉的入口。观察颅中窝内脑膜中动脉形成的动脉沟始于棘孔。

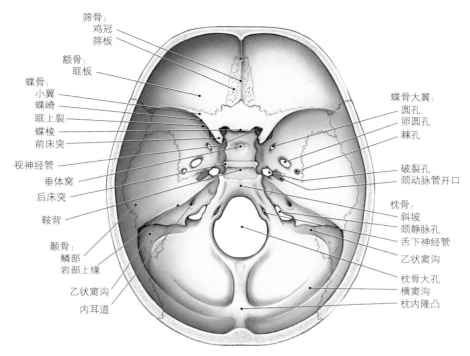

筛骨：
　鸡冠
　筛板

额骨：
　眶板

蝶骨：
　小翼
　蝶嵴
　眶上裂
　蝶棱
　前床突

视神经管

垂体窝

后床突

鞍背

颞骨：
　鳞部
　岩部上缘

乙状窦沟

内耳道

蝶骨大翼：
　圆孔
　卵圆孔
　棘孔

破裂孔
颈动脉管开口

枕骨：
　斜坡
　颈静脉孔
　舌下神经管
　乙状窦沟

枕骨大孔
横窦沟
枕内隆凸

图 7.44　颅窝的特征（上面观）

9. 在颅中窝的前内侧辨认位于眶上裂下方的**圆孔**。

10. 辨认蝶骨大翼和颞骨构成的**破裂孔**。*注意在活体上破裂孔有软骨覆盖。*

11. 从鼻腔的前面观察，可见到蝶骨体。观察蝶骨借**蝶嵴**与鼻中隔相连，蝶嵴是蝶骨前面的骨嵴。

颞骨

1. 参见图 7.44。

2. 观察颞骨由扁平的垂直方向的**鳞部**和水平向内的**岩部**构成了中耳和内耳的骨性保护。

3. 观察岩部构成颅中窝的后面和颅后窝的前面。

4. 在岩嵴下方辨认**内耳道**。

5. 观察颞骨岩部后界的**乙状窦沟**。

枕骨

1. 参见图 7.44。

2. 观察**乙状窦沟**是由前方的颞骨和后方的枕骨一起构成，并向内终止于颈静脉孔。

3. 在颅后窝中央辨认颅骨最大的孔，即**枕骨大孔**。观察枕骨大孔的边界完全由枕骨构成。

4. 在枕骨大孔壁内，辨认左、右两侧的**舌下神经管**。

5. 在枕骨大孔前方辨认斜坡，即蝶鞍后面枕骨的光滑部分。*注意斜坡位于脑干的脑桥前面。*

6. 向外侧追踪乙状窦沟，观察其延续为**横窦沟**。观察左、右横窦沟在后方的**枕内隆凸**处相交汇。

解剖指导

颅前窝

1. 参见图 7.45。
2. 仅在标本右侧用探针沿额骨的切缘分开硬脑膜。提起硬脑膜，尽可能地将其向后拉至蝶骨小翼处。
3. 用剪刀沿着蝶嵴和颅前窝中线剪断硬脑膜，将其放入组织收集箱中。
4. 观察蝶顶静脉窦沿着蝶嵴走行，当剪断硬脑膜时可见其管腔。
5. 辨认构成**颅前窝**的 3 块颅骨：蝶骨、筛骨和额骨。
6. 辨认位于颅前窝中线处的**鸡冠**，复习在脑切除之前大脑镰附着于此处，大脑的额叶位于额骨眶部上方。*注意额骨眶部*

也构成眶顶。

7. 辨认筛板上的孔，复习由嗅束发出的**嗅球**位于筛板上，而由嗅球发出的**嗅神经（CN Ⅰ）**的纤维通过这些筛孔进入鼻腔。

颅中窝

1. 参见图 7.45。
2. 辨认**颅中窝**，复习大脑的颞叶位于其中。
3. 观察覆盖在颅中窝底部的硬脑膜，它隐藏了颅底所有的孔及穿过这些孔的神经和血管。
4. 辨认颅中窝底部穿过硬脑膜的**脑膜中动脉**，这是一条从颅中窝最深处向外延伸的暗线。

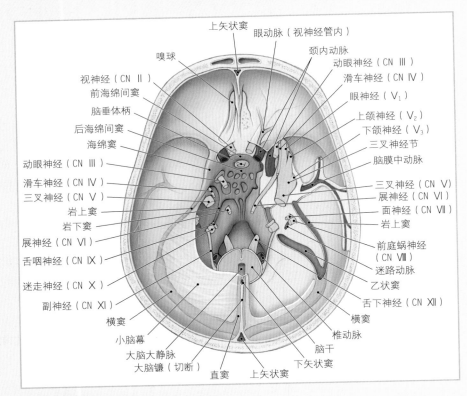

图 7.45 颅窝的脑神经和血管（上面观）

5. 沿蝶嵴提起硬脑膜，尽可能地将其向后剥离至颞骨岩部上缘。尽量不要破坏内侧硬脑膜深面的神经或外侧的脑膜中动脉分支。用探针将脑膜中动脉近端从硬脑膜上剥离，并将其留在颅内。

6. 修洁颅中窝内的脑膜中动脉并观察它通过**棘孔**进入颅中窝。

7. 用剪刀沿着颞骨岩部上缘离断硬脑膜，将其放入组织收集箱中。小心不要剪断走行于颞骨岩部上缘前端的脑神经（动眼神经、三叉神经、滑车神经和展神经）。

8. 沿平行于岩嵴的硬脑膜切缘可见**岩上窦**，观察其内腔。

9. 辨别构成颅中窝底部的 2 块颅骨：蝶骨和颞骨。

10. 辨认经**视神经管**进入眼眶的**视神经（CN Ⅱ）**。*注意视神经在出颅中窝时被硬脑膜鞘包裹，严格来说，视神经是脑组织的延伸。*

11. 用探针来辨认位于蝶骨小翼下方的**眶上裂**。*注意有 3 条脑神经（CN Ⅲ，CN Ⅳ，CN Ⅵ）和部分第 4 条脑神经（CN Ⅴ₁）穿经眶上裂出颅中窝。*

12. 参见图 7.45 和图 7.46。

13. 辨认**动眼神经（CN Ⅲ）**经颞骨岩部上缘并向前走行于海绵窦外侧壁。

14. 辨认**滑车神经（CN Ⅳ）**在动眼神经下方前行于海绵窦外侧壁内。*注意滑车神经是非常细的神经，常见于小脑幕切迹前端硬脑膜鞘中。CN Ⅳ 也可能在切除脑的过程中已被切断，但在前方的神经远端应该还是完整的。*

15. 辨认**展神经（CN Ⅵ）**，它进入覆盖枕骨斜坡的硬脑膜。观察展神经在海绵窦内向前走行，紧邻颈内动脉的外侧面。

16. 辨认**三叉神经眼支（CN Ⅴ₁）**穿过眶上裂。观察三叉神经眼支发自三叉神经

节，并在滑车神经下方沿海绵窦的外侧壁前行。

17. 用探针修洁穿过眶上裂的神经。

18. 进一步钝性剥离紧密粘连在海绵窦上的硬脑膜。观察位于海绵窦外侧壁的 3 条脑神经（CN Ⅲ、Ⅳ、Ⅴ₁），展神经（CN Ⅵ）位于海绵窦内。

19. 辨认**三叉神经（CN Ⅴ）**，它跨过颞骨岩部的上缘。

20. 向前追踪三叉神经，小心剥离覆盖在其上的硬脑膜，辨认**三叉神经节**。

21. 用探针确认从三叉神经节前缘发出的 3 条分支：眼神经（CN Ⅴ₁）、上颌神经（CN Ⅴ₂）和下颌神经（CN Ⅴ₃）。*注意三叉神经的 3 条分支是根据其分布的区域而命名的，并根据其从上向下发自于三叉神经节的顺序进行编号。*

22. 辨认**三叉神经上颌支（CN Ⅴ₂）**，并向前追踪至该神经离开颅中窝处（**圆孔**）。观察上颌支在三叉神经眼支（CN Ⅴ₁）

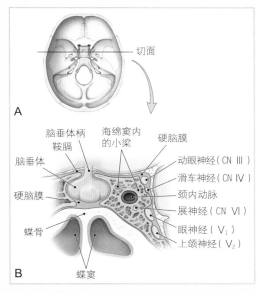

图 7.46　A. 颅中窝的切面（上面观）；B. 经海绵窦的冠状切面（后面观）

下方沿海绵窦外侧壁走行。

23. 辨认三叉神经的下颌支（CN V₃），并向下追踪其至卵圆孔，该神经自此离开颅中窝进入颞下窝。

24. 回到海绵窦区，用探针拨开脑神经，辨认颈内动脉。观察颈内动脉穿经颈动脉管入颅腔。

25. 观察颈内动脉在海绵窦内形成矢状位的"S"形弯曲，然后出现在视神经附近。*注意 CN Ⅲ、Ⅳ、V₁、V₂和Ⅵ走行于颈内动脉外侧。在这组神经中，展神经（CN Ⅵ）最靠近颈内动脉。*

临床联系

颅底骨折

在颅底骨折时，颈内动脉可能在海绵窦内破裂，导致动脉血进入海绵窦，间隙扩张，形成血液从海绵窦异常反流入附近的静脉结构。眼静脉压增加导致眼球被挤压（眼球突出）、结膜充盈（球结膜水肿），并可能压迫Ⅲ、Ⅳ、V₁、V₂和Ⅵ脑神经。

26. 辨认垂体窝区域。观察垂体窝上有鞍膈覆盖，鞍膈是硬脑膜襞。

27. 辨认穿过鞍膈开口的脑垂体柄。复习垂体位于鞍膈下的垂体窝内。

28. 辨认前、后海绵间窦的位置，它们是位于脑垂体柄前后的两个小硬脑膜静脉窦。*注意海绵间窦跨越中线连接左、右海绵窦。*

颅后窝

解剖说明： 在硬脑膜完整的情况下学习颅后窝的特征。

1. 参见图 7.45。

2. 辨认容纳小脑和脑干的颅后窝。在枕骨大孔处观察脑干延续为颈髓，脑切除后可见颈髓。

3. 辨认进入内耳道的面神经（CN Ⅶ）和前庭蜗神经（CN Ⅷ）。

4. 辨认进入颈静脉孔的舌咽神经（CN Ⅸ）、迷走神经（CN Ⅹ）和副神经（CN ⅩⅠ）。

解剖说明： 由于 CN Ⅸ和Ⅹ都是由细神经根形成，所以在它们进入颈静脉孔时很难区分。然而，副神经的颈根是可以明确辨认的，因为它通过枕骨大孔进入颅后窝并跨过枕骨内面。

5. 复习横窦和乙状窦的走行。观察乙状窦终止于 CN Ⅸ、Ⅹ和ⅩⅠ的颈静脉孔出口后方。

6. 辨认进入舌下神经管的舌下神经（CN ⅩⅡ）。

7. 在颅腔（未解剖）左侧，从前向后辨认脑神经。

解剖回顾

1. 复习构成颅底的颅骨。

2. 在颅骨标本上复习脑神经穿过的开口（孔和裂隙）。

3. 在人体标本上，复习每条脑神经的路径，并说出每条脑神经离开颅腔的出口。

4. 如果仍然保存脑，分别在脑和人体标本上复习脑神经和已切断的血管。

5. 在人体标本上复习硬脑膜静脉窦引流的途径和方式。

6. 将脑保存在含有防腐剂的液体中以防干燥。

7. 将翻开的组织恢复到解剖学位置。

8. 用湿毛巾、浸有防腐液或湿润液的包巾包裹头部，以防止显露的脑膜和脑变得干燥。

眼眶

解剖概述

眼眶内有眼球和眼外肌。眼球直径约为 2.5 cm，占据了眼眶的前半部分。眼眶后半部分有脂肪、眼外肌、脑神经分支和血管。一些血管和神经穿过眼眶到达头皮和面部。

如图 7.47 所示，眶顶与颅前窝相邻，眶底与上颌窦相邻。眶内侧壁与筛窦相邻。筛骨形成的眶内侧壁像纸一样薄，因此也被称为纸板筛骨。眶外侧壁是最厚的眶壁，因此它在保护眼睛方面作用最大。

解剖顺序如下：学习眼眶的骨性构成。仅在右侧切除颅前窝的底（眶顶），从上入路解剖右眶。追踪 CN Ⅲ、Ⅳ、V_1 和 Ⅵ经眶上裂进入眼眶。辨认眼外肌。仅在左侧学习左眼睑的解剖，并从前入路解剖眼眶，摘除眼球。学习眼外肌的附着点。

骨骼解剖

骨性眶

在颅骨上辨认参与构成眶壁的各骨。

1. 参见图 7.48。
2. 从前面辨认眶缘，注意眶上缘有**眶上切迹**。观察眼眶是一个四棱锥形，底部由**眶缘**构成，尖部位于**视神经管**。
3. 辨认**蝶骨小翼**和**大翼**之间的**眶上裂**。

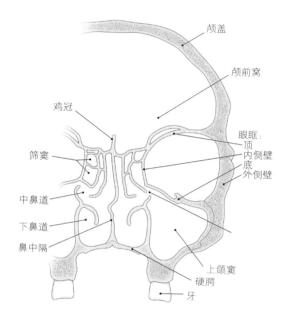

颅盖
颅前窝
鸡冠
眼眶：
顶
内侧壁
底
外侧壁
筛窦
中鼻道
下鼻道
鼻中隔
上颌窦
硬腭
牙

图 7.47 颅的冠状切面（前面观）

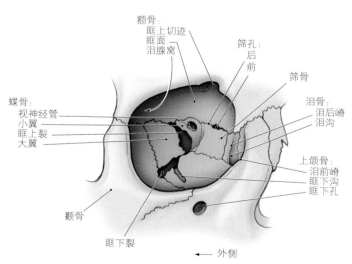

额骨：
眶上切迹
眶面
泪腺窝
筛孔：
后
前
筛骨
蝶骨：
视神经管
小翼
眶上裂
大翼
泪骨：
泪后嵴
泪沟
上颌骨：
泪前嵴
眶下沟
眶下孔
颧骨
眶下裂

← 外侧

图 7.48 右眶壁（前面观）

4. 在眶上裂的内上方辨认**视神经管**的圆形开口。

5. 辨认**眶下裂**，也就是上颌骨和蝶骨大翼之间的缝隙。

6. 骨性眶内衬的骨膜称为**眶骨膜**。在视神经管和眶上裂处，眶骨膜与颅中窝的硬脑膜相连续。

7. 从上面观，两个眼眶的内侧壁互相平行，相距约 2.5 cm，两个眼眶的外侧壁则几乎相互垂直。

8. 辨认由**额骨眶板**和**蝶骨小翼**构成的**眶顶**。

9. 辨认由**上颌骨**、**颧骨**和一小部分**腭骨**构成的**眶底**。

10. 在眶底辨认通往**眶下孔**的**眶下沟**。

11. 辨认由**筛骨眶板**、**泪骨**、**上颌骨额突**和一小部分**蝶骨体**共同组成的**眶内侧壁**。

12. 在眶内侧壁辨认**筛前孔**和**筛后孔**。

13. 在眶内侧壁的前面辨认**泪囊窝**，它是**泪后嵴**和**泪前嵴**之间的凹陷。泪囊窝通往泪管，泪管内有鼻泪管。

14. 确定由颧骨额突和蝶骨大翼的眶板构成的**眶外侧壁**。

表面解剖

眼球

在活体的眼上辨认以下特征。

1. 参见图 7.49。

2. 辨认眼睑之间的**睑裂**，并观察其上有**睫毛**排列。

3. 辨认**内、外侧眼睑结合处**，上、下眼睑在此点结合构成**内眦和外眦**。

4. 在眼内眦辨认**泪阜**为一个粉红色的肉质突起。观察有液体积聚在**泪湖**，即泪阜周围的区域。

5. 在每侧眼睑内侧，辨认小的**泪乳头**突起，观察其顶端有一个小开口（**泪点**）。

6. 辨认**巩膜**，它是眼球后 5/6 的白色纤维膜部分。巩膜与透明的角膜相连，角膜为位于眼球前 1/6 的纤维膜。

7. 辨认**虹膜**，即透过角膜看到的有色隔膜。观察虹膜包围**瞳孔**，瞳孔是眼中心允许光线入眼的小孔。

8. 轻轻外翻下眼睑，观察**眼睑缘**扁平厚实，睫毛不规则地排列为 2～3 排。

结膜

在人体标本上学习下列特征，并在活体眼上观察。

1. 参见图 7.50。

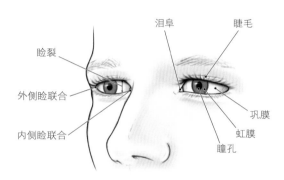

图 7.49　眼和眼睑的表面解剖（前外侧面观）

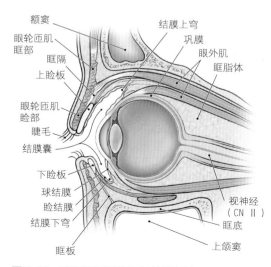

图 7.50　眼眶的矢状切面（外侧面观）

2. 观察眼眶的前面，眼睑和眼球上均衬有特化的保护性黏膜（结膜）。

3. 辨认在眼球表面的**球结膜**，观察其延续为衬于眼睑内面的**睑结膜**。

解剖指导

眼睑和泪器

仅在左侧进行眼睑和泪腺的下述解剖操作。

1. 参见图 7.50。

2. 用探针提起**眼轮匝肌眶部**的外侧，并将其翻向内侧。

3. 将薄的眼轮匝肌睑部从下方的睑板上提起并翻向内侧。

4. 复习眼轮匝肌的附着点（**表 7.4**）。

5. 参见图 7.51。

6. 辨认**眶隔**，它是附着于眶缘骨膜和睑板上的一片结缔组织。*注意眶隔将面部浅筋膜与眶内容物分开。*

4. 球结膜返折为睑结膜的区域为**结膜上穹和结膜下穹**。

5. 球结膜与睑结膜之间的潜在间隙称为**结膜囊**。

7. 辨认决定眼睑形状的**睑板**。上拉上眼睑并沿**上睑板**后面观察其形状。下拉下眼睑并沿**下睑板**后面观察其形状。*注意睑板腺位于每个睑板的后面，通过位于睫毛后方的小孔在睑缘上分泌一种油性物质，可以防止泪液（眼泪）溢出。*

临床联系

睑板腺囊肿

如果睑板腺导管阻塞，就会形成睑板腺囊肿。睑板腺囊肿位于睑板深面与结膜之间。与此相反，睑腺炎是一种与睫毛毛囊相关的皮脂腺炎症，位于睑板浅面。

8. 参见图 7.52。

9. 辨认**泪腺**的位置，它位于泪腺窝内。

10. 要想在人体标本上找到泪腺，需要用手术刀在左眶外上象限的眶缘附近切开眶隔。

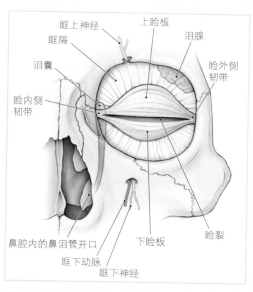

图 7.51　左眶的眶隔和睑板（前面观）

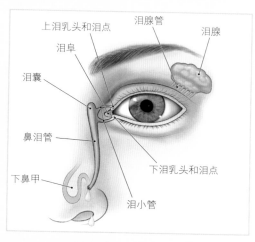

图 7.52　左眼泪器的构成（前面观）

11. 从切口插入探针，将泪腺从泪腺窝中游离。*注意泪腺将泪液通过 6～10 根短导管引流至结膜上穹。*

12. 在颅骨标本上辨认眶缘内侧的**泪沟**。观察上颌骨的**泪前嵴**构成了泪沟的前缘。*注意睑内侧韧带附着于泪前嵴上，泪囊位于泪沟中的睑内侧韧带后方。*

13. 辨认上、下眼睑内侧的**泪点**，它们分别与两个**泪小管**相连，泪小管将泪液从眼内眦引流入泪囊。*注意鼻泪管从泪囊向下延伸并进入鼻腔的下鼻道。*

14. 辨认眶外上方的**泪腺**的位置。*注意泪腺分泌的泪液流经眼球至眼内眦。在哭泣时，过多的泪液不能完全通过泪小管排出，所以泪水就会溢出下眼睑。并且过多的泪水流进鼻腔会形成鼻涕，这也是哭泣时的特征。*

右眶的上入路解剖

解剖说明：从上入路仅解剖右眶。所有需要使用骨刀的步骤都要戴上护目镜。

1. 参见图 7.53。

2. 在颅前窝底部，用骨刀的一侧轻敲**额骨眶板**直到骨裂开（**切口 1**），用镊子取出骨碎片。

3. 用骨刀扩大**眶顶**的开口（**切口 2**），并将眶顶尽可能地向前切至眶上缘。

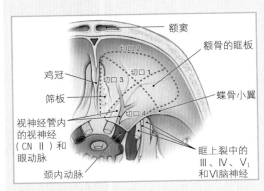

图 7.53　右眶上入路（上面观）

额窦

额骨的眶板

鸡冠

筛板

视神经管内的视神经（CN Ⅱ）和眼动脉

颈内动脉

切口 2

切口 3

切口 1

蝶骨小翼

切口 4

眶上裂中的Ⅲ、Ⅳ、V₁和Ⅵ脑神经

4. 在前方，额骨的额窦可能延伸到眶顶。在内侧，筛骨的**筛窦**可延伸到眶顶。在你的解剖标本上，如果任何一个窦伸入眶部，可用探针将覆盖窦壁的黏膜推离眶顶，移除相关的薄骨层，打开眶部（**切口 3**）。

5. 辨认**眶骨膜**，即在眶顶深面衬于眶骨的黏膜。

6. 用探针在眶顶和眶骨膜之间向后推。探针应经**蝶骨小翼**下方，穿过**眶上裂**并进入颅中窝。抬高探针以捅破蝶骨小翼。

7. 用骨刀切除蝶骨小翼的碎片（**切口 4**）。

8. 敲碎**视神经管**顶部，切除**前床突**。

9. 检查眶骨膜并观察穿过眶骨膜的额神经是否可见。

10. 避开额神经，用剪刀从眶尖到眶上缘中点剪开眶骨膜。

11. 用镊子将眶骨膜从深面结构上提起，在靠近眶上缘处的眶骨膜上做一个横切口。用探针打开眶骨膜瓣，用剪刀将其从眶上剪除。

眶内容物

解剖说明：建议使用细探针和镊子钝性解剖右眶。用钳子取出填充于肌、神经和血管之间的脂肪。

1. 参见图 7.54。

2. 观察 3 条神经经眼外肌上方进入眶尖。

3. 辨认从眶尖向眶上缘走行的**额神经**（CN V₁ 的一个分支）。向前追踪额神经，观察其分支为**滑车上神经**和**眶上神经**。

4. 在眶的外侧，辨认穿经眶上裂走行于额神经外侧的**泪腺神经**（CN V₁ 的分支）。

5. 向前外侧追踪泪腺神经至泪腺。观察泪腺神经比额神经细得多。

6. 在眶内侧辨认**滑车神经**，它穿经眶上裂走行于额神经内侧。

7. 追踪滑车神经至其支配的**上斜肌**上缘。

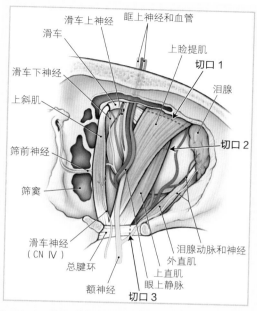

图 7.54 右眶的浅层解剖（上面观）

注意滑车神经通常在上斜肌的后 1/3 进入其上缘。

8. 在保留神经的同时，用镊子取出脂肪小叶并显露**上睑提肌**的上面。上睑提肌附着于上眼睑，作用是上提上眼睑。

9. 尽可能地靠前横断上睑提肌（**切口 1**）并将其翻向后方。

10. 在上睑提肌下方辨认**上直肌**。修洁上直肌，观察其借细而宽的肌腱附着于眼球。

11. 在眼球附近横断上直肌（**切口 2**）并将其翻向后方。

12. 辨认**眼上静脉**，观察其位于眼内眦，并与面静脉的属支角静脉相吻合。

13. 可以切除眼上静脉以增加眶内其他结构的可见性。

14. 在眶的外侧辨认**外直肌**。

15. 向后追踪外直肌并辨认**总腱环**。*注意外直肌以 2 个头起于总腱环。*

16. 观察总腱环包绕视神经管和部分眶上裂，它是 4 块直肌的后方附着点。

17. 在上直肌和外直肌的附着点之间切断总腱环（**切口 3**）。*注意视神经（CN Ⅱ）、鼻睫神经、动眼神经（CN Ⅲ）和展神经（CN Ⅵ）均穿经总腱环。*

18. 参见图 7.55。

19. 辨认颈内动脉的分支**眼动脉**。

20. 观察眼动脉在眶内的走行，眼动脉通常走行于视神经上方并到达眶内侧壁。

21. 在眶内侧壁附近辨认眼动脉的终支——**眶上动脉和滑车上动脉**。

22. 用探针试着轻轻挑起**睫状后动脉，**该动脉发自供应眼球的眼动脉。

23. 在眶的外侧寻找支配泪腺的泪腺动脉。

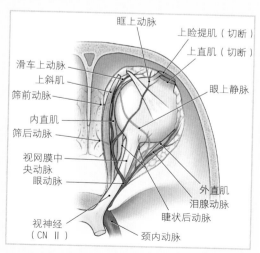

图 7.55 右眶的眼动脉分支（上面观）

24. 参见图 7.56。

25. 辨认位于眶前外侧面的**泪腺**。如有必要，可使用骨刀从额骨上切除更多的眶板，以进一步显露泪腺。

26. 修洁外直肌并在眶尖附近的内侧面辨认**展神经（CN Ⅵ）**。观察展神经穿经外直肌的两个头之间并进入外直肌的内面。

27. 在眶内侧修洁上斜肌并向前追踪。观察上斜肌肌腱穿经滑车，呈锐角弯曲并附着于眼球后外侧。

28. 确认内直肌位于上斜肌腹部下方，在眶内侧大约在眼球高度的中间位置。

29. 在颅中窝辨认沿海绵窦外侧壁走行的**动眼神经**。

30. 追踪动眼神经穿经眶上裂入眶并分为两支，上支支配上睑提肌和上直肌，下支支配内直肌、下直肌和下斜肌。*注意上入路解剖无法看到下直肌和下斜肌，因此需要在前入路解剖时辨认。*

31. 复习眼球上眼外肌的附着点、作用和神经支配（**表 7.6**）。

32. 辨别**鼻睫神经**，它是 V_1 的分支。观察鼻睫神经从眶外侧斜行到眶内侧，比额神经细很多。

33. 辨认以一定角度到达眼后部的粗大**视神经（CN Ⅱ）**。*注意视"神经"实际上是有硬脑膜、蛛网膜和软脑膜 3 层脑膜包裹的一束大脑。*

34. 观察鼻睫神经从上方跨过视神经，发出几条**睫状长神经**至眼球后部。

35. 朝眶内侧壁追踪鼻睫神经并辨认穿过筛前孔支配部分鼻腔黏膜的**筛前神经**。*注意筛前神经的终支即是支配鼻尖皮肤的外鼻神经。*

36. 辨认**睫状神经节**，它是位于视神经和外直肌之间的副交感神经节。观察**睫状短神经**连接睫状神经节至眼球后面。

左眶的前入路解剖

1. 参见图 7.50 和图 7.51。

2. 用探针经**睑裂**探查**结膜囊**。确认球结膜附着于巩膜上，且在眼睑内面延续至睑结膜。

3. 用锐性解剖法切除眼睑和眶隔。

4. 检查眼眶的前面，观察**泪腺**位于外上方，**滑车**位于内上方。

5. 用钝性解剖法去除眼球下方靠近眶缘的眶脂体。

6. 参见图 7.57。

7. 轻轻抬起眼球，辨认附着于其内下方的**下斜肌**。

8. 用探针将**内直肌**肌腱与眼球分离，并用剪刀将其横断（**切口 1**）。

9. 用探针将**外直肌**肌腱与眼球分离，并用剪刀将其横断（**切口 2**）。

10. 轻轻按压眼球并用探针将**上直肌**肌腱与眼球分离，用剪刀将其横断（**切口 3**）。

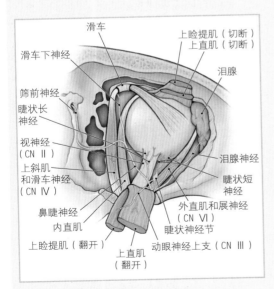

滑车
上睑提肌（切断）
上直肌（切断）
滑车下神经
泪腺
筛前神经
睫状长神经
视神经（CN Ⅱ）
上斜肌和滑车神经（CN Ⅳ）
泪腺神经
鼻睫神经
睫状短神经
内直肌
外直肌和展神经（CN Ⅵ）
上睑提肌（翻开）
睫状神经节
上直肌（翻开）
动眼神经上支（CN Ⅲ）

图 7.56 右眶的深层解剖（上面观）

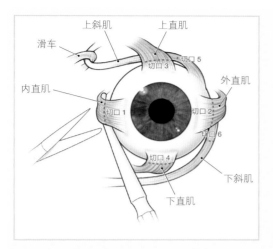

图 7.57　左侧眼外肌的横切面（前面观）

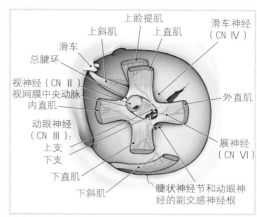

图 7.58　摘除眼球的左眶（前面观）

11. 轻轻抬起眼球，用探针将**下直肌**肌腱与眼球分离，并用剪刀将其横断（**切口 4**）。

12. 用镊子夹住剩下的外直肌肌腱前部，向前拉眼球使眼球内收（向内侧转动）。

13. 将剪刀插入眼球外侧的眶内，并横断视神经。

14. 进一步向前拉眼球，靠近眼球后方横断上、下斜肌肌腱（**切口 5 和 6**）。

15. 将眼球从眶内取出。

16. 参见图 7.58。

17. 学习摘除眼球后的眼眶，用镊子从眶后部取出脂肪小叶。

18. 找到下斜肌的神经，并向后追踪其至**动眼神经（CN Ⅲ）**下支。

19. 追踪 4 块直肌至其在**总腱环**上的附着处。

20. 辨认穿过总腱环的结构：**视神经（CN Ⅱ）和视网膜中央动脉，动眼神经（CN Ⅲ）的上支和下支，展神经（CN Ⅵ）和鼻睫神经**。

21. 检查视神经的切面，辨认**视网膜中央动脉**，该动脉在切面上可能显示为一个黑点。

22. 参见图 7.59。

23. 如果摘除的眼球仍可解剖，可用新的手术刀沿冠状面将其切为两半。

24. 从位于后方的**玻璃体腔**取出**玻璃体**。

25. 观察**晶状体**将眼球分为前房和后房。*注意在一些人体标本中晶状体可能是植入的假体。*

26. 观察眼球由 3 层膜构成。辨认由巩膜（后 5/6）和角膜（前 1/6）构成的**纤维（外）层**。

27. 辨认由脉络膜、睫状体和虹膜构成的**血管（中）层**。

28. 用探针轻轻移动已部分分离的**视网膜**，视网膜构成**神经（内）层**。

29. 观察视网膜向后附着于视神经盘（盲点）附近，此处有视神经和视网膜血管出入。

30. 在保存完好的标本上，可在视网膜后部辨认**黄斑**，此处的视力灵敏度最高。

31. 学习完眼球的解剖后，将其放入组织收集箱中。

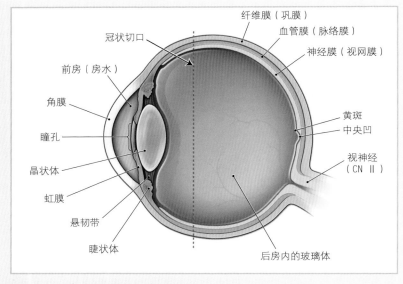

纤维膜（巩膜）
血管膜（脉络膜）
神经膜（视网膜）
冠状切口
前房〔房水〕
角膜
瞳孔
晶状体
虹膜
悬韧带
睫状体
黄斑
中央凹
视神经（CN Ⅱ）
后房内的玻璃体

图 7.59 经右眼球的横切面（上面观）

解剖回顾

1. 在颅骨标本上复习构成眶缘、眶壁和眶尖开口的骨。
2. 检查颅中窝，复习穿经视神经管和眶上裂的结构。
3. 复习走行于海绵窦内支配眼外肌的神经，及其穿经眶上裂到达眶尖时与总腱环的关系。
4. 复习视网膜中央动脉和眼动脉的起源与走行。
5. 复习**表 7.6** 中 6 块眼外肌与上睑提肌的附着点和神经支配。
6. 复习眼球的运动，并将每个运动与眼外肌的作用联系起来。
7. 复习睫状神经节，注意其突触前副交感神经轴突的起源和突触后神经轴突到达眼球的走行。阐述由睫状神经节支配的两块平滑肌的功能。
8. 将已翻开的组织恢复到解剖学位置。

表 7.6   眼外肌

名称	前附着点	后附着点	作用	神经支配
上睑提肌	上眼睑的睑板	蝶骨	上提上睑	动眼神经上支（CN Ⅲ）
上直肌	巩膜（前面、上面）	总腱环	上提和内收眼球	动眼神经上支（CN Ⅲ）
上斜肌	巩膜（后面、外侧面、上面）	蝶骨	下压、内旋和外展眼球	滑车神经（CN Ⅳ）
外直肌	巩膜（前面、外侧面）	总腱环	外展眼球	展神经（CN Ⅵ）
内直肌	巩膜（前面、内面）	总腱环	内收眼球	动眼神经下支（CN Ⅲ）
下直肌	巩膜（后面、外侧面、下面）	总腱环	下压和内收眼球	动眼神经下支（CN Ⅲ）
下斜肌	巩膜（前面、下面）	上颌骨	上提、外旋和外展眼球	动眼神经下支（CN Ⅲ）

注：以上动作都是从眼睛的中立位开始的。CN—脑神经。

头的离断

解剖概述

颈部脏器多位于颈前部气管前筋膜内。咽后间隙将颊咽筋膜（气管前筋膜的后面）与椎前筋膜分开。翼状筋膜将咽后间隙再分出一个可供感染扩散的潜在间隙，即危险间隙。为了从后入路学习颈部脏器，并清楚地观察椎前筋膜周围的肌和结构，必须将头从脊柱上离断。

解剖顺序如下：自上向下从颅底至胸廓上口打开咽后间隙。在枕骨处做一个楔形的切口以离断关节。将头部的前面翻向脊柱前方，同时保持其与颈部脏器相连。

骨骼解剖

枕下区的骨

在骨架上辨认以下结构。

1. 参见图 7.60。

2. 观察**寰椎**（C₁）没有椎体，而**枢椎**（C₂）有**齿突**，即 C₁ 的椎体在发育过程中与 C₂ 融合。

3. 在寰椎上，辨认**后弓**及其中点的**后结节**。观察寰椎没有棘突。

4. 在寰椎上，辨认**前弓**及其中点的**前结节**，观察寰椎无椎体。*注意寰椎横韧带将齿突固定在寰椎前弓上，以提供稳定性。*

5. 在双侧 C₁ 的上侧面，辨认**上关节凹**呈水平方向。

6. 在骨架标本上，观察上关节凹与颅底的**枕髁**之间构成**寰枕关节**，寰枕关节控制着头部和颈部之间的屈伸运动及点头运动。

7. 在双侧 C₂ 的上面，辨认与寰椎相连的**上关节面**。

8. 在骨架标本上，观察 C₁ 和 C₂ 之间构成的**寰枢关节**，寰枢关节控制着头和颈部之间的旋转运动及摇头运动。

9. 参见图 7.61。

10. 从下面观辨认**枕骨基底部**和**枕骨大孔**前方小而粗糙的**咽结节**区。复习枕骨大孔内有脑干、椎动脉（左和右）和副神经颈根（左和右）通过。

11. 辨认枕骨大孔侧壁上的**舌下神经管**，观察舌下神经管走行于枕髁上方的骨内。

12. 辨认颅骨后面的**枕外隆凸**及水平方向走行的**上项线**和**下项线**。

13. 辨认**颈静脉孔**并观察其由前方的颞骨和后方的枕骨共同围成。复习舌咽神经（CN IX）、迷走神经（CN X），副神经（CN XI）及从乙状窦汇入颈内静脉的静脉血都穿过颈静脉孔。

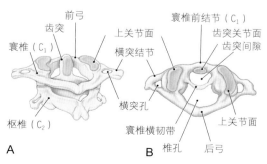

图 7.60 寰枢关节的骨与韧带。A. 后外侧面观；B. 上面观

前弓
齿突
上关节面
横突结节
寰椎（C₁）
枢椎（C₂）
横突孔
寰椎横韧带
横突孔
椎孔
后弓
寰椎前结节（C₁）
齿突关节面
齿突间隙
上关节面
A
B

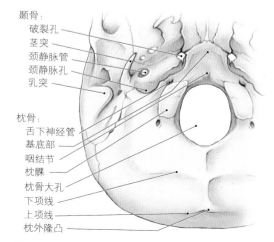

图 7.61 颞骨和枕骨（下面观）

颞骨：
破裂孔
茎突
颈静脉管
颈静脉孔
乳突
枕骨：
舌下神经管
基底部
咽结节
枕髁
枕骨大孔
下项线
上项线
枕外隆凸

14. 辨认位于**茎突**内侧和颈静脉孔前方的**颈动脉管**开口。

15. 辨认颈动脉管内侧的**破裂孔**，在活体上，该孔被软骨覆盖。

16. 辨认**乳突**，复习乳突是大的骨性突起，为胸锁乳突肌和二腹肌后腹的上附着点。

解剖指导

咽后间隙

1. 参见图 7.62。

2. 将人体标本置于仰卧位。

3. 回到颈区，找到双侧的颈**丛**皮支末端（颈横神经、耳大神经、枕小神经）并将其翻向后方，保持其与脊柱相连。

4. 修洁两侧胸锁乳突肌的前、后缘至上附着点（乳突）。

5. 向上翻开胸锁乳突肌，注意保护副神经。

6. 用钝性解剖法在左、右**颈动脉鞘**内容物的后方分离出间隙，进入**咽后间隙（内脏后间隙）**并保持在**翼状筋膜**后方的**危险间隙**内。

7. 将手指从两侧向内插入这个新形成的间隙中。手指向内推至触及中线，或者用钝性器械穿过该间隙。

8. 扩大以内脏筋膜与气管前筋膜为前界、以脊柱与椎前筋膜为后界的间隙。

9. 在颈动脉鞘内容物后方的咽后间隙放置探针，使其在咽后间隙内完全横穿颈部。

10. 保留横穿颈部的探针，用手指或其他钝性器械确认咽后间隙向上一直延伸到颅底。

11. 用手指或其他钝性器械确认咽后间隙向下延伸至胸腔的纵隔。*注意在危险间隙内，感染可能从头部蔓延到胸腔。*

头的离断

解剖说明：在枕骨上做一个楔形切口后，将头在寰枕关节处与脊柱离断。

1. 参见图 7.63。

2. 让人体标本保持仰卧位，旋转头直到能辨认从双侧颅底颈静脉孔穿出的副神经

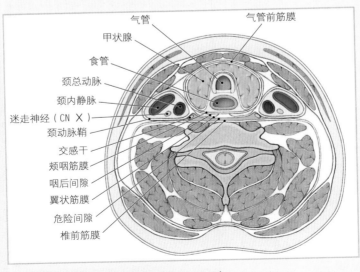

气管　　气管前筋膜
甲状腺
食管
颈总动脉
颈内静脉
迷走神经（CN Ⅹ）
颈动脉鞘
交感干
颊咽筋膜
咽后间隙
翼状筋膜
危险间隙
椎前筋膜

图 7.62 经颈部咽后间隙的横断面（下面观）

和其他结构，在解剖过程中要保持副神经与头相连。

3. 用锯平行于岩嵴在枕骨上做两个斜行切口（**切口 1 和 2**）。为保护穿经颈静脉孔的结构，在内侧，切口应在颈静脉孔后方和枕骨大孔的舌下神经管后方。在外侧，切口应经过颞骨乳突的后部，以保持胸锁乳突肌的附着点完整。

4. 沿颅底的寰枕关节附近从外向内插入薄的凿子，以扩大颅底的间隙。

5. 用手术刀切开双侧寰枕关节囊（**切口 3**），然后用凿子分离关节的关节面。*注意如果在仰卧位难以进入关节，可将人体标本转为俯卧位。*

6. 为更好地将头游离，可将头推向前方，在咽后间隙的最上方插入手术刀，切开头长肌、头前直肌和寰枕前膜等附着的软组织（**切口 4**）。

7. 继续轻轻向前推头直到其从 C_1 上离断。*注意如果操作正确的话，头应该仍与咽相连。*

8. 在头完全被离断但还没返折前辨认**交感干**和颈椎前面的**颈交感上神经节**。

9. 返折右交感干和颈上神经节与头、颈部脏器及相关的神经血管结构，直到颈部

与胸部接触。

10. 尽量将左交感干和相关的颈神经节与后方的脊柱和相关肌分开。

11. 从后面检查向前返折的颅底，寻找与颈静脉孔和舌下神经管相关的结构。

椎前筋膜和脊外侧区

1. 参见图 7.64。

2. 辨认颈椎前面的**椎前筋膜**。

3. 观察椎前筋膜覆盖椎前肌（**颈长肌、头长肌**）和椎外侧肌（**前、中、后斜角肌**）。

4. 在颈椎左侧辨认**交感干**的上、**中、下神经节**。*注意颈下神经节经常与第 1 个胸神经节融合形成颈胸（星状）神经节。*

5. 辨认**灰交通支**连接交感神经节和颈神经前支。

6. 辨认臂丛神经根由 $C_5 \sim C_8$ 脊神经前支构成，在前、中斜角肌之间穿出。

7. 在颈根部追踪左、右椎动脉进入 C_6 横突孔，注意椎动脉在颈内上升时有横突孔保护。

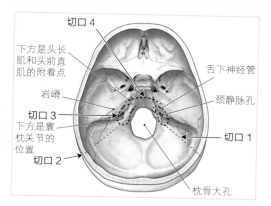

图 7.63 头部离断的切口（上面观）

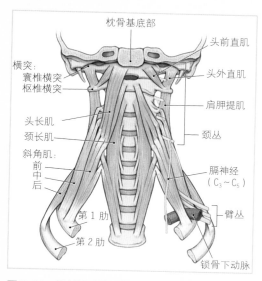

图 7.64 椎前肌（前面观）

8. 在 C_1 椎体切缘的上方，辨认椎动脉从寰椎（C_1）横突孔穿出的位置。复习左、右椎动脉在汇合形成基底动脉之前，向上经枕骨大孔入颅。

9. 在颅底，尝试辨认**头前直肌**和**头外直肌**。*注意在头的离断过程中，头前直肌和头外直肌可能已经被破坏。*

解剖回顾

1. 在颅骨上复习枕骨的解剖结构。
2. 复习穿经枕骨大孔、舌下神经管和颈静脉孔的结构。
3. 复习交感干从上胸部到颅底的走行。
4. 复习臂丛根的起源及其与斜角肌的关系。
5. 将离断的头和附着的颈部结构恢复到解剖学位置。

咽

解剖概述

咽从颅底延伸至环状软骨下缘（C_6 椎体水平），然后延续为食管。咽自上而下可分为鼻咽、口咽和喉咽。鼻咽与鼻腔相通，是呼吸时空气的主要通道。口咽接受来自鼻咽的空气及来自口腔的食物、液体和空气，并在吞咽过程中起着关键作用。喉咽是吞咽的食物和液体向后进入食管和空气向前进入喉部的分离点。

咽壁有 3 层结构：最外层是颊咽筋膜（即咽外膜），它延续为覆盖颊肌上的结缔组织。中间层是肌层，由外层的环状肌和内层的纵行肌构成。最内层由黏膜构成，黏膜下层较厚并参与构成咽颅底筋膜。

解剖顺序如下：从后方解剖咽的外面，辨认咽神经丛（即咽丛）并确定咽缩肌的边界。辨认茎突咽肌和舌咽神经。检查颈动脉鞘的内容物，从颅底开始追踪 CN IX、X、XI 和 XII 至其分布的区域。最后学习交感干。

解剖指导

咽壁肌

解剖说明： 在下列解剖过程中尽量保留周围的神经血管结构，只需简单辨认肌即可。

1. 参见图 7.65。
2. 将人体标本置于仰卧位，头部朝前下，将颈部放在胸上。此时可以显露咽的后面。
3. 触诊**舌骨大角**的尖端和**甲状软骨的后面**。
4. 在咽肌后面辨认**颊咽筋膜**。在下列解剖步骤中，从肌的后面剔除**颊咽筋膜**，辨认每一块肌。
5. 在咽后部中线上辨认**咽缝**，这是 3 块咽缩肌互相附着的后附着点。
6. 在甲状软骨的高度，从咽后面下方开始辨认**咽下缩肌**。
7. 咽下缩肌可根据其纤维的前方附着位置分为上部的**甲咽肌**和下部的**环咽肌**。
8. 观察**环咽肌**的纤维延续为食管的环状肌纤维。
9. 辨认舌骨大角高度处的**咽中缩肌**，并观察它位于咽下缩肌的深处。
10. 在咽中缩肌上方，辨认**咽上缩肌**。
11. 观察咽上缩肌的下部位于咽中缩肌深面。
12. 在中线附近切除所有咽缩肌后面的颊咽筋膜。

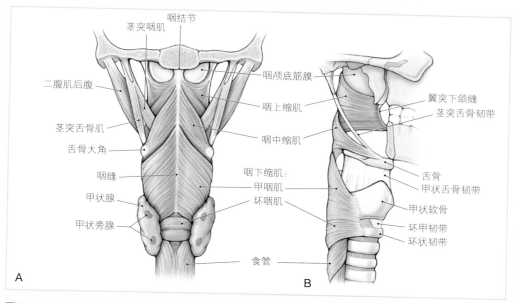

图 7.65 咽肌。A. 后面观；B. 右侧面观

13. 复习咽缩肌的附着点和作用（**表 7.7**）。

14. 用钝性解剖法确认咽上缩肌的上缘，并**辨认咽颅底筋膜**是连接咽上缩肌上缘至颅底的致密结缔组织膜。

15. 在舌骨大角上方约一横指宽处，辨认位于咽外侧的**茎突咽肌**。

16. 向上追踪茎突咽肌，触诊其在茎突内面的附着点，然后向下追踪至其进入咽的位置。观察茎突咽肌在咽上缩肌和咽中缩肌之间穿过并进入咽壁。

17. 复习茎突咽肌的附着点和作用（**表 7.7**）。

咽的神经

1. 参见图 7.66。

2. 用钝性解剖法修洁茎突咽肌的后面和外侧面，辨认**舌咽神经（CN Ⅸ）**。观察舌咽神经跨过茎突咽肌的后面和外侧面并进入咽部。

3. 辨认咽后外侧的**咽神经丛**。*注意咽丛接收来自舌咽神经（咽黏膜感觉神经）、迷走神经（咽缩肌运动神经）和颈上交*

感神经节（血管运动神经）的分支。

4. 从后面辨认**颈动脉鞘**的内容物。

5. 尽可能地向上追踪颈内动脉并观察其位于颈内静脉内侧。

6. 在颈内静脉内侧辨认从颈静脉孔穿出的**舌咽神经（CN Ⅸ）、迷走神经（CN Ⅹ）**和**副神经（CN ⅩⅠ）**。

7. 向下追踪**舌咽神经（CN Ⅸ）**，观察其走行于颈内、外动脉之间并进入茎突咽肌。

8. 向下追踪**迷走神经**至胸腔并观察其在颈动脉鞘内走行于颈内动脉和静脉后方。

9. 在颅底下约 2.5 cm 处辨认发自迷走神经的**喉上神经**。追踪喉上神经的分支到喉。

10. 在颅底附近辨认发自迷走神经的**咽支**。追踪咽支至咽丛。

11. 辨认在颈内静脉和颈内动脉之间走行至胸锁乳突肌深面的**副神经（CN ⅩⅠ）**。

12. 在下颌下三角内辨认**舌下神经（CN ⅩⅡ）**，并向后上方追踪其至颅底。观察

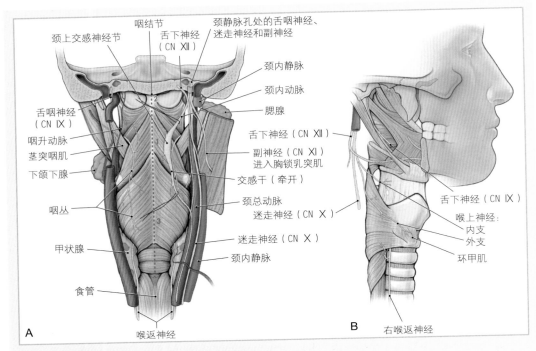

图 7.66 咽壁的血管和神经。A. 后面观；B. 右侧面观

舌下神经走行于颈内、外动脉的外侧和颈内静脉内侧。

13. 在人体标本的右侧确认**颈上交感神经节**和**交感干**位于颈动脉鞘的后内侧。

14. 用手术刀在大约口腔水平的咽后壁中线处做一个小切口（**切口 1**）。

15. 用剪刀向上扩大切口。切口通过咽缝向上延伸至颅底的咽结节（**切口 2**），向下经咽下缩肌延伸至食管上方（**切口 3**）。

咽的开口

1. 参见图 7.67。

2. 打开咽的切缘，观察咽腔向前与鼻腔、口腔和喉相通。

3. 辨认咽的各个部分：**鼻咽、口咽和喉咽**。

4. 从上到下，辨认鼻中隔两侧的鼻后孔、腭垂、软腭、舌根、会厌、会厌谷及喉口。

头的二等分

解剖说明：二等分颅骨的矢状切口必须靠近正中面。将头二等分时，要保持鼻中隔完整并尽可能地靠近中线进行切割。检查每侧的鼻腔，然后决定在鼻中隔的哪一侧进行切割，避免切断鼻中隔。

1. 参见图 7.68。

2. 头的二等分从咽后部开始，用解剖刀沿着正中面将腭垂和软腭切开。

3. 将头转向一侧，用手术刀在中线旁的鼻中隔一侧切开上唇和外鼻软骨（**切口 1**）。

4. 在鸡冠外侧将锯与鼻中隔外侧的拟锯开线对齐，这样当你从上向下锯开颅骨时就能保存鸡冠。

5. 从额骨和鼻骨向下锯到颅前窝底部的筛骨（**切口 2**）。

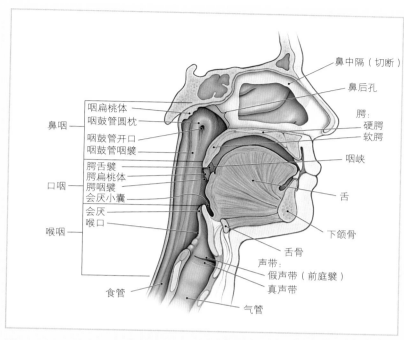

图 7.67　咽的正中切面（内侧面观）

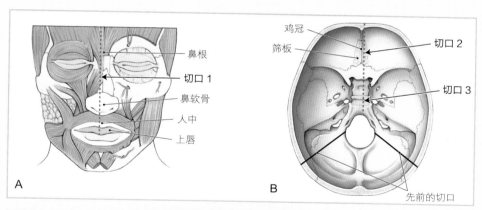

图 7.68　A. 经面部的头二等分切口（前面观）；B. 头二等分的骨切口（上面观）

6. 一旦越过鼻中隔，就尽量沿正中线切开。

7. 继续沿中线锯开颅中窝的蝶骨，进入颅后窝的枕骨基底部（**切口 3**）。

　　解剖说明：花点时间观察人体标本的口腔部分或全部牙列，因为有些人体标本可能有义齿，如果不取出义齿，可能会导致上腭离断困难。

8. 锯开硬腭后，当锯子落空于口腔中时停止操作。此时不要切断舌或下颌骨。

9. 将头的上部分为两半。显露舌的上面。

咽的内面

1. 参见图 7.67。
2. 在二等分的头部标本上观察**鼻咽**位于鼻的后方和软腭的上方。
3. 辨认**鼻后孔**，它是鼻腔和鼻咽的交界区。观察左、右鼻后孔由鼻中隔后部分隔。
4. 在鼻咽外侧壁上辨认**咽鼓管（耳咽管）开口**。
5. 在咽鼓管开口上方辨认**咽鼓管圆枕**，它是被黏膜覆盖的咽鼓管软骨。
6. 在咽鼓管圆枕的后下方辨认**咽鼓管咽襞**。*注意咽鼓管咽襞是覆盖在咽鼓管咽肌上的黏膜皱褶。*
7. 在咽鼓管圆枕的后上方辨认**咽隐窝**。**咽扁桃体（腺样体）**位于咽隐窝上方的黏膜内。
8. 观察**口咽**位于口腔后方，上界为软腭，下界为会厌。
9. 在口咽部辨认**腭舌襞**，它构成口腔和口咽之间的分界线，也就是我们所说的**咽峡**。
10. 在腭舌襞后方辨认沿口咽外侧壁下行的**腭咽襞**。
11. 辨认**腭扁桃体**位于腭舌襞和腭咽襞之间。
12. 在咽后方，辨认从舌骨延伸至环状软骨下缘的**喉咽**。
13. 在喉咽的中线处，辨认位于**喉口**上方的**会厌**切缘。观察喉口的边缘是由外侧的**杓会厌襞**形成的，杓会厌襞从会厌的后下方拱起。
14. 沿**梨状隐窝**路径，将探针尖轻轻地推进杓会厌襞的下外侧，这个间隙的内侧界为**喉**，外侧界为**甲状软骨**，后界为**咽下缩肌**。

临床联系

扁桃体切除术和腺样体肥大

扁桃体收集口腔和鼻腔周围淋巴，能够促进免疫功能。由于大部分淋巴的生长发生在青春期之前，所以幼童的腭扁桃体比成人的要大。由链球菌或其他感染引起的扁桃体炎和睡眠呼吸暂停综合征，可能需要切除扁桃体（扁桃体切除术）。一般情况下，切除扁桃体是指切除腭扁桃体，虽然咽扁桃体也可能需要切除，但一定要注意避免损伤舌咽神经（CN Ⅸ）和颈内动脉。腺样体肥大是指咽扁桃体肥大，可能会阻碍空气从鼻腔进入鼻咽部，此时不得不采用口腔呼吸，导致睡眠呼吸暂停综合征和打鼾越来越严重。

解剖回顾

1. 复习**表 7.7** 中咽中缩肌的附着点、神经支配和作用。
2. 复习构成咽丛的神经。
3. 从颅后窝追踪舌咽神经（CN Ⅸ）、迷走神经（CN Ⅹ）、副神经（CN Ⅺ）和舌下神经（CN Ⅻ）到各自的分布区域。
4. 复习颈动脉鞘内容物之间的关系。
5. 复习咽各部分的边界和内容物。
6. 将二等分的头恢复到解剖学位置。

鼻和鼻腔

解剖概述

左、右侧鼻腔由鼻中隔分开。鼻孔是外部环境通向鼻腔的前入口。鼻腔通过鼻后孔向后进入鼻咽。内衬于鼻腔内表面的黏膜是直接附着在骨和软骨上的。骨和软骨构成了鼻腔壁并赋予其轮廓特征。鼻黏膜的上 1/3 具有嗅觉功能，余下部分具有呼吸功能。鼻黏膜具有丰富的血管且易充血。

表 7.7　咽肌

名称	前附着点	后附着点	作用	神经支配
咽上缩肌	翼钩和翼突下颌缝	咽结节和咽缝	吞咽时收缩咽壁	经咽丛的迷走神经（CN X）
咽中缩肌	舌骨大角和茎突舌骨韧带下部	咽缝		
咽下缩肌	甲状软骨斜线和环状软骨外侧面			喉上神经外支
茎突咽肌	茎突（上附着点）	甲状软骨的后缘和上缘、腭咽肌（下附着点）	吞咽和说话时上提咽和喉	舌咽神经（CN IX）
咽鼓管咽肌	咽鼓管软骨部	甲状软骨后缘、咽和食管侧方及腭咽肌		经咽丛的迷走神经（CN X）

注：CN—脑神经。

解剖顺序如下：先学习构成鼻腔的骨和鼻软骨，检查鼻中隔，学习鼻腔外侧壁的特点。辨认鼻旁窦的开口。检查上颌窦。

骨骼解剖

鼻腔的骨

观察颅骨的前面观并辨认以下骨性特征。

1. 参见图 7.69。
2. 辨认**鼻前孔**，观察其大致呈心形，"心"尖指向上方鼻梁上的鼻骨，心形较宽的部分在下方，以**鼻前棘**为中心。
3. 沿鼻孔边缘向上辨认**鼻骨**与**泪骨**之间的**上颌骨额突**。
4. 在颅骨中线附近辨认**鼻中隔**的骨性部分。观察鼻中隔是左右鼻腔之间的分隔。
5. 在鼻腔的外侧壁上，辨认成对的**下鼻甲**从外侧壁弯曲进入各自的鼻腔。
6. 在下鼻甲上方辨认**中鼻甲**。*注意中鼻甲是筛骨的一部分，而下鼻甲是 1 块独立的骨。*

鼻腔外侧壁

在二等分的头内侧面上辨认以下骨性特征。

1. 参见图 7.70。

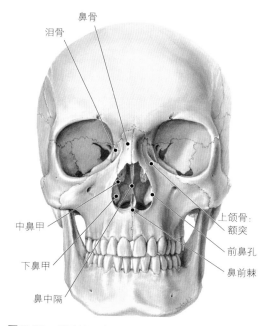

鼻骨
泪骨
中鼻甲
下鼻甲
鼻中隔
上颌骨：额突
前鼻孔
鼻前棘

图 7.69　鼻腔的骨（前面观）

2. 辨认**筛骨的筛板**，并观察其构成了颅前窝的底部和鼻腔的顶部。复习筛板上的小孔内有嗅神经的分支（CN I）。
3. 辨认**筛骨垂直板**，它在中线构成骨性鼻中隔或鼻腔内侧壁的一部分。

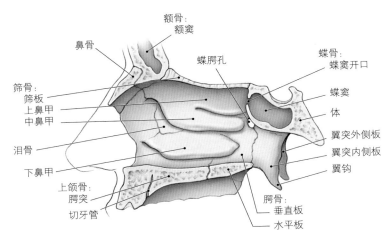

图 7.70 右鼻腔外侧壁的骨（内侧面观）

4. 辨认**上鼻甲**和**中鼻甲**，它们是每侧鼻腔外侧壁的一部分。

5. 观察鼻腔外侧壁的其余部分，包括部分**上颌骨、泪骨、下鼻甲**和**腭骨垂直板**。

6. 观察腭骨垂直板位于**蝶骨翼突内侧板**的前面。

7. 用探针轻轻穿过**蝶腭孔**并观察这个孔连通鼻腔和翼腭窝。

8. 在矢状切面上，辨认**蝶骨体**内的**蝶窦**，观察其通过**蝶窦开口**与鼻腔相通。

9. 在**上颌骨腭突**上辨认切牙管。

10. 观察**上颌骨腭突**构成了鼻腔的底部和硬腭的前部，而**腭骨水平板**构成了鼻腔的底部和硬腭的后部。

表面解剖

外鼻的表面解剖可以在活体或人体标本上学习。在人体标本上需要注意的是，由于防腐处理的原因，很难区分骨与固定好的软组织。

外鼻

1. 参见图 7.71。

2. 在人体标本上，触诊**鼻骨**和**外侧鼻软骨**。观察外侧鼻软骨构成了鼻梁的外形。

3. 辨认分隔左、右鼻腔并构成鼻中隔前部的**鼻中隔软骨**。*注意外侧鼻软骨是鼻中隔软骨的延伸。*

4. 在鼻中隔软骨外侧，触诊**鼻翼软骨**，鼻翼软骨构成了鼻孔内侧面的外形。

5. 在人体标本上观察鼻腔的骨和软骨均有黏膜覆盖。*注意鼻腔的血管和神经都位于黏膜内。*

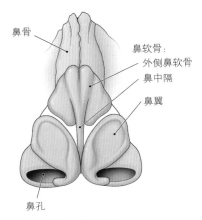

图 7.71 外鼻的软骨（前面观）

解剖指导

鼻中隔

1. 参见图 7.72。
2. 在人体标本上，观察**鼻中隔**完整的那一侧头部。
3. 钝性剥离鼻中隔黏膜并辨认**鼻腭神经**和**蝶腭动脉**。
4. 观察鼻腭神经和蝶腭动脉从蝶腭孔沿鼻中隔斜向下行至切牙管。*注意除了鼻中隔外，鼻腭神经和蝶腭动脉还支配覆盖于硬腭上的部分口腔黏膜。*
5. 辨认**嗅区**，即鼻腔顶部和外侧壁上部筛板附近的黏膜。
6. 参见图 7.73。
7. 从有鼻中隔的一侧剥离黏膜，辨认从鸡冠向下伸展的筛骨垂直板。
8. 辨认在鼻中隔后下方的**犁骨**。观察犁骨在后方分隔左、右**鼻后孔**。
9. 辨认犁骨前方的**鼻中隔软骨**和筛骨垂直板。观察鼻中隔软骨在前方分隔左、右鼻孔。
10. 在**上颌骨腭突**上面的中线处与左、右**腭骨水平板**交界处辨认**鼻嵴**。

鼻腔外侧壁

1. 参见图 7.74。
2. 在人体标本上，观察没有鼻中隔的那一侧头部。
3. 检查鼻腔外侧壁并辨认**上鼻甲**。
4. 在上鼻甲的后上方辨认**蝶筛隐窝**。在上鼻甲下方，将探针尖插入**上鼻道**。
5. 辨认**中鼻道**上方弯曲的**中鼻甲**及**下鼻道**上方弯曲的**下鼻甲**。
6. 辨认位于鼻孔上方和下鼻道前方的**鼻前庭**。辨认位于鼻前庭上方和中鼻道前方的**固有鼻腔**。

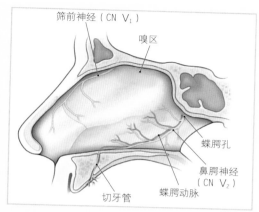

图 7.72 支配鼻中隔黏膜的神经和动脉（外侧面观）

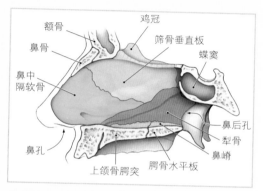

图 7.73 鼻中隔（外侧面观）

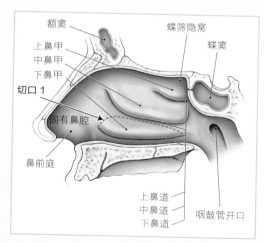

图 7.74 右鼻腔外侧壁的鼻甲和鼻道（内侧面观）

7. 用剪刀摘除下鼻甲（**切口 1**）。

8. 参见图 7.75。

9. 在下鼻甲切缘下方辨认**鼻泪管**的开口。

10. 抬高中鼻甲直到听到骨折的声音，然后向上翻开鼻甲。保持中鼻甲与黏膜相连。

11. 在中鼻道辨认**半月裂孔**，它是一个弯曲的裂隙。

12. 在半月裂孔弯曲处的后方辨认膨出鼻腔的**筛泡**。

13. 在半月裂孔内辨认 3 个开口。由前至后依次为**额窦开口**、**筛窦前组开口**和**上颌窦开口**。

    解剖说明：用 1 条金属线穿过开口以确认每个间隙与鼻腔的方向和交通情况。

14. 在筛泡顶部辨认**筛窦中组开口**。

15. 在上鼻道上辨认**筛窦后组开口**。

16. 在蝶筛隐窝处辨认**蝶窦开口**。

17. 探查**蝶窦**。观察蝶窦是成对的，内衬的黏膜与鼻腔黏膜相延续。

18. 参见图 7.76。

19. 从上面观察**筛窦**位于鼻腔与眼眶之间。

20. 观察筛窦由靠近**额窦**的一对筛窦**前组**、一对筛窦**中组**和靠近**蝶窦**的一对筛窦**后组**组成。*注意筛窦的变异很常见，筛窦*

可能是成对的，也可能是有黏膜内衬的小腔群。

21. 参见图 7.47。

临床联系

垂体瘤切除术

脑垂体通常被称为"主腺"，它释放大量的激素。脑垂体瘤可导致体内激素水平失衡、视力问题、头痛或其他症状。根据肿瘤的大小和严重程度，可以通过药物、放疗或手术等方法进行治疗。蝶窦位于包含垂体的垂体窝下方，经蝶窦入路是比较容易的手术路径。经蝶窦的手术可以通过鼻孔和鼻咽等鼻内入路，或经上唇在硬腭和鼻腔之间打开的唇下入路。

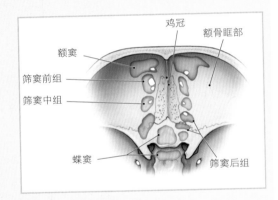

图 7.76　鼻旁窦（上面观）

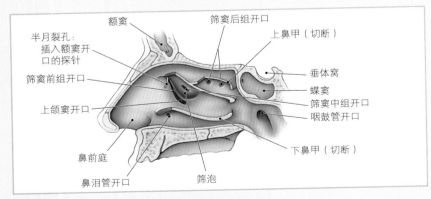

图 7.75　右鼻腔外侧壁上的开口（内侧面观）

22. 在头的冠状切面上观察**上颌窦**的形状近似三棱锥。*注意一般成年人的上颌窦容积约为 15 ml*。

23. 观察**眶底**构成了上颌窦顶部。由于**上颌窦开口**靠近上颌窦顶部，因此上颌窦向上引流。

24. 观察到上颌窦底部是上颌骨的牙槽突，上颌牙的牙根可以突入上颌窦。*注意上颌窦的黏膜是由眶下神经和后上牙槽神经支配的*。

临床联系

上颌窦感染

　　当头部处于直立位时，上颌窦无法引流，这会增加感染或炎症（鼻窦炎）的风险。如果上颌窦感染持续存在，可在上颌窦底附近的下鼻道处行造口术以促进引流。

　　上颌牙的牙根突入上颌窦时，牙根只被黏膜覆盖。在拔除上颌磨牙或前磨牙时，牙根上方的黏膜可能被撕裂。因此，可能在口腔和上颌窦之间形成瘘管。

解剖回顾

1. 复习鼻腔外侧壁的特征。
2. 复习鼻旁窦与眼眶、颅前窝和鼻腔的关系。
3. 复习各鼻旁窦的引流途径。
4. 将所有翻开的组织和二等分的头部标本恢复到解剖学位置。

腭和翼腭窝

解剖概述

　　腭构成了鼻腔底部和口腔顶部，腭的上面有鼻黏膜覆盖，下面有口腔黏膜覆盖。腭由两部分组成：前 2/3 是硬腭，被上牙列包围；后 1/3 是软腭，延伸至咽。腭的口腔面有大量的黏液腺体（腭腺）。

　　供应硬腭和软腭的大部分神经血管结构都发自面部，需要经过很长一段骨内通路才能到达供应区。因此，神经和血管必须从颞下窝穿经颅骨进入颊部深处的翼腭窝，并继续向内走行至鼻腔外侧壁。从鼻腔外侧壁开始，神经和血管的路径可能沿鼻中隔弓状向中线延伸，也可能在骨内向下行至硬腭或软腭上的靶器官。

　　解剖顺序如下：复习咽内壁的黏膜皱襞。从咽内面剥离黏膜并观察构成内部纵向肌层的肌。学习软腭的运动肌。确认腭的神经和血管。从内侧解剖腭管和翼腭窝。辨认翼腭神经节。最后总结鼻腔和腭的神经和血管。

骨骼解剖

　　在颅骨标本的下面观上辨认以下骨性特征。

牙列

1. 参见图 7.77。

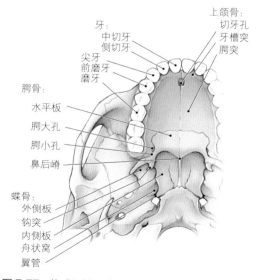

牙：
中切牙
侧切牙
尖牙
前磨牙
磨牙

上颌骨：
切牙孔
牙槽突
腭突

腭骨：
水平板
腭大孔
腭小孔
鼻后嵴

蝶骨：
外侧板
钩突
内侧板
舟状窝
翼管

图 7.77　构成腭的骨（下面观）

2. 牙可细分为**上牙列（上颌牙）**和**下牙列（下颌牙）**。

3. 在**上颌骨**的下面检查上牙列。

4. 在上颌骨向下伸出的**牙槽突**上，观察每颗牙都有一个单独的牙窝。

5. 在前方辨认正中矢状面两边的**中切牙**和紧邻外侧的 2 颗**侧切牙**。

6. 继续朝外侧辨认 2 颗尖牙（犬牙），注意其形状和切牙明显不同。

7. 辨认尖牙后外侧的 4 颗**前磨牙（双尖牙）**，每侧各有 2 颗前磨牙。

8. 辨认前磨牙后面的 6 颗磨牙，每侧各有 3 颗磨牙。从靠近前磨牙开始按 1~3 依次编号磨牙，第 3 颗是智齿。

9. 观察成人的每个牙列有 16 颗牙，总共有 32 颗牙。

10. 辨认上颌的 16 颗牙：从右上第 3 颗磨牙开始是第 1 颗，到左上第 3 颗磨牙为止是第 16 颗；第 8 颗和第 9 颗是中切牙。

11. 在单块的下颌骨上辨认 16 颗下颌牙：左下第 3 颗磨牙为第 17 颗，右下第 3 颗磨牙为第 32 颗；第 24 颗和第 25 颗是中切牙。

12. 牙列可按象限法细分为右上、右下、左上和左下 4 个象限。在象限编号系统中，在每个象限内，牙的编号为 1~8，从象限的中切牙开始编号为 1，象限的第 3 磨牙编号为 8。

解剖说明：每颗牙有 5 个面，以其方位命名。面侧面最靠近面部，可分为切牙和尖牙的唇面与前磨牙和磨牙的颊面。舌面最靠近舌。近中面是牙最靠近正中矢状面的一面，远中面是牙向后外侧排列时离正中矢状面最远的一面。𬌗面是后列牙的咀嚼面。

硬腭

1. 参见图 7.77。

2. 辨认**硬腭**。观察上颌骨的**腭突**构成了硬腭的前部，而**腭骨水平板**构成了硬腭的后部。

3. 在中切牙后方辨认上颌骨腭突之间的**切牙孔**。

4. 在上颌骨和腭骨之间，辨认位于前方较大的**腭大孔**和后方较小的**腭小孔**。

5. 在硬腭后缘的腭骨中线上，辨认鼻中隔下方的**鼻后嵴**。

6. 在**蝶骨**翼突内侧板的下方辨认"钩状"的突起——**翼钩**。

7. 观察**翼窝**的凹陷将翼突内侧板与**翼突外侧板**分开。

翼腭窝

1. 参见图 7.78。

2. 辨认上颌骨和蝶骨大翼之间的**眶下裂**。

3. 辨认翼突外侧板和上颌骨之间的**翼上颌裂**。

4. 将小通条经翼上颌裂插入**翼腭窝**的小腔。

5. 在翼腭窝的内侧壁上辨认**蝶腭孔**的小开口。

6. 用小通条穿蝶腭孔并确认该孔连通鼻腔和翼腭窝。

7. 从颅骨下面辨认在**破裂孔**前缘的**翼管**小开口。用细线穿入翼管，观察它与翼腭窝相通。

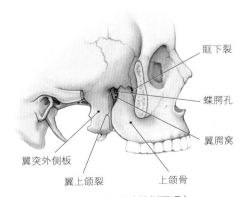

眶下裂

蝶腭孔

翼腭窝

翼突外侧板

翼上颌裂   上颌骨

图 7.78 右翼腭窝和颞下窝（外侧面观）

解剖指导

软腭

1. 参见图 7.79。

2. **软腭**位于矢状面的切缘处。软腭的活动力度取决于附着于其后 2/3 的肌群。

3. 软腭的厚度取决于腭腺，软腭的强度主要取决于**腭腱膜**。

4. 在咽内侧壁上，辨认**咽鼓管开口**，该开口位于内衬黏膜的**咽鼓管圆枕**软骨下方。

5. **咽鼓管（耳咽管）**连接鼻咽与鼓室腔。

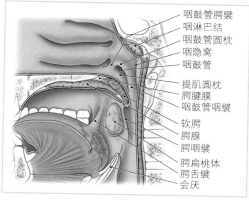

图 7.79　右侧咽的黏膜襞（内侧面观）

注意咽鼓管最接近咽的部分是软骨（约占总长度的 2/3），最接近中耳的部分则穿经颞骨。

6. 在咽鼓管的开口内，辨认**提肌圆枕**，即覆盖在**咽鼓管**底部的**腭帆提肌**上的黏膜样隆起。

7. 辨认**咽鼓管腭襞**起源于咽鼓管圆枕的前面，并延伸至软腭。

8. 辨认**咽鼓管咽襞**起源于咽鼓管圆枕的后面，并向下进入咽部。

9. 辨认从腭到舌呈拱形的**腭舌襞（前咽门）**，以及从腭到咽呈拱形的**腭咽襞（后咽门）**。

10. 参见图 7.80。

11. 钝性剥离腭舌襞的黏膜，然后辨认位于襞内的**腭舌肌**。

12. 剥除腭咽襞的黏膜，并辨认位于襞内的**腭咽肌**。

13. 剥离咽鼓管咽襞的黏膜，辨认位于襞内的**咽鼓管咽肌**。注意腭咽肌和咽鼓管咽肌共同构成了咽的内部纵向肌层。

14. 复习腭舌肌、腭咽肌和咽鼓管咽肌的附着点、作用和神经支配（**表 7.8**）。

15. 剥除鼻咽和口咽内面残留的黏膜。

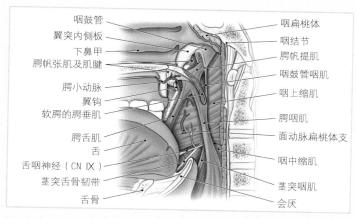

图 7.80　右咽壁肌（内侧面观）

16. 辨认**茎突咽肌**在**咽上缩肌**和**咽中缩肌**之间进入咽。

17. 观察茎突咽肌位于腭咽肌和咽鼓管咽肌的前方并与之平行，这3块肌在它们的下端附着相互交织。

18. 复习茎突咽肌的附着点和作用（**表 7.7**）。

19. 观察**咽颅底筋膜**封闭了咽上缩肌上缘和颅底之间的间隙。*注意咽鼓管和腭帆提肌穿过咽颅底筋膜的间隙。*

20. 剥除提肌圆枕上的黏膜，辨认**腭帆提肌**。观察到腭帆提肌的纤维沿咽鼓管底部走行。

21. 剥离**翼突内侧板**内面的黏膜。

22. 小心使用骨刀削去部分翼突内侧板，并辨认**腭帆张肌**。*注意腭帆张肌的肌腹位于翼突内、外侧板之间。*

23. 触诊**翼突内侧板的钩突**，确认腭帆张肌肌腱绕钩突转向内侧并附着于**腭腱膜上**。

24. 沿腭垂的切缘辨认起于鼻后嵴的腭垂肌。腭垂肌可上提和回缩腭垂。*注意当*

腭垂肌和腭帆提肌收缩时，增厚的软腭中央会封闭鼻咽和口咽之间的咽部。

25. 复习腭帆提肌、腭帆张肌和腭垂肌的附着点和作用（**表 7.8**）。

26. 参见**表 7.8**，注意迷走神经（CN X）通过咽丛支配5块软腭肌和咽肌：咽鼓管咽肌、腭帆提肌、腭舌肌、腭咽肌和腭垂肌。*注意腭帆张肌是由三叉神经的下颌支（CN V₃）支配的，而不是迷走神经。*

27. 在头部二等分的切面上，用探针从硬腭下面挑起黏膜，用镊子或止血钳夹住黏膜，用钝性解剖法从内侧向外侧剥离黏膜。

28. 沿上颌骨的牙槽突内侧切断黏膜。

29. 参见**图 7.81**。

30. 辨认从**腭大孔**穿出的**腭大动脉**和**神经**。

31. 用钝性解剖法向前追踪腭大动脉和神经。*注意鼻腭神经和蝶腭动脉远端支配硬腭前部的黏膜。*

32. 在腭大神经后方，辨认**腭小动脉**和**神经**。

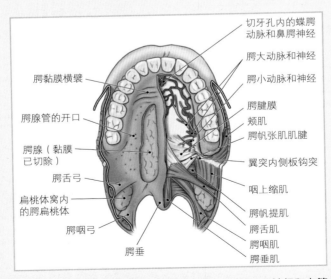

图 7.81　软腭的黏膜、腺体（右侧）及其下面的肌、神经和血管（左侧）（下面观）

33. 用钝性解剖法追踪腭小动脉和神经至其所支配的软腭。

扁桃体窝

1. 参见图 7.81。
2. 辨认位于**扁桃体窝（床）**内的**腭扁桃体**。*注意老年人的腭扁桃体可能不明显或已经手术切除。*
3. 辨认由**腭舌襞**构成的扁桃体床**前界**和由**腭咽襞**构成的扁桃体床**后界**。
4. 观察扁桃体床的**外侧界**由**咽上缩肌**构成。
5. 如果人体标本有腭扁桃体，可用钝性剥离法将其切除。切开扁桃体并观察延伸到扁桃体表面的**隐窝**。
6. 剥除扁桃体床的黏膜，辨认**舌咽神经（CN Ⅸ）**。
7. 观察舌咽神经在咽上缩肌和咽中缩肌之间进入扁桃体床。*注意舌咽神经支配舌后 1/3 的黏膜和咽后壁。*

腭管和翼腭窝

解剖说明：由于黏膜牢固地附着于骨上，因此很难剥离鼻腔外侧壁的黏膜，黏膜下面的神经和血管也很容易被撕裂。

1. 参见图 7.82。
2. 从鼻腔外侧壁后部开始剔除黏膜。
3. 用探针定位靠近中鼻甲后端的**蝶腭孔**。
4. 将探针插入蝶腭孔，向下朝硬腭的腭大孔方向插入。然后向内侧拉探针以捅破腭管的内侧壁。
5. 在腭管内辨认靠前的腭大神经和靠后的腭小神经。
6. 辨认腭管内的**腭降动脉**走行于腭大、小神经外侧。复习腭降动脉是上颌动脉的一条终支。
7. 在腭大管的下端用细探针或针头分离神经和血管。观察腭降动脉分支发出**腭大动脉和腭小动脉**。

8. 在腭大、小神经之间插入细探针，向上滑动细探针至**翼腭神经节**下缘时会遇到阻力。*注意翼腭神经节可刺激鼻腔、鼻窦、鼻咽、上腭和软腭的黏膜，以及泪腺的分泌。*
9. 剥除蝶窦底的黏膜并在底部寻找标志着翼管位置的蝶骨嵴。
10. 用探针打开蝶骨嵴，辨认从后方进入翼腭窝的**翼管神经**。
11. 确认翼管神经向前终止于翼腭神经节。*注意翼管神经含有来自岩大神经突触前的副交感神经轴突和来自岩深神经突触后的交感神经轴突。*
12. 参见图 7.83。
13. 转动人体标本的头，从外侧面观察，在**颞下窝**的深处辨认**上颌动脉**走向翼上颌裂深处。
14. 在翼上颌裂附近观察上颌动脉发出**蝶腭动脉**，蝶腭动脉经**翼腭窝**从蝶腭孔进入鼻腔。
15. 从上颌动脉分支中辨认**腭降动脉**，该动脉向下进入腭大管，此处已被从内侧面解剖。

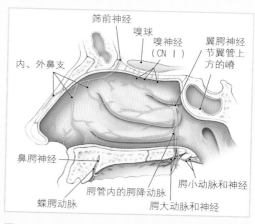

筛前神经　嗅球　嗅神经（CN Ⅰ）　翼腭神经节翼管上方的嵴　内、外鼻支　鼻腭神经　腭管内的腭降动脉　蝶腭动脉　腭大动脉和神经　腭小动脉和神经

图 7.82　右鼻腔外侧壁黏膜的动脉供应和神经支配（内侧面观）

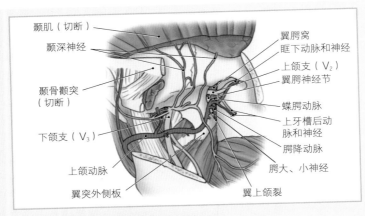

图 7.83　翼腭窝的血管和神经（外侧面观）

16. 辨认穿经眶下裂进入眶下管的**眶下动脉**，该动脉出眶下孔进入面部。
17. 观察三叉神经上颌支（**CN V₂**）从圆孔行至眶下裂。观察上颌神经穿过翼腭窝并发出翼腭支，翼腭支发出腭大、小神经。

解剖回顾

1. 在颅骨和解剖标本上复习三叉神经上颌支的分支类型，并追踪其行程中穿过的颅骨上的各孔。
2. 复习三叉神经上颌支下列分支的分布范围：腭大神经、腭小神经、鼻腭神经和眶下神经。
3. 复习上颌动脉的起源及其在颞下窝的走行，以及各分支的走行。
4. 复习**表 7.8** 中运动软腭的肌附着点、作用和神经支配。
5. 复习**表 7.8** 中咽肌的附着点、作用和神经支配。
6. 复习咽后面的咽丛，复习它对咽黏膜、咽肌和软腭的支配作用。
7. 复习舌咽神经从颈静脉孔到舌后 1/3 的走行。
8. 将所有翻开的组织恢复到解剖学位置。

表 7.8　腭肌和咽肌				
名称	上附着点	下附着点	作用	神经支配
腭舌肌	腭腱膜	舌的外侧面	上提舌，下降软腭	经咽丛的迷走神经（CN X）
腭咽肌	硬腭和腭腱膜	甲状软骨和咽壁	吞咽和说话时上提咽	经咽丛的迷走神经（CN X）
咽鼓管咽肌	咽鼓管软骨	甲状软骨和咽壁	吞咽和说话时上提咽	经咽丛的迷走神经（CN X）
腭垂肌	鼻后嵴（前附着点）和腭垂黏膜（后附着点）	腭腱膜	上提、回缩腭垂	经咽丛的迷走神经（CN X）
腭帆提肌	咽鼓管软骨和颞骨岩部	腭腱膜	上提、回缩腭垂	经咽丛的迷走神经（CN X）
腭帆张肌	蝶骨舟状窝和蝶棘	腭腱膜	吞咽和说话时上提咽	三叉神经的下颌支（CN V₃）

注：CN—脑神经。

口区

解剖概述

口区包括口腔及其内容物（牙、牙龈和舌）、腭和包含腭扁桃体的部分口咽部。口腔可细分为口腔前庭（以唇和颊为外侧界、牙和牙龈为内侧界）和固有口腔（即牙槽弓和牙齿之间的区域）。固有口腔最大的内容物是舌。

解剖顺序如下：在活体上检查口区的浅表特征。在人体标本上先检查舌，舌和下颌骨将在中线处一分为二。然后检查舌内肌。接着学习舌下区，完成下颌下腺深部的解剖。最后学习舌外肌。

表面解剖

在人体标本上触诊下列口腔结构或用镜子和干净的手指检查自己的口腔。

口腔前庭

1. 参见图 7.84。
2. 辨认**唇**在前、牙在后的**口腔前庭区**。
3. 在**上颌骨**上辨认**牙槽突**和上颌骨前面（牙槽突上方）。
4. 提起**上唇**，在中线处辨认从**牙龈**附着到唇内面的**上唇系带**。
5. 在**下颌骨**上辨认**牙槽突**。
6. 下压**下唇**，在中线处辨认从**牙龈**附着到唇内面的**下唇系带**。

固有口腔

1. 参见图 7.84。
2. 观察**固有口腔**的前界和外侧界是上、下牙列的牙和牙龈。
3. 口腔的上界（顶）由前方的**硬腭**和后方的**软腭**构成，而下界（底）则覆盖舌和舌下区的黏膜。
4. 口腔的后界是左、右**腭咽襞（弓）**所围成的**口咽**。
5. 辨认**腭咽襞**前方的**腭舌襞（弓）**。*注意成对的腭舌襞和腭咽襞通常分别称为咽峡的前柱和后柱。*

6. 如果可以，辨认位于腭舌襞和腭咽襞之间的**腭扁桃体**。
7. 观察腭舌襞向内上方汇聚为**腭垂**，这是软腭在中线向下方伸出的软组织。*注意如果已经完成头的二等分，应已在中线处切开腭垂。*
8. 提起**舌**检查**舌下区**，辨认**舌系带**。舌系带是在中线连接舌下面与口腔底部黏膜的皱襞。
9. 在舌系带的两侧，辨认覆盖下颌下腺导管路径的**舌下襞**。
10. 观察舌下襞向内终止于**舌下阜**。
11. 在舌下阜表面辨认**下颌下腺管开口**。*注意在活体上，在舌系带两侧的黏膜下可见舌深静脉，而在人体标本上可能看不到舌深静脉。*
12. 检查颊的内面，尝试辨认第 2 磨牙外侧的腮腺导管开口。

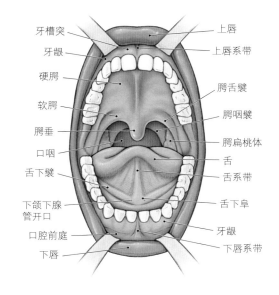

图 7.84 口腔（前面观）

解剖指导

舌

1. 参见图 7.85。
2. 检查**舌**并辨认**舌尖**、**舌体**（前 2/3）和**舌根**（后 1/3）。观察舌体和舌根以**界沟**为界。
3. 观察位于舌根界沟后方的**舌扁桃体**。
4. 在**舌背**，沿**正中沟**向后追踪至界沟，辨认位于中线处的**盲孔**。
5. 观察舌背表面，辨认**舌乳头**。注意舌乳头有 4 种类型：*轮廓乳头、丝状乳头、菌状乳头和叶状乳头*。
6. 观察口腔内的**舌体**为水平位，而**舌根**则呈垂直方向。注意舌根构成口咽前界的下部。
7. 在舌根处辨认**舌会厌正中襞**，即舌背和**会厌**之间的黏膜中线皱襞。
8. 在舌会厌正中襞外侧，辨认舌背与会厌外侧缘之间的**舌会厌外侧襞**。

9. 辨认**会厌谷**，即位于舌会厌正中襞和左、右舌会厌外侧襞之间的凹陷。

舌和下颌骨的二等分

1. 参见图 7.85。
2. 用手术刀沿正中面将舌二等分切开，切口从舌尖开始延续至会厌（**切口 1**），但不要切断会厌。从舌的中线开始切断大部分舌固有肌，在口底水平停止操作。
3. 参见图 7.86。
4. 转动头部以显露颏下三角。
5. 用锯沿正中平面锯断下颌骨（**切口 2**），尽量不要锯得太深，以免破坏深面的结构。
6. 用手术刀沿着正中缝切开**下颌舌骨肌**（**切口 3**）。
7. 用探针分离下颌舌骨肌与深层结构。

解剖说明：注意不要锯断下颌骨深面的颏舌肌，此时也不要把会厌、舌骨或喉部锯开。

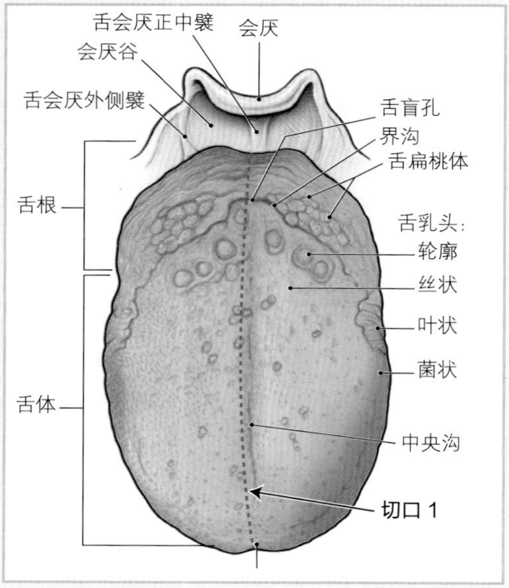

图 7.85　舌背和舌的二等分切口（上面观）

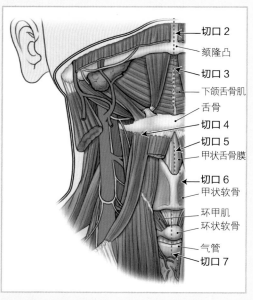

图 7.86　下颌骨、口腔底和喉的二等分切口（前面观）

舌下区

解剖说明：仅在头的一侧进行以下解剖。

1. 参见图 7.87。

2. 在头的矢状面观上辨认**下颌舌骨肌**的切缘。

3. 在下颌舌骨肌深面钝性分离并辨认**颏舌骨肌**。

4. 在舌的断面上，辨认**颏舌肌**。

5. 复习颏舌骨肌和颏舌肌的附着点、作用和神经支配（**表 7.9**）。

6. 用手术刀小心沿下颌骨的内侧面切开**舌下黏膜**，从舌系带切至下颌第 2 磨牙附近。

7. 用镊子从切缘向内侧钝性剥离黏膜，将其从解剖区剥离。

8. 在黏膜深面辨认**舌下腺**，观察舌下腺位于下颌舌骨肌上。*注意舌下腺约有 12 条短导管开口于舌下襞顶部。*

9. 沿舌下腺内侧辨认**下颌下腺管**。

10. 钝性剥离并向前追踪下颌下腺管至其在**舌下阜上的开口**。

11. 钝性剥离并向后追踪下颌下腺管至**下颌**

12. 转动标本，显露颏下窝，找到**舌神经**并追踪其至舌下区。

13. 观察舌神经首先行经外侧，然后向下，再向内到下颌下腺管。*注意舌神经有数条分支支配舌前 2/3 黏膜的一般感觉和味觉，以及口底和牙槽突舌侧黏膜的一般感觉。*

14. 在下颌第 3 磨牙附近辨认悬吊于舌神经上的**下颌下神经节**。*注意下颌下神经节含有突触后副交感神经元胞体与面神经（CN Ⅶ），它们一起支配下颌下腺和舌下腺以及舌前 2/3 的味觉。复习来自鼓索的突触前副交感神经纤维是面神经的一个分支，它在颏下窝加入舌神经后进入下颌下神经节。*

15. 参见图 7.88。

16. 转动标本以显露下颌下三角。

17. 用钝性分离法来确认**下颌舌骨肌**附着于舌骨。

18. 用剪刀从舌骨上离断下颌舌骨肌，并将其向上翻起。

19. 找到**舌下神经（CN Ⅻ）**，用探针追踪

下腺深部。*注意下颌下腺的深部位于下颌舌骨肌浅面。*

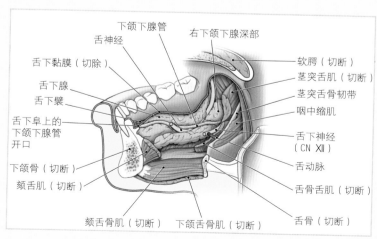

图 7.87 切除舌后的右侧舌下区（内侧面观）

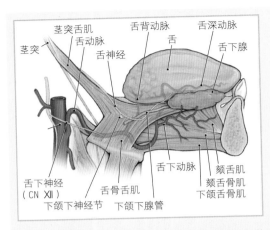

图 7.88　右侧半下颌骨切除后舌外肌及舌的血供（右外侧面观）

其到舌下区，该神经在此走行于下颌下腺深部和舌骨舌肌之间。

20. 辨认舌骨舌肌。

21. 观察舌下神经和**舌神经**在舌骨舌肌和下颌舌骨肌之间穿行进入舌下区。*注意舌下神经走行于舌神经下方。*

22. 在舌骨舌肌上端附近辨认**茎突舌肌**。

23. 复习舌骨舌肌和茎突舌肌的附着点、作用和神经支配（**表 7.9**）。

24. 辨认**舌内肌**并观察其由**垂直组**、**水平组**、**上纵组**和**下纵组**的肌纤维群组成。*注意舌内肌和 3 条舌外肌（茎突舌肌、颏舌肌和舌骨舌肌）都受舌下神经（CN XII）支配，腭舌肌是第 4 条舌外肌，由 CN X 通过咽丛支配。*

25. 回到颈动脉三角，找到发自颈外动脉的**舌动脉**。

26. 向上追踪舌动脉至其经过舌骨舌肌内侧并发出**舌背动脉**。

临床联系

颈动脉内膜剥脱术和舌下神经损伤

　　颈动脉粥样硬化斑块堆积可导致颈动脉狭窄或阻塞，因此需要外科手术切除斑块（颈动脉内膜剥脱术）。由于舌下神经走行于颈动脉外侧，所以在开放性颈动脉内膜剥脱术中神经容易受损。为检查舌下神经的功能，医生一般会让病人伸舌。颏舌肌控制伸舌功能并受舌下神经支配，功能正常侧可正常伸舌，而功能障碍侧伸舌幅度较小或不能伸舌。因此，在检测舌下神经损伤时，伸出的舌会偏向神经损伤侧。

---

27. 继续追踪舌动脉至其**舌下动脉**分支的发出点，舌动脉在此更名为**舌深动脉**。*注意舌深动脉通常位于舌下面 5 mm 以内。*

解剖回顾

1. 复习舌的表面特征。

2. 复习舌黏膜的神经支配。

3. 复习下颌下腺管从下颌下三角到舌下阜的路径。

4. 从颞下窝追踪舌神经到舌，注意其与下颌下腺管、舌骨舌肌和下颌舌骨肌的关系。

5. 复习鼓索及其对舌的感觉支配和对下颌下腺、舌下腺的副交感神经支配。

6. 从颅底追踪舌神经到舌，注意它与动脉和肌的关系。

7. 复习**表 7.9** 中舌外肌和口外肌的附着点、作用和神经支配。

8. 复习面动脉和舌动脉的起源及走行。

9. 将翻开的组织恢复到解剖学位置。

喉

解剖概述

　　喉位于颈部的内脏区、咽的前面、甲状腺的后内侧。中立位时，喉的高度相当于 $C_3 \sim C_6$ 水平，其高度在说话和吞咽时会有所不同。喉的支架具有维持气道通畅的功能，由一系列薄膜连接的关节软骨组成。声门是喉的

表 7.9　舌肌和口腔的肌

名称	上附着点	下附着点	作用	神经支配
颏舌骨肌	下颌骨的颏下棘（前附着点）	舌骨体（后附着点）	拉舌骨向前	C_1 经舌下神经（CN XII）
颏舌肌	下颌骨的颏上棘（前附着点）	舌骨和舌（后附着点）	下压和伸舌	
舌骨舌肌	舌的侧面和下面	舌骨体和舌骨大角	下压和回缩舌	舌下神经（CN XII）
茎突舌肌	茎突和茎突舌骨韧带	舌的侧面和下面	回缩和上拉舌	

注：C—颈椎；CN—脑神经。

一个类似阀门的开口，有双重功能——控制气道和发声。喉的固有肌控制声门。喉外肌（舌骨下肌群、舌骨上肌群和茎突咽肌）控制喉在颈部的位置。

解剖顺序如下：学习喉软骨。从后方剥离喉部黏膜以显露 2 块喉固有肌。切除甲状软骨左侧板以显露其余的喉固有肌。打开喉，学习其黏膜特征。最后复习喉的神经。

骨骼解剖

喉的支架

在喉的模型和标本上学习喉的软骨和膜。

1. 参见图 7.89。

2. 辨认**会厌软骨**，它是舌和舌骨后方的单块软骨。

3. 观察**会厌软骨柄**附着于由甲状软骨板形成的前角的内面。

4. 在舌骨下方，辨认**甲状软骨**的两块侧板在前正中线汇合形成**喉结**。

5. 辨认甲状软骨上缘和舌骨下缘之间的**甲状舌骨膜**。*注意当舌骨上肌群和舌骨下肌群运动舌骨时，喉也会因附着于甲状舌骨膜而移动。*

6. 观察甲状软骨**上角**向上方突出；甲状软骨**下角**向下方突出，并通过滑膜关节与**环状软骨**构成**环甲关节**。

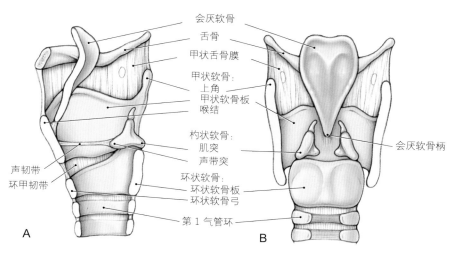

图 7.89　喉的支架。A. 正中矢状面的内侧面观；B. 后面观

会厌软骨
舌骨
甲状舌骨膜
甲状软骨：
上角
甲状软骨板
喉结
杓状软骨：
肌突
声带突
环状软骨：
环状软骨板
环状软骨弓
第 1 气管环
声韧带
环甲韧带
会厌软骨柄
A
B

7. 观察**环状软骨**呈环状。**环状软骨板**位于后部，其宽阔而平坦。环状软骨弓位于前部。

8. 在环状软骨板上缘后面，辨认**杓状软骨**。

9. 观察每个杓状软骨都呈三棱锥状，并通过滑膜关节与环状软骨相连。

解剖指导

喉固有肌

1. 参见图 7.86 和图 7.90。

2. 辨认喉外面的**环甲肌**，复习环甲肌由喉上神经的外支支配，而内支则穿过**甲状舌骨膜**。

3. 为显露喉的后面，可将标本的头前移，将颏部置于胸壁上。

4. 打开咽后壁以显露喉的后面并触诊**环状软骨板**。

5. 在软骨板外侧，辨认梨状隐窝的凹陷。

6. 从上方观察声带并辨认**声门裂**，即声带

10. 在杓状软骨上辨认喉固有肌的附着点**肌突**，以及**声带**的后附着点**声带突**。每侧声带的前端附着于甲状软骨侧板形成的前角内面。*注意杓状软骨可向前、后倾斜，向对侧滑动（内收），远离对侧滑动（外展）并旋转。*

之间的间隙。*注意声门裂和声带合称为声门。*

7. 钝性剥离梨状隐窝上的黏膜。在黏膜深面，辨认**喉上神经内支**和喉上动脉。

8. 观察**喉返神经**经**环甲关节**后方进入喉。在这个位置，喉返神经更名为**喉下神经**。*注意尽管喉返神经在环甲关节处更名为喉下神经，但医生通常还是将整条神经称为喉返神经。*

9. 钝性剥离环状软骨板的黏膜，显露**环杓后肌**。*注意环杓后肌是打开声门裂的唯一肌。*

10. 在环杓后肌上方，辨认附着于两侧杓状

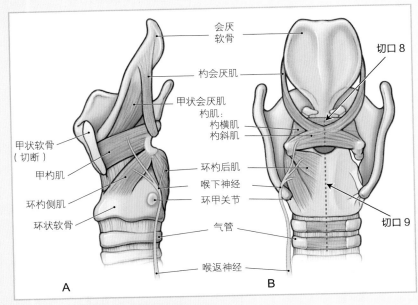

图 7.90　喉固有肌。A. 外侧面观；B. 后面观

软骨的**杓肌**。

11. 观察杓肌有**横向肌纤维**和**斜向肌纤维**。*注意杓肌可向内牵拉杓状软骨（内收声带）。*

12. 仅在左侧，用剪刀离断环甲关节。*注意环甲关节是有短韧带加强的滑膜关节。*

13. 将头部恢复到解剖学位置。

14. 仅在左侧用剪刀在甲状舌骨肌的舌骨附着点附近做一个水平切口（**切口 4**），并向下翻开肌腹。同样，在左侧胸骨舌骨肌和胸骨甲状肌的上附着点处做水平切口，并将其翻向下方。

15. 在**甲状舌骨膜**的舌骨附着点附近做一个水平切口，在甲状舌骨膜的中线上做一个垂直切口（**切口 5**），尽量避免损伤喉上神经的内支和喉上动脉。

16. 在中线左侧 5 mm 处的甲状软骨左侧板上做垂直切口（**切口 6**）。向下翻开甲状软骨板，将其与环甲肌离断。

17. 在切除的甲状软骨板内侧辨认**环杓侧肌**。

18. 辨认位于环杓侧肌上的**甲杓肌**。*注意声带肌是由甲杓肌内侧纤维构成的，在人体标本上很难看见声带肌。声带肌附着在声韧带上，可通过调节局部声带的张力来调节音高。*

19. 尝试辨认位于甲杓肌上方的喉部细小肌——**甲状会厌肌**和**杓会厌肌**。

20. 复习喉固有肌的附着点、作用和神经支配（**表 7.10**）。

21. 继续从前正中线向下切开环甲韧带、环状软骨和第 1 气管环（**切口 7**）。

喉内部

1. 参见图 7.90。

2. 将人体标本的头向前移，让颈部置于胸壁上，以显露喉的后面。

3. 在后中线处，切开杓横肌和杓斜肌（**切口 8**）。

4. 在后中线处，切开环状软骨和气管（**切口 9**）。

5. 参见图 7.91。

6. 打开喉，观察**喉腔**。

7. 检查衬于喉内的黏膜，辨认上方的**前庭襞（假声带）**和下方的**声襞（真声带）**。声襞内含**声韧带**。

8. 辨认**喉前庭**，它是位于前庭襞上方的间隙；**喉室**是前庭襞和声襞之间的凹陷区；**声门下腔**是位于声襞下方延续为气管的区域。

9. 检查**会厌**并注意它在吞咽过程中向后移动以关闭喉口。

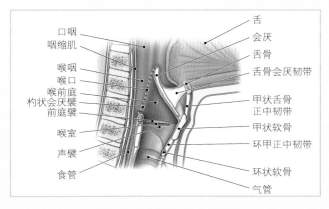

左侧标注（自上而下）：
口咽
咽缩肌
喉咽
喉口
喉前庭
杓状会厌襞
前庭襞
喉室
声襞
食管

右侧标注（自上而下）：
舌
会厌
舌骨
舌骨会厌韧带
甲状舌骨正中韧带
甲状软骨
环甲正中韧带
环状软骨
气管

图 7.91　正中矢状面上的喉黏膜特征（内侧面观）

解剖回顾

1. 用颈部的横切面图和解剖标本复习喉与脊柱、颈动脉鞘及其他颈部脏器的关系。
2. 追踪左、右迷走神经进入胸腔，从胸腔追踪喉返神经入喉。比较左、右迷走神经的区别。
3. 复习起于颈外动脉的喉部血供。
4. 复习喉部感觉神经支配的模式。
5. 复习表 7.10 中喉固有肌的附着点、作用和神经支配。
6. 将头和翻开的喉部组织恢复到解剖学位置。

耳

解剖概述

耳由 3 部分组成：外耳、中耳和内耳。外耳由耳郭和外耳道组成。中耳（鼓室）封闭在颞骨内，包含听小骨（中耳骨）。内耳（前庭蜗器）是耳的神经部分，位于颞骨岩部内。

解剖顺序如下：检查外耳的各个部分。从颅后窝追踪面神经进入内耳道，然后切除鼓室顶。辨认听小骨，切除 1 块听小骨。将颞骨切开以显示鼓室的内、外侧壁。学习鼓膜，观察鼓室内侧壁的特征。

10. 用钝探针探查**喉室**的空间，如果存在，也探查一下喉室腔内的**小囊**。
11. 观察穿过甲状舌骨膜的**喉上神经内支**，该神经支配声襞黏膜和声襞上方黏膜的感觉。
12. 观察**喉上神经外支**仍在喉外支配环甲肌和咽下缩肌。
13. 观察**喉返神经的喉下支**从下方进入喉内，支配除环甲肌外的其他所有喉固有肌，并支配声襞下方黏膜的感觉。

骨骼解剖

耳骨

在切除颅盖的颅骨上，复习以下骨骼特征。

颞骨

1. 参见图 7.92。
2. 在颅中窝底辨认**鼓室盖**。鼓室盖是颞骨构成鼓室顶的部分。
3. 辨认**岩大神经沟**在颈动脉管顶部附近向内侧走行。
4. 在颅后窝内的颞骨表面辨认**内耳道**。
5. 从外侧面观察辨认乳突前方的**外耳道**。
6. 旋转颅骨，从下面观辨认乳突和茎突之间的**茎乳孔**。
7. 在茎乳孔内侧辨认**颈静脉窝**，即颈静脉孔前方的凹陷。观察颈静脉窝与**颈动脉管开口**的密切关系。
8. 在**颈动脉管**的圆形开口前方辨认通向**咽鼓管**骨部的不规则边界。

表面解剖

外耳

1. 参见图 7.93。
2. 检查**耳郭**，即人体标本外耳的可见部分。
3. 辨别**耳轮**为耳郭的边缘。观察到耳轮与前方圆形的耳郭软骨（**对耳轮**）相平行。

表 7.10　喉固有肌

名称	上附着点	下附着点	作用	神经支配
环甲肌	甲状软骨下角和下缘	环状软骨前外侧面	前倾甲状软骨、拉紧声带	喉上神经外支（CN X）
环杓后肌	杓状软骨上的肌突	环状软骨板后面	外旋杓状软骨、外展声带	喉下神经（喉返神经的延续）（CN X）
环杓侧肌		环状软骨弓	内旋杓状软骨、内收声带	
甲杓肌		甲状软骨后面	前倾杓状软骨、放松声带	

注：C—颈椎；CN—脑神经。

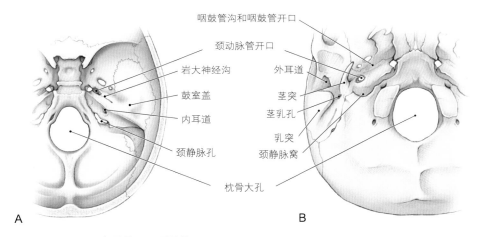

图 7.92　颞骨。A. 上面观；B. 下面观

4. 向前上方追踪耳轮至其绕过对耳轮进入耳郭最深处（**耳甲**）。

5. 在**外耳道**开口前方辨认**耳屏**。观察耳屏朝向后方的**对耳屏**。

6. 在耳郭的下面辨认**耳垂**。耳郭的形状是由**耳郭软骨**决定的。*注意耳垂内无软骨。*

7. 触诊耳郭软骨并确认其与外耳道软骨相连。*注意外耳道始于耳甲最深处，止于鼓膜（成人约 2.5 cm 长）*。外耳道壁的外 1/3 由软骨构成，内 2/3 是骨性结构。

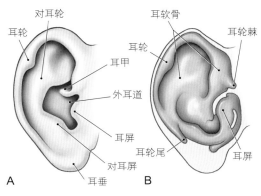

图 7.93　A. 外耳的表面解剖；B. 耳软骨（外侧面观）

解剖指导

从上入路进入鼓室

解剖说明：切除一侧颅中窝底部的鼓室盖，进入鼓室（中耳）。切骨时要戴护目镜。

1. 参见图 7.94。

2. 如果在人体标本的颅中窝内还有硬脑膜，可从颞骨岩部上缘开始将其从颞骨上面向前方剥离。

3. 在岩大神经沟内寻找**岩大神经**。*注意岩大神经位于硬脑膜和颅骨之间。*

4. 在颅后窝观察**面神经（CN VII）**和**前庭蜗神经（CN VIII）**进入内耳道。

5. 用锤子和探针头或小凿子轻轻打破内耳道的顶。向外侧追踪走行于内耳道的**面神经**和**前庭蜗神经**，于神经的上方切开内耳道。

6. 移除一小部分鼓室盖，向外侧追踪面神经至其向后急转弯处，辨认**膝状神经节**。

7. 尝试辨认骨内膝状神经节发出的岩大神经。*注意膝状神经节含有感觉神经元的胞体。*岩大神经的突触前副交感神经纤维加入翼腭神经节并支配鼻腔和口腔上部的黏膜及泪腺。突触前副交感神经纤维在膝状神经节处不换神经元。

8. 追踪岩大神经并观察其走行于**岩大神经沟**（在颞骨表面）的内下方。

9. 观察岩大神经在破裂孔附近从颈动脉管中穿出后加入岩深神经，并在颈内动脉表面形成**翼管神经**。*注意翼管神经携带岩大神经的突触前纤维至翼腭神经节。*

10. 观察膝状神经节。面神经向后外侧走行一小段距离后转向下经面神经管，在茎乳孔处出颅。不要追踪面神经在颞骨内的走行。

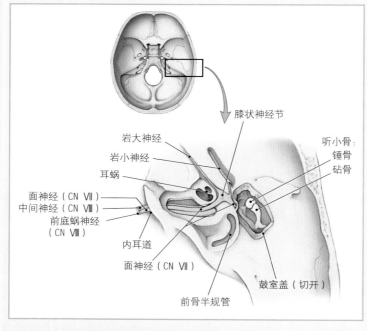

图 7.94 切除鼓室盖后的右侧中耳（上面观）

11. 辨认**耳蜗**的位置，耳蜗位于内耳道前方，面神经、膝状神经节和岩大神经形成的转角中。

12. 切除面神经前方的部分鼓室盖以辨认耳蜗轴。*注意耳蜗轴是否可见很大程度上取决于切开的平面。*

13. 在解剖的人体标本中，切除面神经后方的部分鼓室盖，辨认**半规管**。半规管位于内耳道后方，在骨内显示为一系列小孔。

14. 用镊子从剔除**鼓室盖**外侧的其余部分打开**鼓室**，确认它是颞骨内充满空气的间隙。

15. 在鼓室内辨认**听小骨**。

16. 观察**锤骨**附着于鼓膜，**砧骨**位于正中位，**镫骨**位于听小骨的最内侧。*注意从上方很容易看到锤骨和砧骨，但镫骨位于更下方，所以很难看到镫骨。*

17. 用镊子移除砧骨。保留附着于鼓膜的锤骨。

18. 从上向下观察，辨认**鼓膜**是鼓室的外侧壁。尝试辨认鼓膜张肌腱，即从鼓室内侧壁连于锤骨柄的 1 条细束组织。

切开鼓室

解剖说明： 下列解剖入路适用于脱钙的颞骨。如果没有提供脱钙的颞骨，你可以跳过下面的解剖操作，进入中耳部分。

1. 参见图 7.95。

2. 将刀片平行于鼓膜的内面，在移除砧骨所形成的间隙中插入手术刀刀片。向前下方切开咽鼓管，把中耳分为内、外侧壁。*注意经咽鼓管的切口应平行于颞骨岩部上缘。*

3. 参见图 7.96。

4. 在鼓室外侧壁上观察鼓膜并辨认**鼓索**。观察鼓索走行于锤骨和砧骨之间。

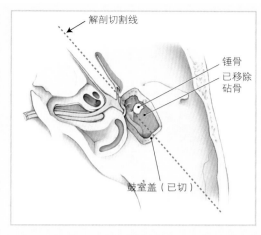

图 7.95 分离鼓室内外侧壁的切口角度（上面观）

5. 在鼓室内侧壁上辨认隆起的**岬**。

6. 在岬上方，**镫骨**仍然附着于**卵圆窗（前庭窗）**上。寻找长约 1 mm 的**镫骨肌腱**，它从锥隆起走向镫骨。*注意镫骨肌由面神经（CN Ⅶ）支配。*

7. 在镫骨下方，辨认**圆窗（蜗窗）**位于岬的后下方。

8. 辨认**鼓膜张肌**附着于咽鼓管和蝶骨的内侧，以及锤骨柄的外侧。

9. 观察鼓膜张肌腱穿过鼓室。鼓膜张肌由三叉神经下颌支（CN V₃）支配。

10. 观察鼓室及黏膜覆盖的相关隐窝和气室。*注意舌咽神经的鼓室支支配着鼓室黏膜，并在覆盖岬的黏膜下形成鼓室神经丛。*

鼓室壁

1. 参考图 7.97，熟悉鼓室的特点。

2. 观察鼓室借**鼓膜**与外耳道分隔，借**鼓室盖**与颅中窝分隔。

3. 辨认由**鼓膜**形成的鼓室**外侧壁**。

4. 在鼓室**后壁**的上面辨认通向**乳突小房**的入口。

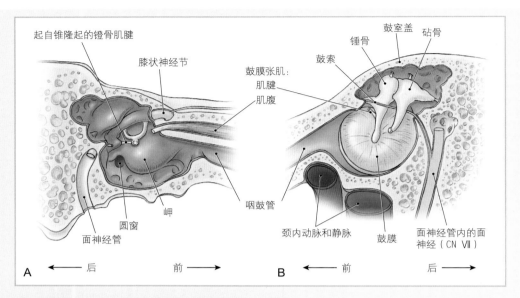

图 7.96 像书一样展开的右鼓室壁。A. 内侧壁；B. 外侧壁

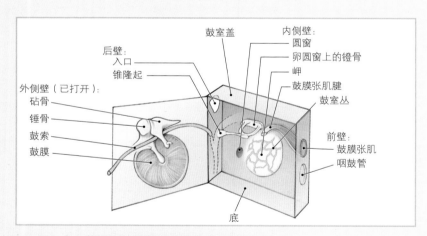

图 7.97 打开外侧壁的右鼓室壁示意图（前外侧面观）

5. 辨认鼓室**内侧壁**。观察内侧壁上圆形的**岬**和**卵圆窗（前庭窗）**，卵圆窗上有**镫骨**基底部（底板）。

6. 观察鼓室**前壁**上有**咽鼓管**的开口。

7. 辨认鼓室**上壁（顶）**，它由颞骨的鼓室盖构成。

8. 观察鼓室**下壁（底）紧邻颈静脉窝和颈静脉球**。

解剖回顾

1. 复习鼓膜的外观。
2. 复习鼓膜与锤骨柄和鼓索的关系。
3. 复习面神经从内耳道到面肌的走行。
4. 复习岩大神经从膝状神经节到翼腭神经节的走行。总结翼腭神经节上的突触后轴突的分布。
5. 复习与鼓索有关的特殊感觉神经轴突的胞体位置。
6. 复习舌咽神经的所有分支,包括发出岩小神经的分支。
7. 将所有翻开的组织恢复到解剖学位置。